検証・コロナワクチン

part 2

ワクチン接種が
この国に
もたらしたもの

小島勢二
Seiji Kojima

花伝社

はじめに

コロナワクチン接種後長期にわたり体調不良に悩む患者さん、すなわち、ワクチン後遺症の患者さんからの話を聞く機会が多い。症状は多岐にわたるが、①うつ病や自立神経失調症などの心の病、②不整脈、心筋炎などの心臓病、③関節リウマチ、シェーグレン症候群などの自己免疫疾患、④帯状疱疹、口内ヘルペスなどの免疫力の低下によるウイルスの再活性化などに加えて、長期間続く高度の倦怠感、頭痛、集中力低下に対して慢性疲労症候群と診断される患者さんも多い。

定例記者会見での「ワクチン後遺症は存在するか」という記者からの質問に対して、武見厚労大臣は、「ワクチン接種後に懸念を要する特定の症状や疾病の集中は見られず、現時点では、問題は起きていない」と回答している。すなわち、ワクチン接種後の後遺症は存在しないというのが政府の見解である。

2023年10月末までに、コロナワクチン接種後の死亡報告は2267件あるが、ワクチン接種との因果関係が否定できないと判定されたのは2件のみである。また、パンデミックが始まって以降、2023年末までの日本の超過死亡数は60万人に達する。日清戦争の戦死者数が1万5千人、日露戦争が8万5千人であることから、2つの戦争をはるかに上回る人的被害があったことになる。超過死亡の原因は不明とされているが、相当数はワクチン接種が関与すると考えられている。にもかかわらず、政府は、あくまでもコロナワクチンは安全であるという主張を繰り返している。

わが国でコロナ対策に使われた予算は100兆円を超える。使途不明金も多い。日本は、9億2840万回分のコロナワクチン購入契約を結んだが、実際に接種されたのは4億3619万回分である。契約キャンセルや海外提供分を除く2億4415万回分、総額6653億円が廃棄処分となった。

5類へ移行してからは、メディアに取り上げられることも稀となり、コロナが流行したことさえ遠い昔のように感じられる。2023年8月には、コロナ対策を牽引した分科会も廃止となり、2024年4月からはコロナ感染症に対する特例措置も終了となった。分科会の尾身会長は著書の中で、わが国は緊急事態宣言を発令して行動制限を行った結果、諸外国と比較して感染も少なく、死者の数も抑えることができたと述べている。

行動制限で死者の数を抑えることができたというが、本当だろうか。欧米諸国は、ロックダウンによって、わが国以上に厳しい行動制限を行ったにもかかわらず、パンデミック初期のコロナによる死者数は日本の100倍にも及ぶ。台湾やベトナムなどのアジア諸国も、パンデミックの初期には、日本と同様にコロナによる感染や死者数は欧米の100分の1以下であった。

〝8割おじさん〟こと京都大学の西浦博教授は、2021年のわが国における感染者と死者数は、ワクチンを接種しなければ、6330万人と36万人に達した可能性があると発表している。実際はこの間の感染者と死者数は470万人と1万人であったことから、ワクチンを接種したことで感染者や死者を90％以上削減できたことになる。この結果をもって西浦教授は、「わが国のワクチン接種はうまくいった」とコメントしている。日本は世界でも有数のワクチン接種国にもかかわらず、世界一の感染国となったことを西浦教授はどのように説明するのだろうか。

60万人の超過死亡を経験し100兆円を超える税金を費やしたのに、日本では、現在もコロナの流行が続いている。他の多くの国では、コロナはすでに終息しているにもかかわらず、である。コロナに対する戦いが敗戦に終わった理由の検証が十分に行われているとは思えない。分科会のメンバーは、「日本はパンデミックに対してうまく立ち回った」とアピールするのに余念がない。

国民の記憶が風化すれば、分科会のメンバーの言ったことが真実になるのだろうか。ワクチンに感染や重症化の予防効果があったのだろうか。ワクチン接種と接種後死亡事例とに因果関係はないのか。超過死亡の原因は何なのか。何一つ答えられていない。それどころか、議論された痕跡も見えない。

新たなるパンデミックに備えて、国立感染症研究所と国立国際医療研究センターが統合して、2025年4月には国立健康危機管理研究機構が設立され、わが国の感染症対策の司令塔になる予定である。しかし、2つの組織が今回のパンデミック下でとった行動を考えると、不安にならざるを得ない。大学を始め研究所や病院に勤める者にとって、最大の関心事はポストの獲得である。ポストが得られれば、研究費の獲得が容易になり、さらなる研究の進展が期待できる。ポストを失えば、これまで築いたキャリアを捨てざるを得ない。国立健康危機管理機構のポストの配分に、今回のパンデミック下での働きに対する論功賞が与えられるのかを注視したい。

本著では、厚生科学審議会や人口動態調査など公的資料をもとに、①ワクチンの効果、②ワクチンの副反応、③超過死亡について検証した。この4年間、ワクチンをめぐる諸問題について、分科会や審議会のメンバーと、コロナワクチン接種に慎重な医師や研究者との間で議論する機会はなかった。国会議員が両者の討論の場を用意しても、ワクチン接種を推進する医師や研究者は、多忙を理由に出席を拒んでいる。

医学系の学会には、Ｐｒｏ・Ｃｏｎといって、新規の治療法に対して推進する立場と反対する立場に分かれてディベートする企画がある。聴衆は、その議論を聞いて自身の考えを持つに至る。本人あるいは家族がコロナワクチンによる健康被害を受けた国民は膨大な数である。国民が望んでいるのは、ワクチン推進派、慎重派間のＰｒｏ・Ｃｏｎではないだろうか。誰もが、この4年間の検証を望んでいる。本書が、ワクチン接種がわが国に何をもたらしたかを知る一助となれば、幸いである。

検証・コロナワクチンpart2――ワクチン接種がこの国にもたらしたもの◆目次

第1章　コロナワクチンの効果

1　第9波に備えて6回目ワクチンを接種すべきか？

２０２３年7月に入りコロナ感染が急増し、第9波が始まったとする報道が続いている。とりわけ、沖縄の感染者数は突出しており、第8波のピークを凌ぐ感染者数である。政府コロナ対策分科会の尾身茂会長は、沖縄の感染者の急増は、ワクチン接種率の低いことが影響している可能性があるとコメントしている。

5月8日から、高齢者や医療従事者を対象に6回目ワクチン接種が開始されたことにともない、感染症の専門家は9波に備えてのワクチン接種を勧めるが、6回目ともなると躊躇する高齢者も多いと思われる。しかし、7月4日現在、ワクチン接種が始まって8週になるが全国の高齢者の接種率は40％と、1回目、2回目の接種率が接種開始8週目の時点でそれぞれ29％、32％であったことと比較すると減ってはいない。

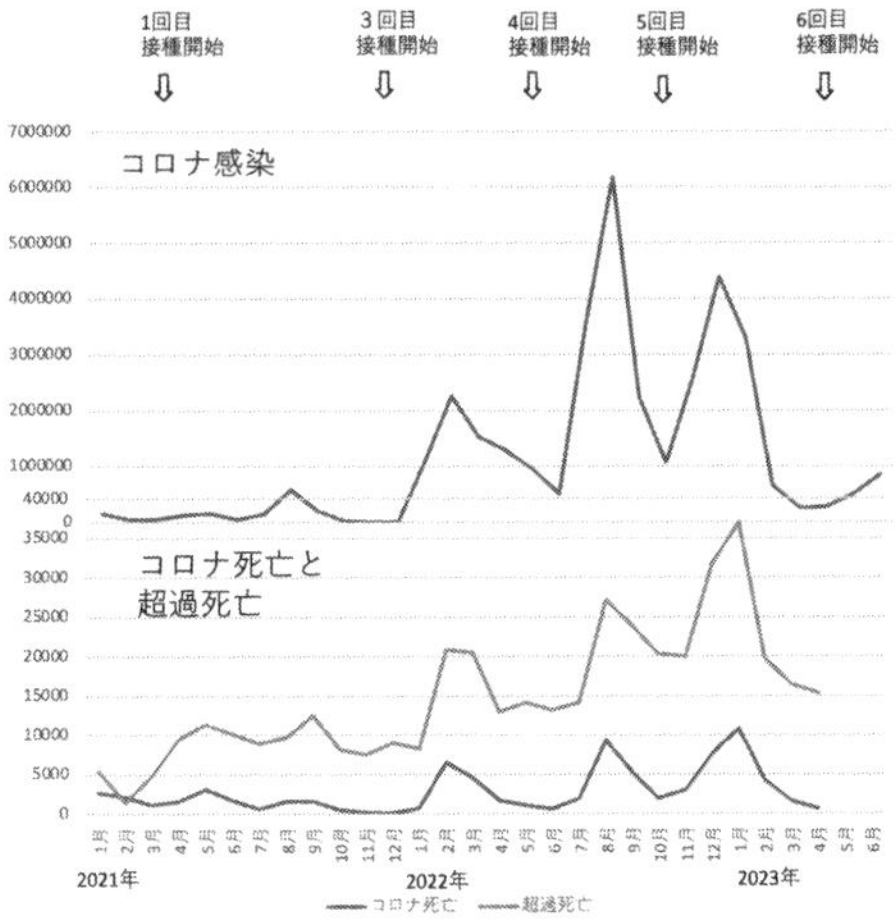

図1-1-1　ワクチン接種とコロナ感染者数、コロナ死亡者数、超過死亡の関係

図1-1-1は、ワクチン接種が始まった2021年以降におけるワクチン接種開始日とコロナ感染者数、コロナ死亡者数と超過死亡数との関係を示す。ワクチン接種を開始すると例外なく、感染者数が増加し、続いてコロナによる死亡者数、超過死亡のピークが見られる。今回も同じパターンをとると予想される。

図1-1-2は、北海道、秋田県、東京都、大阪府、沖縄県の第7波と第8波におけるコロナ感染者数の推移を示す。第7波と第8波では、各県の感染状況が全く異なる。第7波においては、沖縄県は人口10万人あたり全国で最多の感染者数を記録した。一方、北海道や秋田県におけるピーク時の感染者数は、沖縄県の4分の1程度であった。ところが、第8波では、沖縄県の感染者数は全国で最も低く、北海道や秋田県の8分の1程度である。今回、沖縄県の感染者数が第8波のピークを

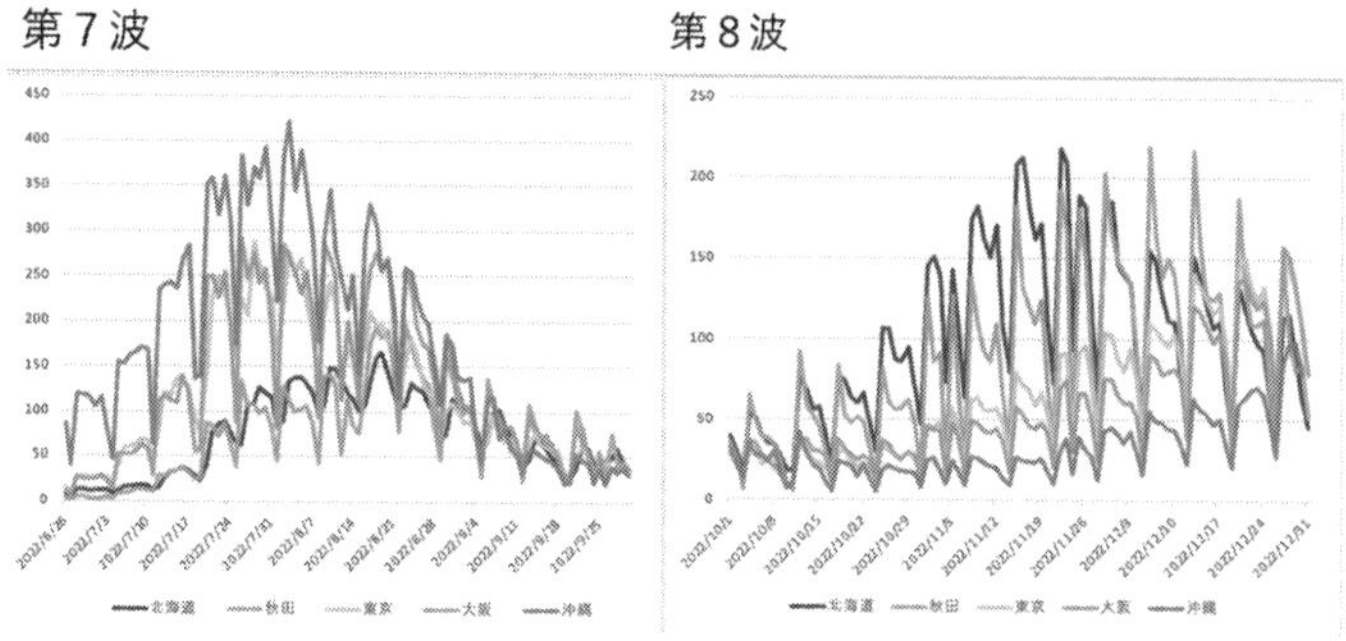

図1-1-2　第7波と第8波における各都道府県のコロナ感染者数の推移

超えたことが強調されているが、沖縄では第8波の流行が軽微であったことに注意する必要がある。

図1―1―3には第7波と第8波におけるワクチン接種率とコロナ感染者数の関係を示す。第7波では負の相関が見られ接種率の低い沖縄が最大の感染者数であったが、第8波では正の相関となり接種率の低い沖縄が最小の感染者数となった。

筆者は以前、各県の新規感染者数に関わる因子として、ワクチン接種率、抗N抗体保有率が関与することを報告したことがある。新たに、2023年2月19日から27日における各都道府県の抗N抗体の保有率が公表されたことから、今回、同様の検討を行った。新規感染者数は第8波の全期間における人口10万人あたりの感染者数を、都道府県別の5回目ワクチン接種率は首相官邸ホームページに公開された値を用いた。図1―1―3に示すように、前回の検討と同様に、ワクチン接種率は相関係数が0・90と正の相関、抗N抗体保有率は△0・79と負の相関を示した。

ワクチン接種率と抗N抗体保有率のどちらがより強く感染者

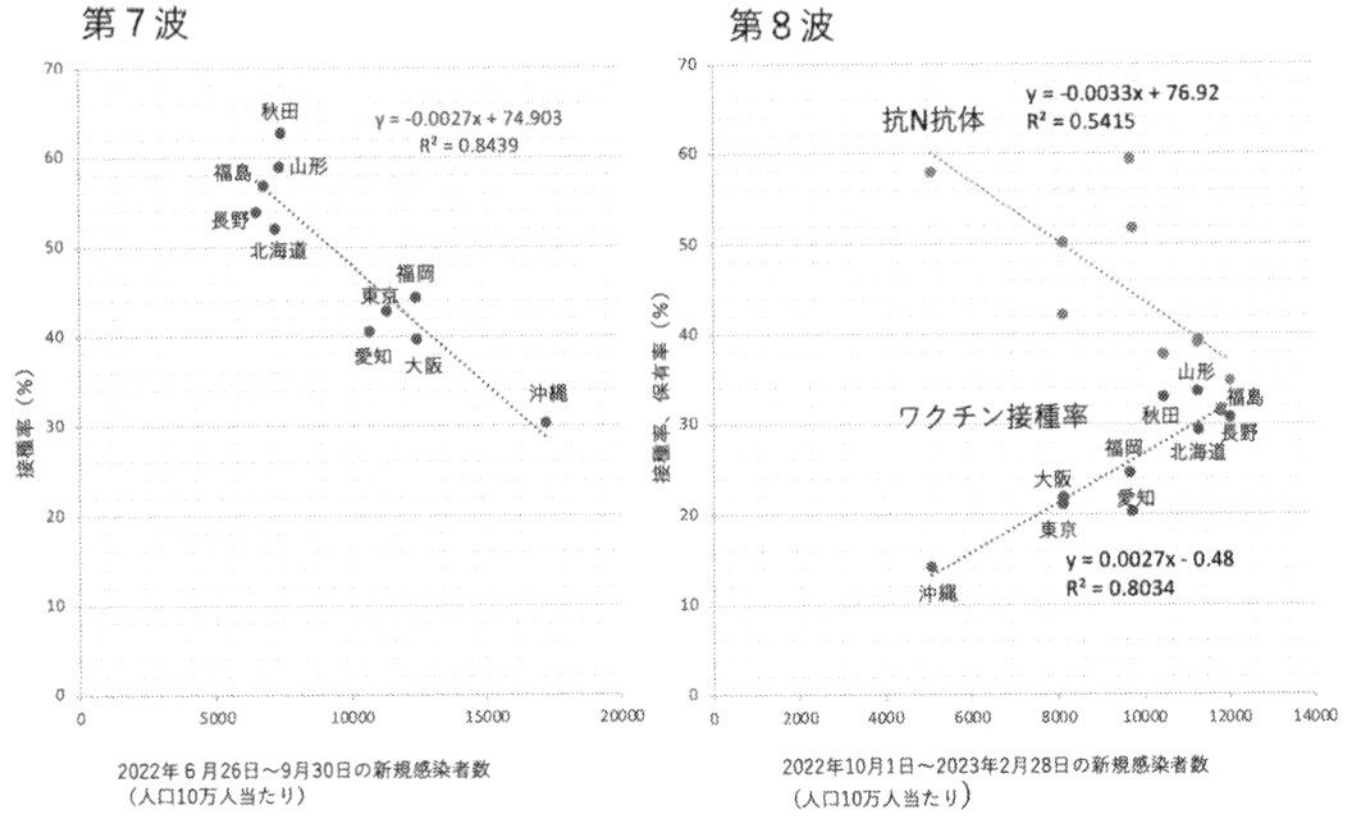

図1-1-3　ワクチン接種率、抗N抗体保有率とコロナ新規感染者数

回帰統計	
重相関 R	0.89468939
重決定 R2	0.8004691
補正 R2	0.7339588
標準誤差	1137.46079
観測数	9

分散分析表					
	自由度	変動	分散	観測された分散比	有意 F
回帰	2	31142861.8	15571430.9	12.035265	0.00794384
残差	6	7762902.23	1293817.04		
合計	8	38905764			

	係数	標準誤差	t	P- 値	下限 95%	上限 95%	下限 95.0%	上限 95.0%
切片	3111.21307	5055.78635	0.61537669	0.56090638	-9259.8505	15482.2766	-9259.8505	15482.2766
29.32	274.640293	95.5452977	2.87445117	0.02826204	40.8493718	508.431214	40.8493718	508.431214
39.4	-13.021813	64.0569799	-0.2032848	0.8456313	-169.7636	143.71997	-169.7636	143.71997

図1-1-4　重回帰分析によるコロナ感染者数に関わる要因の検討

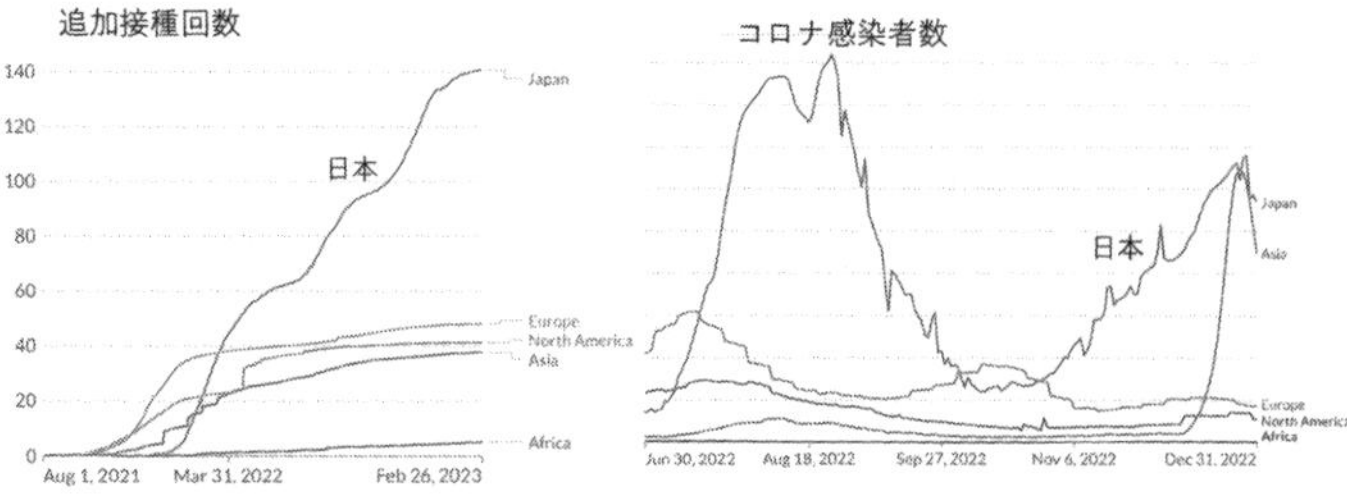

図1-1-5　2022年後半におけるワクチン追加接種回数とコロナ感染者数の推移

数に影響を与えるかを、以下のデータを用いて重回帰分析で検討した。
・目的変数Y：2022年10月1日〜2023年2月28日の人口10万人あたりの新規感染者数
・説明変数X1：5回目ワクチン接種率（%）
・説明変数X2：抗N抗体保有率（%）

図1-1-4に重回帰分析の結果を示す。有意F値が0・0079なので有用な回帰式が得られたと判断した。ワクチン接種率のP値は0・028と統計学的に有意であった。また、説明変数の影響度をみるにはt値で判断するが、接種率のt値が2・87と2・0以上であることから、ワクチン接種率が新規感染者数に強く影響したことが示された。

図1-1-5には、第7波から8波にかけてのわが国の追加ワクチン接種率と新規感染者数の世界における立ち位置を示す。ワクチンの接種率も新規感染者数も世界でダントツで、今回得られたワクチンを打てば打つほど感染者数が増えるという結果に一致する。

第7波と第8波で、ワクチン接種率と感染者数の関係が一変した理由はなんであろうか。第7波と第8波の主流変異株はBA.5で、流行株が変わったわけでもない。重回帰分析の結果では、抗N抗体の保有率は新規感染者数に大きな影響を与えていない。

わが国では、オミクロン対応2価ワクチンによる5回目接種が10月から開始されたが、ワクチンの頻回接種により免疫能の低下を示す報告が続いている。3回のワクチン接種により、武漢株、アルファ株、デルタ株に対する抗体結合反応、中和抗体の産生、メモリーB細胞の頻度、T細胞免疫能の増強が見られたが、オミクロン株に対しては、かえって抑制されることが示されている。ワクチンを3回接種するとオミクロン株に対する免疫能が特異的に抑制されるようである。マウスにおける実験でも、組み換えワクチンを追加接種すると、中和抗体のみでなく、オミクロン株に対する細胞性免疫も抑制されることが示された。さらに、ワクチンの頻回接種はIgG4を誘導し、抗ウイルス効果を減弱させることも明らかになった。5回目接種以降に見られたワクチン効果の逆転現象については、頻回接種が免疫能に与える影響についても考慮する必要がある。

日本は、世界の潮流とは反してワクチンの6回目接種を推進する唯一の国である。ワクチン接種を中止した国の状況については情報を入手できるが、6回目接種の効果については海外の情報をあてにするわけにはいかず、自ら生み出すほかはない。わが国には、ワクチンの効果を科学的に評価するシステム、さらには、悪い結果となった場合に責任を取る体制はあるのだろうか。

(2023年7月7日、アゴラに掲載)

2　ＸＢＢ系統に変異した第９波に対してオミクロン株対応２価ワクチンは有効か？

第９波の到来を告げるメディアの報道が続いている。２０２３年６月26日に、政府コロナ対策分科会の尾身茂会長は第９波が始まった可能性を指摘したが、７月５日には、日本医師会の釜萢敏常任理事は第９波とするのが妥当と述べている。

図１‐２‐１には、２０２３年１月以降のコロナ変異株の検出割合を示す。１月の初めには70％を占めたBA.５の割合も徐々に減少し、５月中頃には完全に消失した。代わって、２月末からＸＢＢ系統の割合が増加し、５月中旬には完全に置き換わった。最新の結果では、XBB.1.16が49％、XBBが30％、XBB.1.5が12％、XBB.1.9が８％を占める。

第９波への対策として、政府は６回目ワクチンの接種を勧めるが、使用するワクチンは、BA.４／５に対応した２価ワクチンである。ＦＤＡ（米国食品医薬品局）は６月16日にXBB.1.5に対応するワクチンの開発を各医薬品メーカーに推奨しているが、厚労省の専門家分科会でも、９月から始まる接種ではXBB.1系統に対応する１価ワクチンの採用を決定している。それまでの期間、厚労省は、BA.４／５対応２価ワクチンはＸＢＢ系統株に対しても、接種後２ヶ月間における死亡数の減少効果が60〜70％あることを理由に、６回目ワクチンの接種を推進している。

図１‐２‐２には、厚労省が根拠とする米国からの報告を示す。２０２２年11月１日から２０２３年

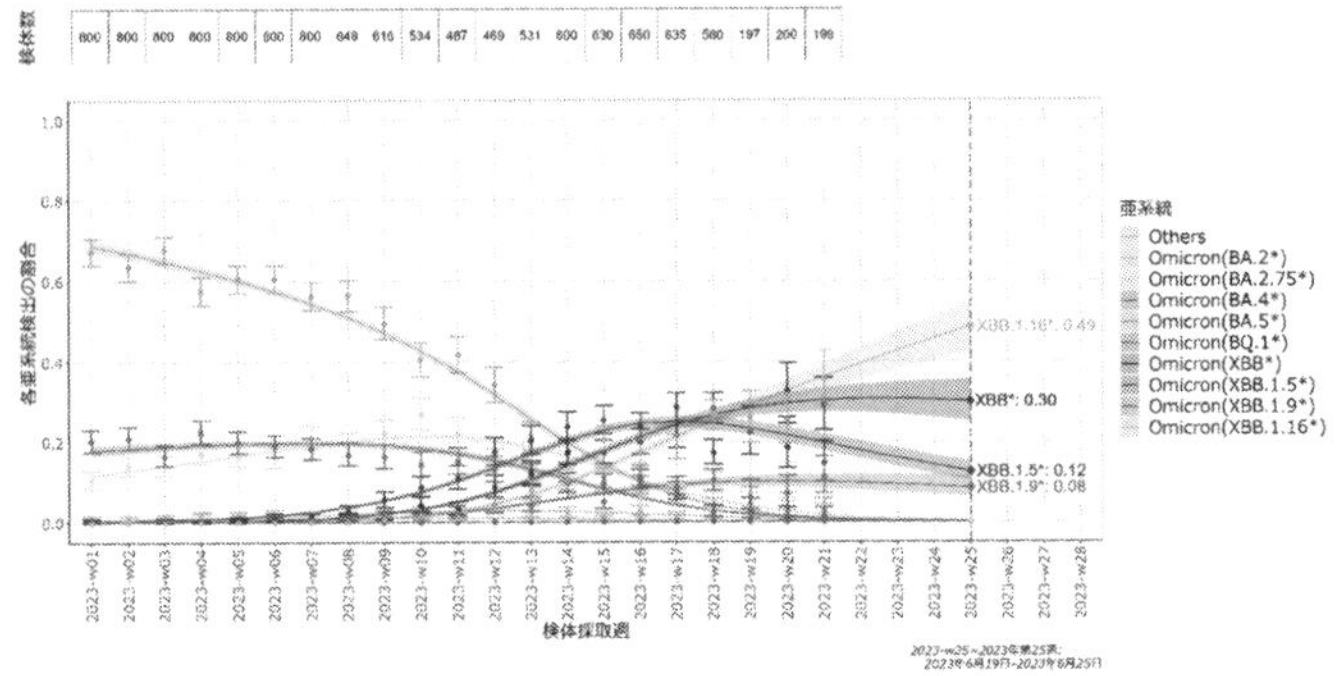

図1-2-1　新型コロナ亜系統の推定検出頻度

2023年7月7日開催新型コロナウイルス感染症対策アドバイザリーボード資料

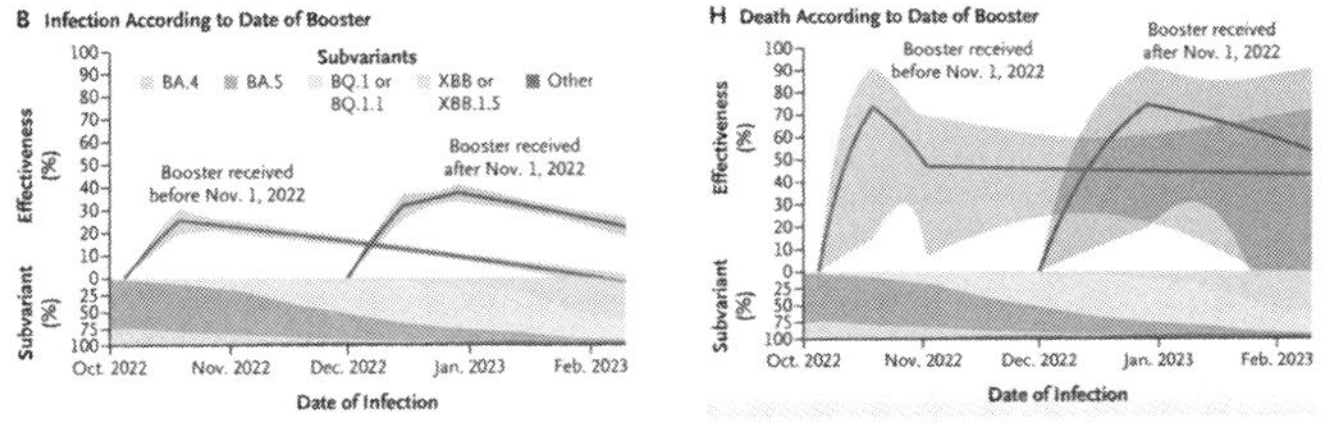

図1-2-2　オミクロン対応２価ワクチンの感染、死亡予防効果

N Engl J Med 2023; 388:1818

２月10日までにBA.４／５対応２価ワクチンの追加接種を受けた場合の感染予防効果と死亡予防効果が示されている。感染予防効果は接種後４週目をピークに37・４％（33・４～41・１％）であったが、８週目には22・５％（17・９～26・７％）に低下した。死亡予防効果も４週目に、74・３％（19・１～91・８％）のピークを示したがその後低下した。厚労省はＸＢＢ系統株に対する予防効果として紹介しているが、米国でもXBBやXBB.1.5が50％を超えるのは２０２３年の２月以降で、

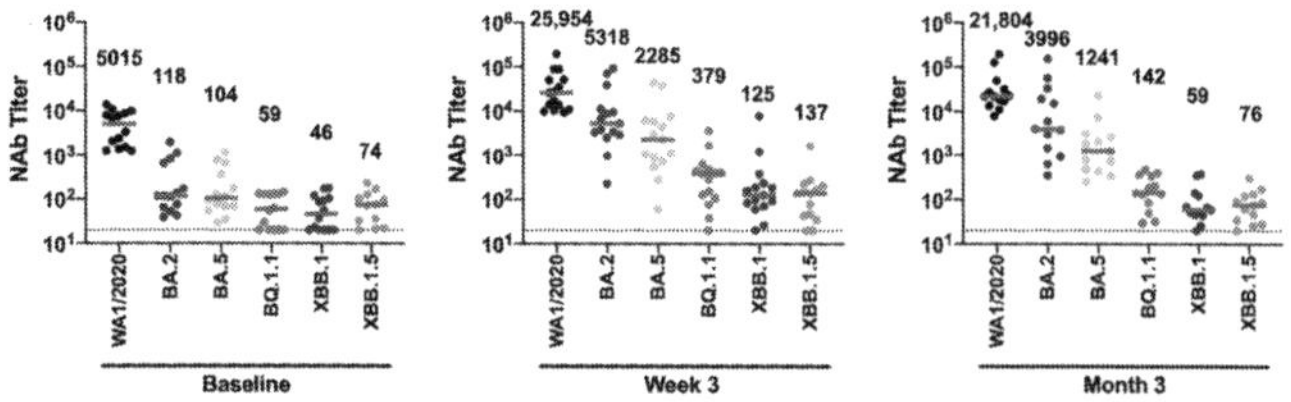

図1-2-3　オミクロン対応２価ワクチン接種後の各変異株に対する中和抗体価
bioRxiv preprint doi: https://doi.org/10.1101/2023.01.22.525079

純粋にＸＢＢ系統株に対する予防効果を見ているわけではない。

図１−２−３にはオミクロン対応２価ワクチン接種３週、３ヶ月後のＷＡ1/2020、BA.２、BA.５、BQ.１・１、XBB.1、XBB.1.5に対する中和抗体価を示す。ＷＡ1/2020は米国で検出されたオリジナルの株で武漢株と同等と考えてもよい。ワクチン接種３週後には、ＷＡ1/2020、BA.２、BA.５に対する中和抗体価は、接種前と比較して５倍、45倍、22倍の増加が見られたが、XBB.1、XBB.1.5に対する中和抗体価は、２・７倍、１・９倍の増加が見られたのみであり、３ヶ月後には接種前の値にまで低下した。絶対値でも、接種３週後におけるＷＡ1/2020に対する中和抗体価が２万５９５４倍であったの対して、XBB.1、XBB.1.5に対する中和抗体価は、１２５倍、１３７倍にすぎなかった。

図１−２−４には、カタールから報告されたオミクロン対応２価ワクチンのＸＢＢ系統株に対する感染予防効果を示す。２価ワクチン追加接種群と年齢、性、基礎疾患、コロナ既往歴を一致させた非接種群とでコロナ感染の累積頻度を比較した。追加接種群の累積感染頻度は、０・80％（０・61～１・07％）、非接種群の累積感染頻度は１・０％（０・89～１・11％）で、感染予防効果は25・２％（２・６～42・６％）であった。検出

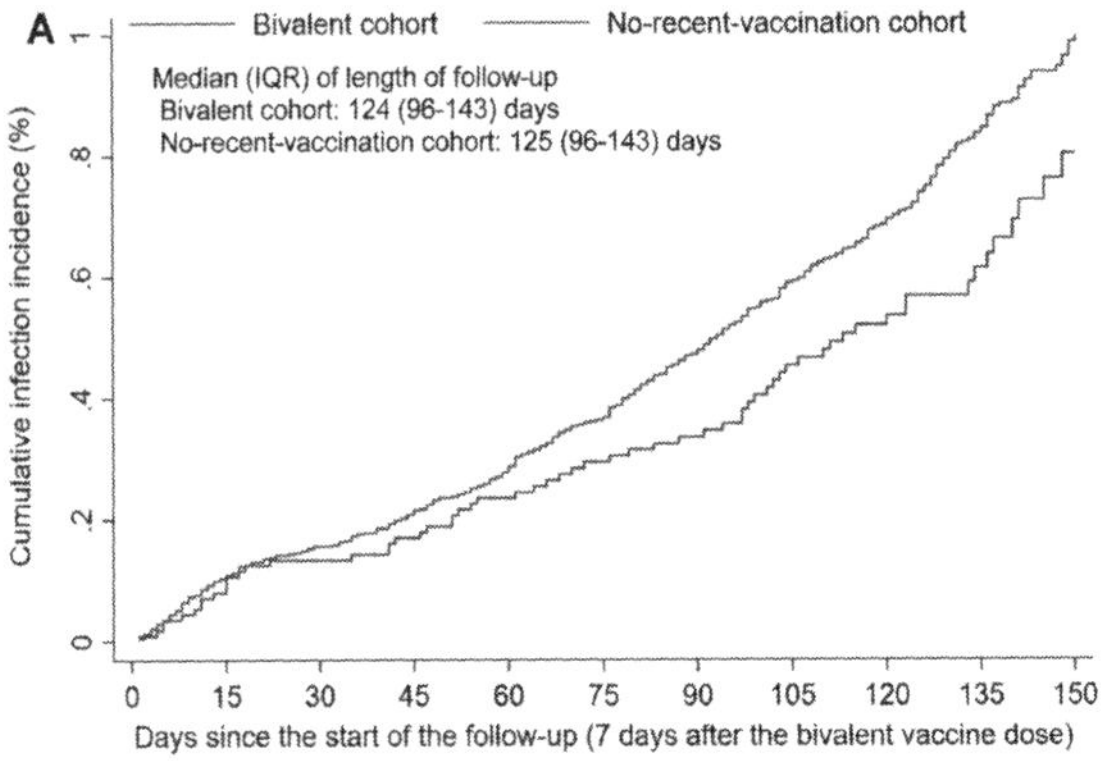

Time(days)	0	15	30	45	60	75	90	105	120	135	150
No. at risk											
Bivalent cohort	11,482	11,210	11,072	10,819	10,437	9,806	9,060	8,002	6,354	4,269	2,398
No-recent-vaccination cohort	56,806	55,488	54,828	53,581	51,705	48,564	44,839	39,613	31,455	21,151	11,858

図1-2-4　オミクロン対応２価ワクチンのXBBに対する感染予防効果

medRxiv preprint doi: https://doi.org/10.1101/2023.04.15.23288612;

された変異株はＸＢＢ系統が主流で、XBB、XBB.1、XBB.1.5、XBB.1.9.1、XBB.1.9.2、XBB.1.16、XBB.2.3を含んでいた。重症や死亡例はなかったので、重症化予防効果や死亡予防効果は検討できていない。

　コロナワクチンの頻回接種に伴う弊害を伝える報告が続いている。マウスの実験であるが、５回以上ワクチンを接種する免疫寛容が誘導されることが示された。免疫寛容とは、特定の抗原に対する特異的免疫反応が欠如あるいは抑制されることを意味する。デルタ株やオミクロン株に対する中和抗体の産生が抑制されるばかりでなく、細胞性免疫に関してもCD4+/CD8+T細胞の活性化が減弱した。免疫グロブリン（ＩｇＧ）には４つの

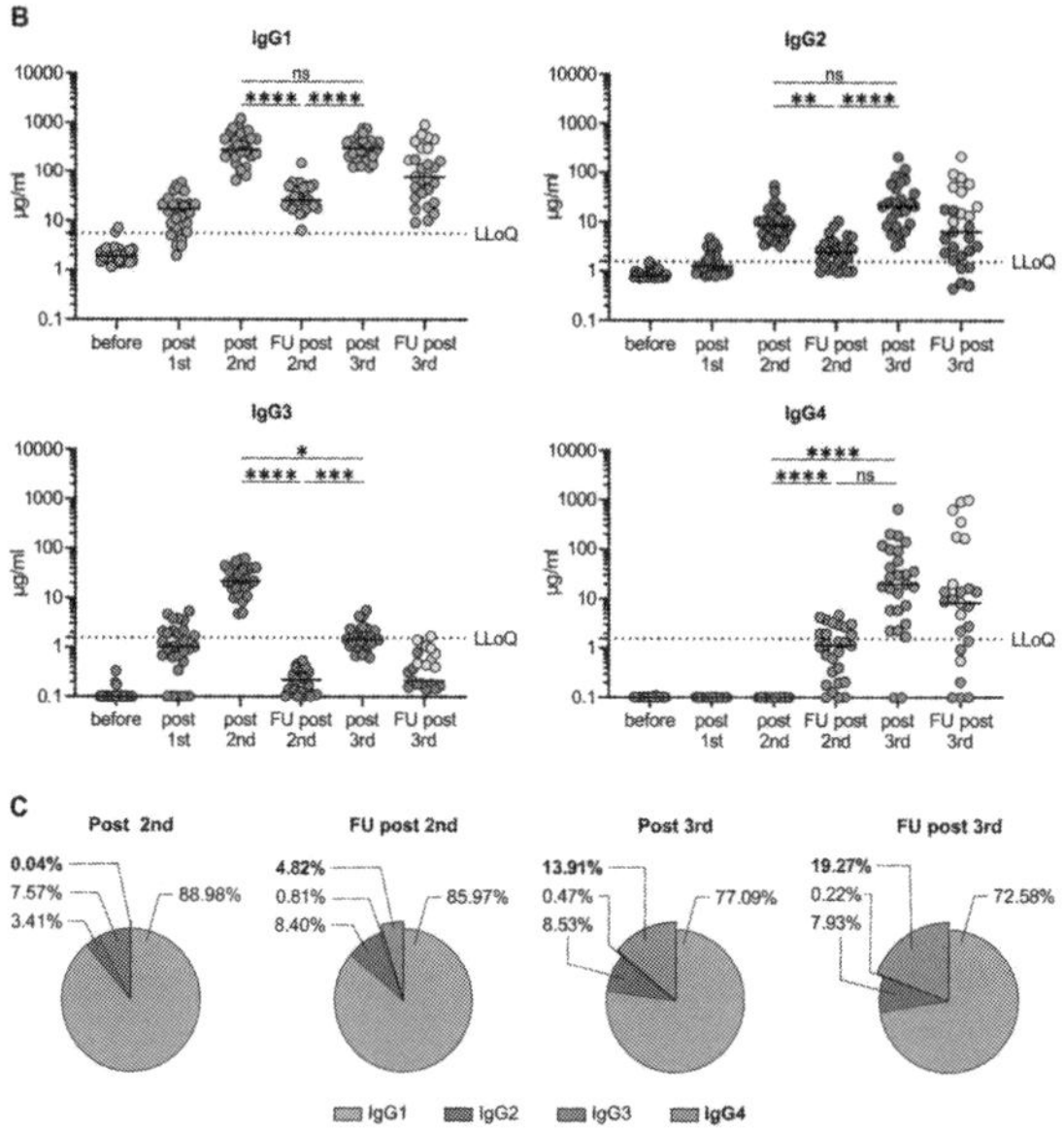

図1-2-5　mRNAワクチン接種後における免疫グロブリンサブクラスの推移

Sci Immunol 2023 Jan 27;8(79)

サブクラスが存在するが、その中でもIgG4は免疫寛容に関係する。実際、食物アレルギーに対する免疫寛容療法においては、抗原特的IgG4の誘導によって効果が得られることが知られている。

図1-2-5はヒトにおけるmRNAワクチン接種後の免疫グロブリンサブクラスの変化を示す。スパイクタンパク特異的IgGのうち、IgG4の占める割合は、2回接種直後には0・04%にすぎなかったが、3回接種には19・27%に著増した。最近の研究では、IgG4ががんの進行や自己免疫疾患の発症に関係することが示されている。コロナワクチンの接種後に、特定のがんや自己免疫疾患の増加が観察されているだけに気になるところである。

5月8日から、オミクロン対応ワクチンによる6回目接種が始まったが、7月4日の時点で175
8万人の接種が済んでおり、65歳以上の高齢者の接種率は42・9％である。厚労省は、BA.4／5対応2価ワクチンはXBB系統株に対しても接種後2ヶ月間死亡を60～70％予防できることを理由に、6回目ワクチンの接種を推進しているが、負の効果を含めて、丁寧な説明がされているとは言い難い。6回目接種に関してのメリットとデメリットに関して、国民への情報周知を図るべきである。

（2023年7月11日、アゴラに掲載）

3　最近の国外におけるコロナの感染状況は？

日本では、沖縄を中心に新型コロナ感染者数が増加し、第9波の到来が指摘されているが、海外からはコロナの感染情報が聞こえて来ない。コロナの流行は、パンデミックからエンデミックに移行したのだろうか。実際、WHOは2023年5月5日に「国際的に懸念される公衆衛生上の緊急事態宣言」を解除した。

Worldometer のサイトから、世界各国のコロナ感染者数の推移を知ることができる。図1−3−1に、日本を含めた9カ国のコロナの発生状況を示す。猛威を振るったコロナも、2023年に入ってからは、全世界で収束傾向にあることが読み取れる。日本では、5月8日以降、コロナ患者の全数把握は終了しWorldometer でも患者数は更新されていないが、多くの国では継続して全数把握が行われて

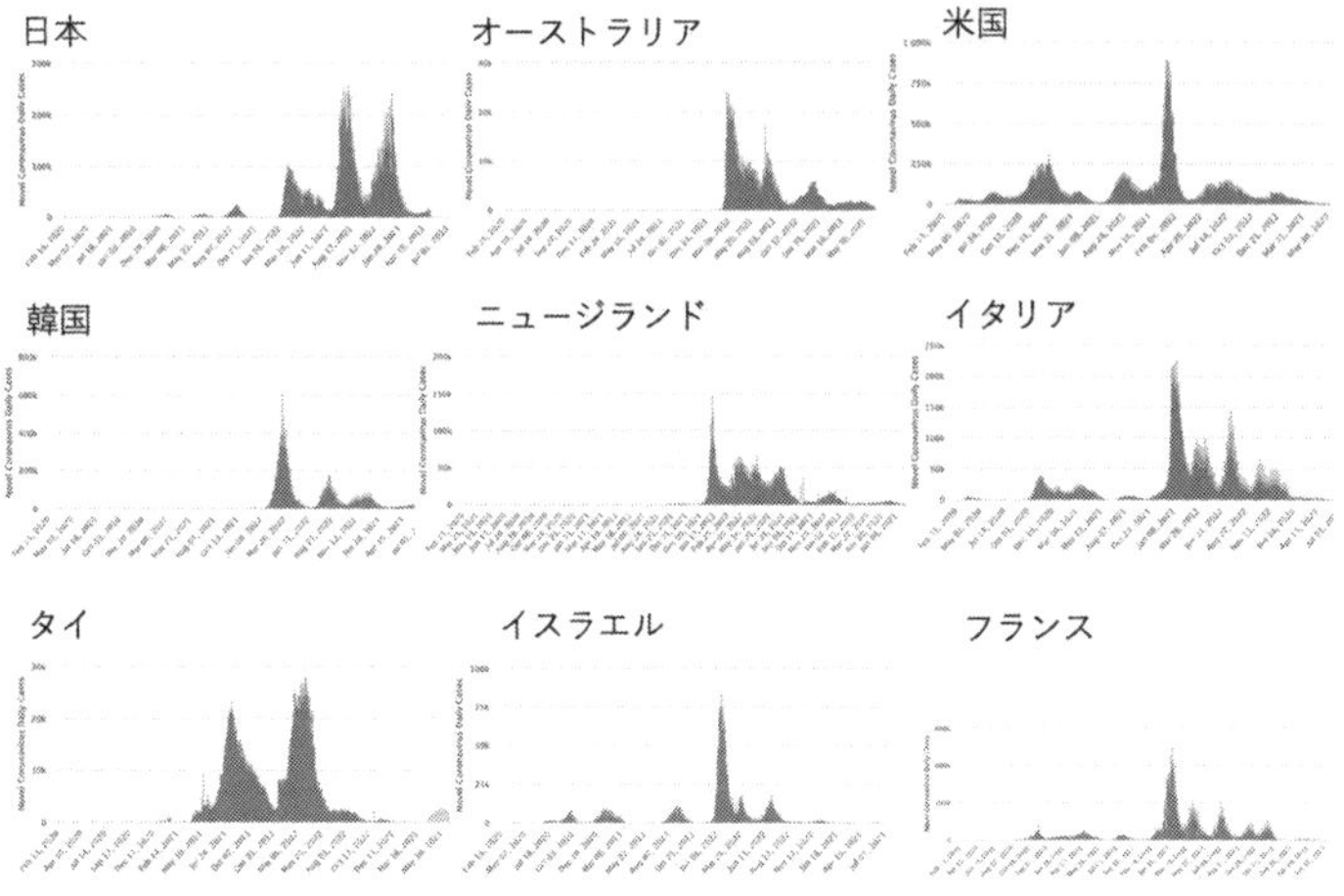

図1-3-1　各国における新型コロナ感染者数の推移

いる。

図1-3-2には、9カ国における5月1日以降の新規患者数の推移を示す。日本以外の8カ国はWorldometerから新規患者数を拾うことができるが、日本の新規患者数はモデルナのウェブサイトに公開されている全国コロナ患者数の推定値を用いた。

5月の初めには、日本の新規患者数は、韓国、オーストラリア、ニュージーランドを下回り、フランスと同程度であったが、それ以降、他の国の患者数は減少するも、わが国のみが増加を続け、6月末からは韓国を抜いてトップに立っている。5月8日からの6回目ワクチン接種の開始とともに新規感染者数が増えたようにも見える。7月3日の10万人あたりの日本の新規感染者数は44人で、1・7人である米国の25倍以上である。

国内において、沖縄の患者数が突出していることについて、コロナ感染症対策アドバイザリーボード

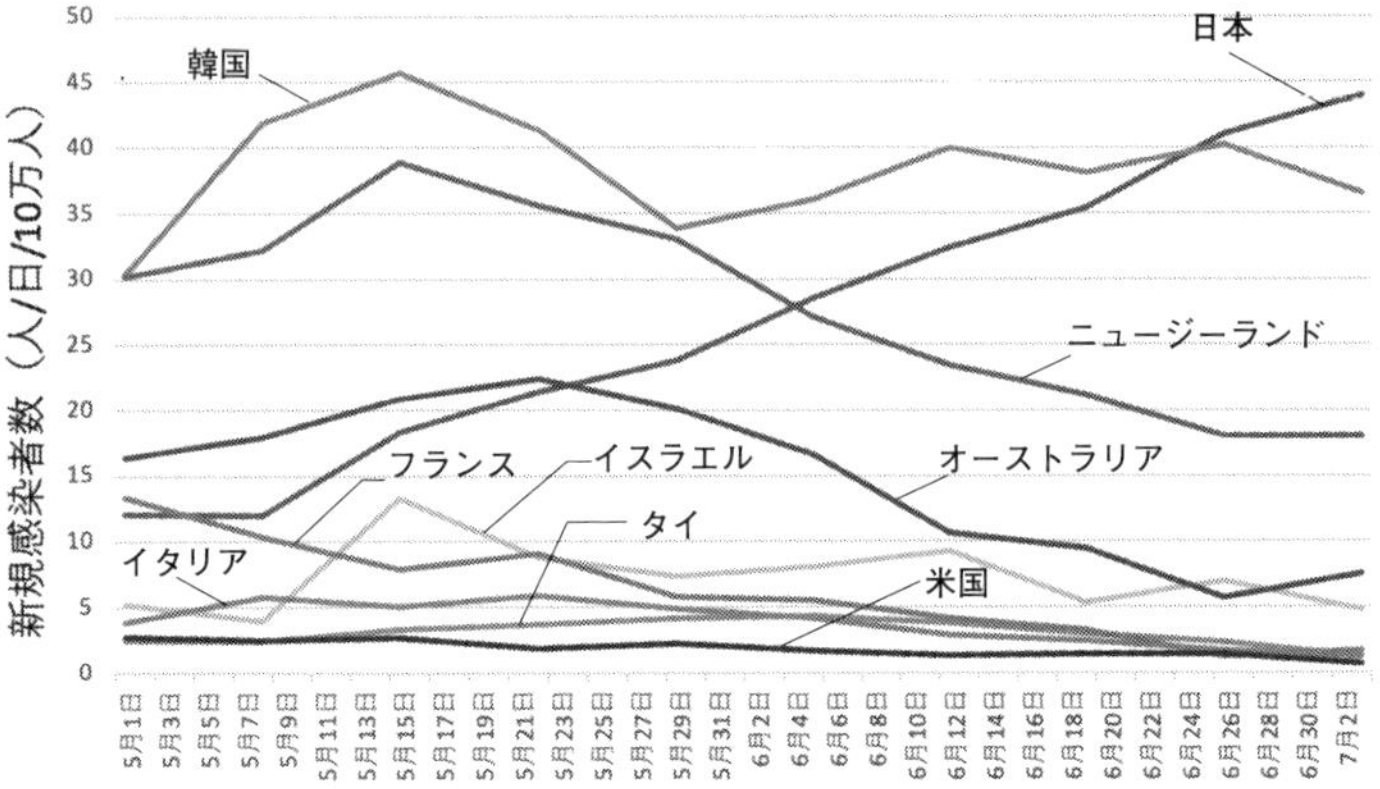

図1-3-2　2023年5月1日以降の各国における新型コロナ新規感染者数

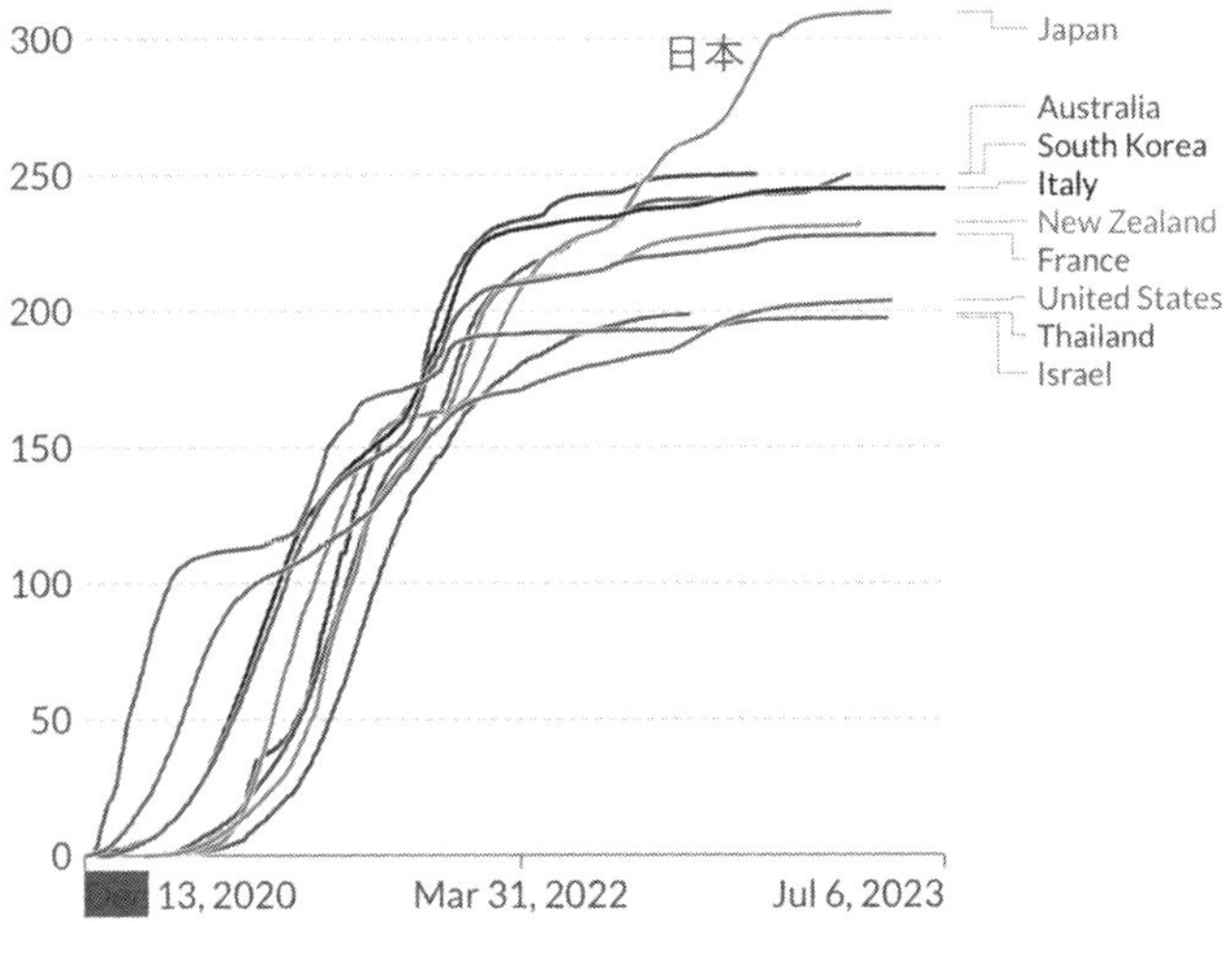

図1-3-3　各国におけるコロナワクチン追加接種回数

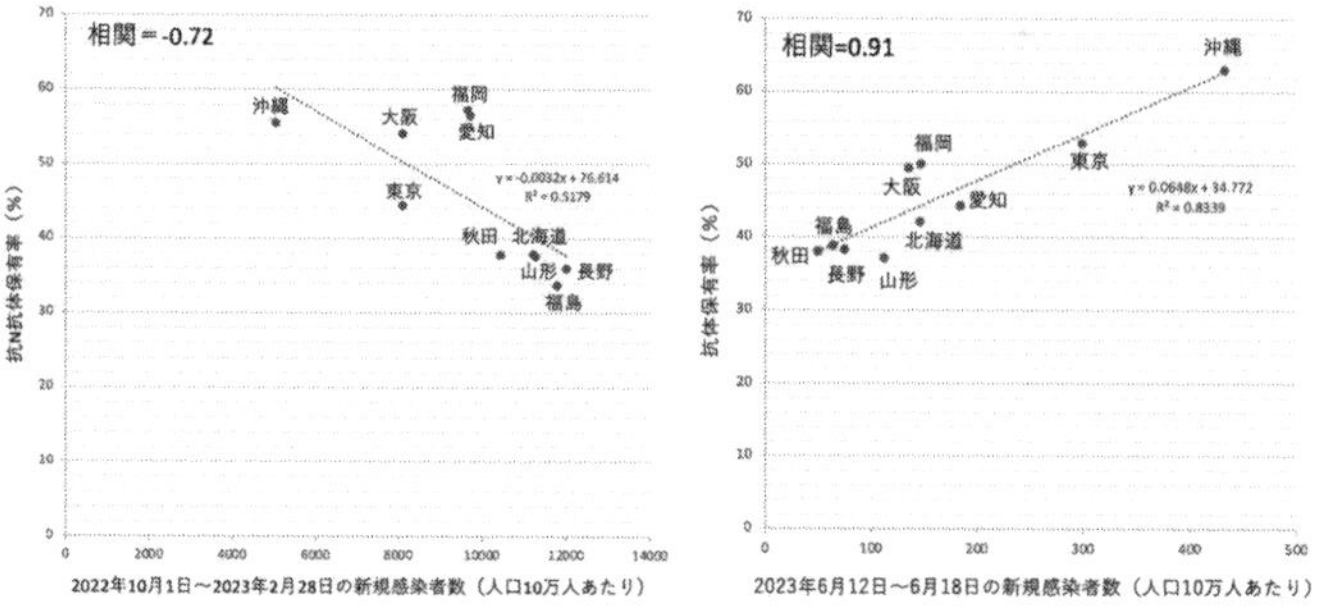

図1-3-4　抗N抗体保有率と新規感染者数

の脇田隆字座長は「沖縄はワクチンの接種率が低く、昨年冬の流行も広がらず免疫が下がったからではないか」とコメントしている。

図1−3−3には9カ国の追加接種回数を示すが、日本が突出しており、他の国は、昨年の春以降ほとんど接種回数は増えていない。追加接種回数と新規感染者数は相関係数が0・78と正の相関を示しており、追加接種回数が多いほど新規感染者数が多い。この結果を国内に当てはめた場合、ワクチン接種率が低いことを沖縄において感染者数が突出していることの理由にすることはできない。

また、脇田座長は、免疫が下がったことが沖縄県におけるコロナ流行の理由としているが、5月17〜31日の調査結果によると、沖縄県の抗N抗体の保有率は全国でも最も高い。

BA.5が流行した第8波の検討では、抗N抗体の保有率は新規感染者数と負の相関を示した。すなわち、抗N抗体の保有率の最も高い沖縄県は、感染者数が最も低かった。しかし、XBB変異株の流行期における抗N抗体保有率と新規感染者数は、BA.5流

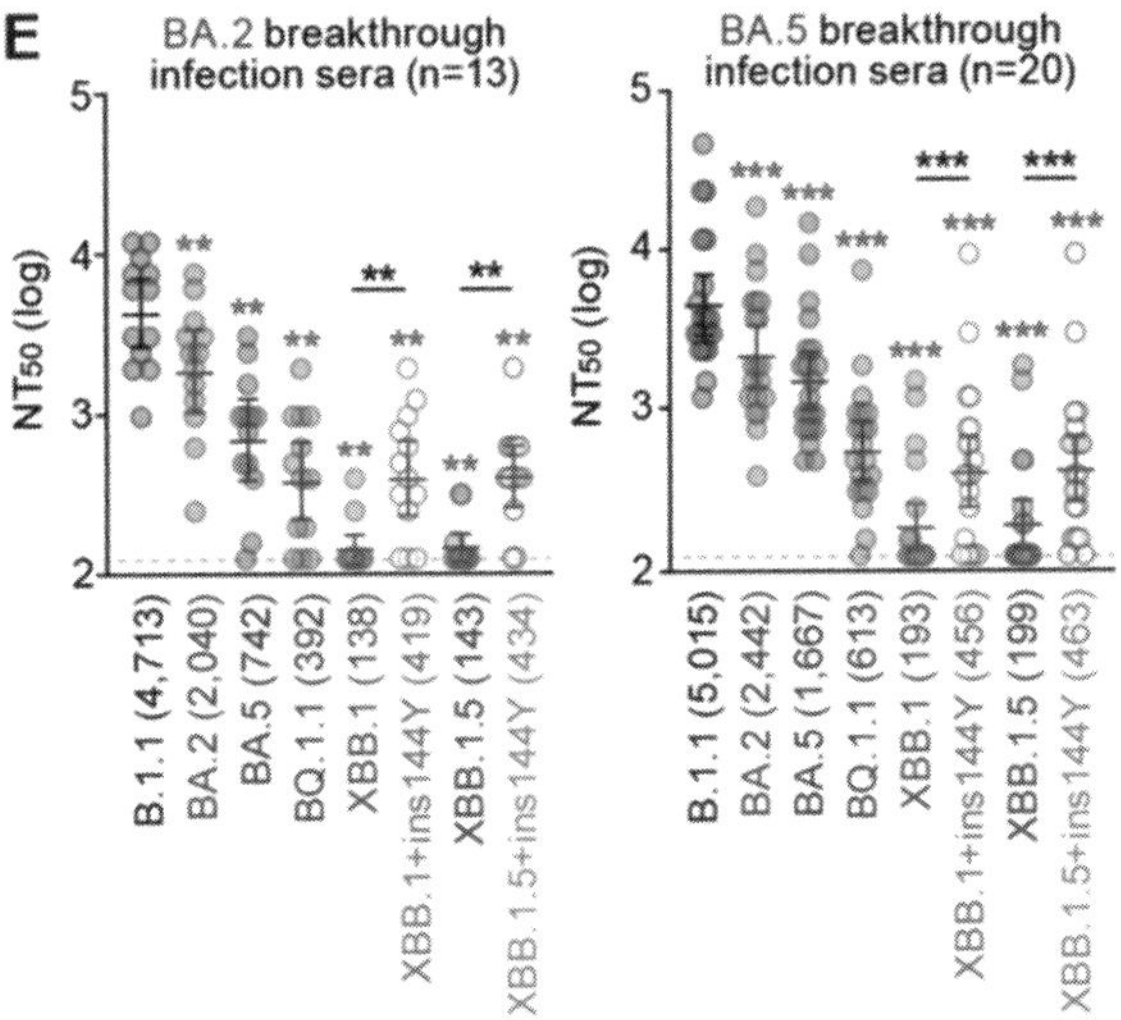

図1-3-5　BA2/BA5変異株による感染後患者血清中の各種変異株に対する中和抗体価

www.thelancet.com/infection Vol.23 March 2023

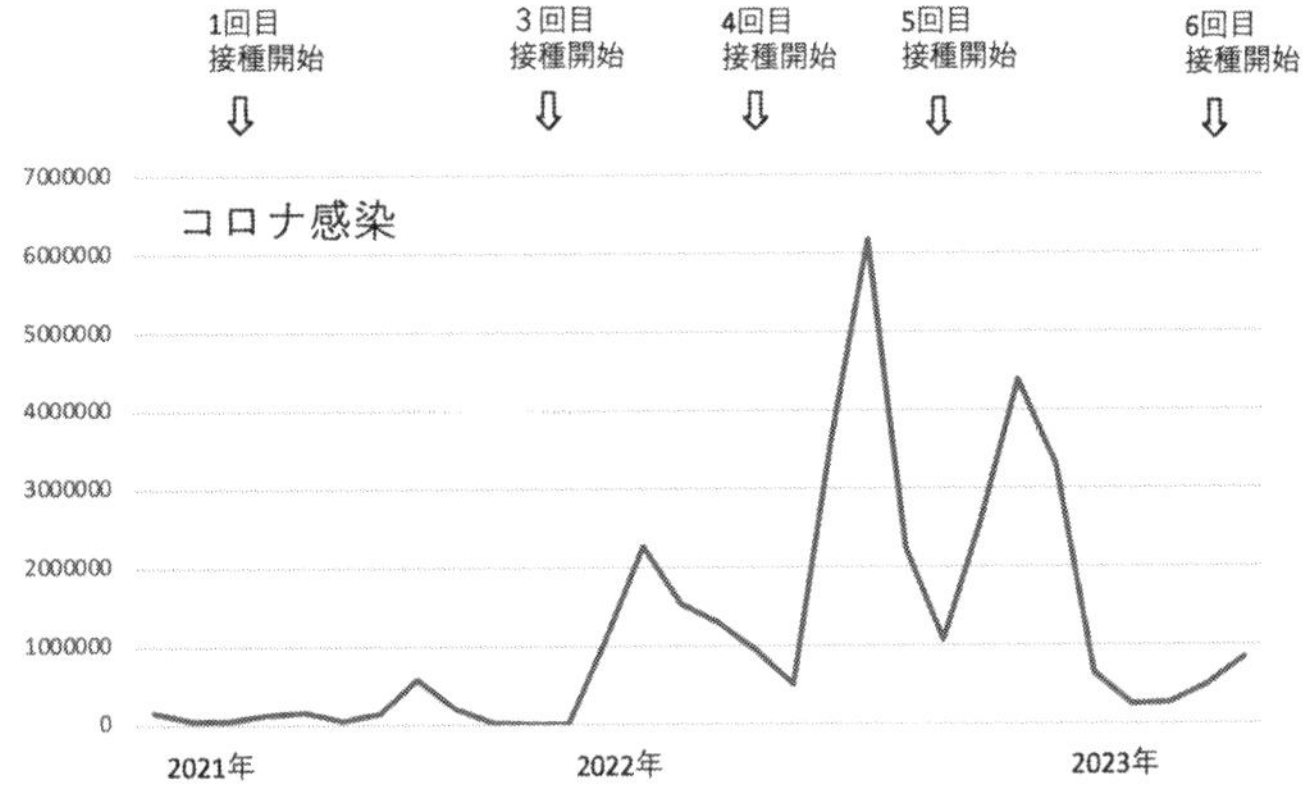

図1-3-6　ワクチン接種の開始とコロナ感染者の増加

行期とは逆に、抗N抗体の保有率は新規感染者数と正の相関を示した（図1-3-4）。すなわち、抗N抗体の保有率が高いにもかかわらず、沖縄は全国で最も新規感染者数が多かった。

図1-3-5には、BA.2、BA.5変異株でブレイクスルー感染を起こした患者血清におけるXBB.1、XBB.1.5変異株に対する中和抗体価を示すが、XBB系統の変異株に対する中和抗体価の上昇は見られない。すなわち、過去にコロナに感染した既往があっても、XBB系統の変異株に対する中和抗体価は産生されないことを意味する。

今回の検討から、5月以降新規コロナ患者の増加が見られるのは、追加接種を推進しているわが国のみであることが明らかになった。とりわけ、5月8日からの6回目ワクチン接種開始時期に一致して感染者数の増加が始まったのは気になるところである。ワクチン接種直後には感染リスクが高いことが知られており、〝魔の2週間〟と呼ばれている。

これまで、わが国ではコロナワクチンの接種が始まると決まってコロナ感染者数の増加が見られている。また、同じことを繰り返すのであろうか（図1-3-6）。

（2023年7月13日、アゴラに掲載）

4　6回目のワクチン接種は第9波の引き金となったか？

2023年5月8日から始まった6回目のワクチン接種回数は、8月1日現在、1900万回に達

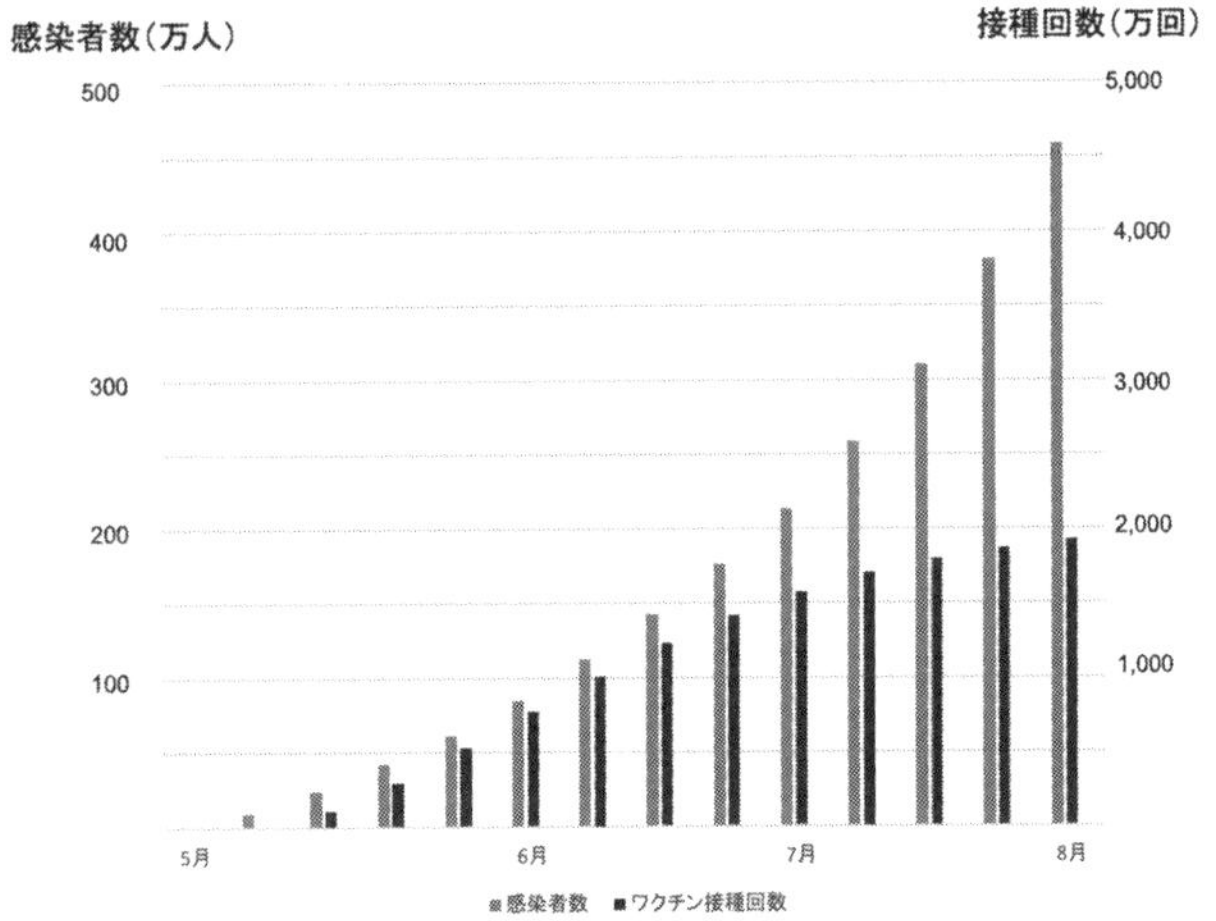

図1-4-1　６回目ワクチン接種開始後における接種回数と新規感染者数累積値の推移

したにもかかわらず、７月後半のコロナの新規感染者数は連日10万人を超え、第９波に入ったと考えられる。

　筆者は以前、アゴラに「ワクチンを打つほどコロナに罹りやすくなる直接的な証拠」という論考を投稿しワクチンの頻回接種に対する懸念を示したが、６回目ワクチン接種後の新規感染者数の推移を辿ることで、先の論考を検証する。

　６回目ワクチン接種開始以降の、ワクチン接種回数と新規感染者数の累積値の推移を示す（図１－４－１）。５月８日以降は全数把握が終了し、新規感染者数は公表されていないので、感染者数はモデルナのウェブサイトに公開されている推定値を用いた。

　ワクチンの接種回数は、５月中旬から６月中旬にかけては、１週間あたり２００万回を超えていたが、その後は漸減し、７月下旬からは60万回ほどである。一方、新規感染者数は、ワクチン接種開始前の週には10万人であったのが、15万人、20万人と週を追うごとに

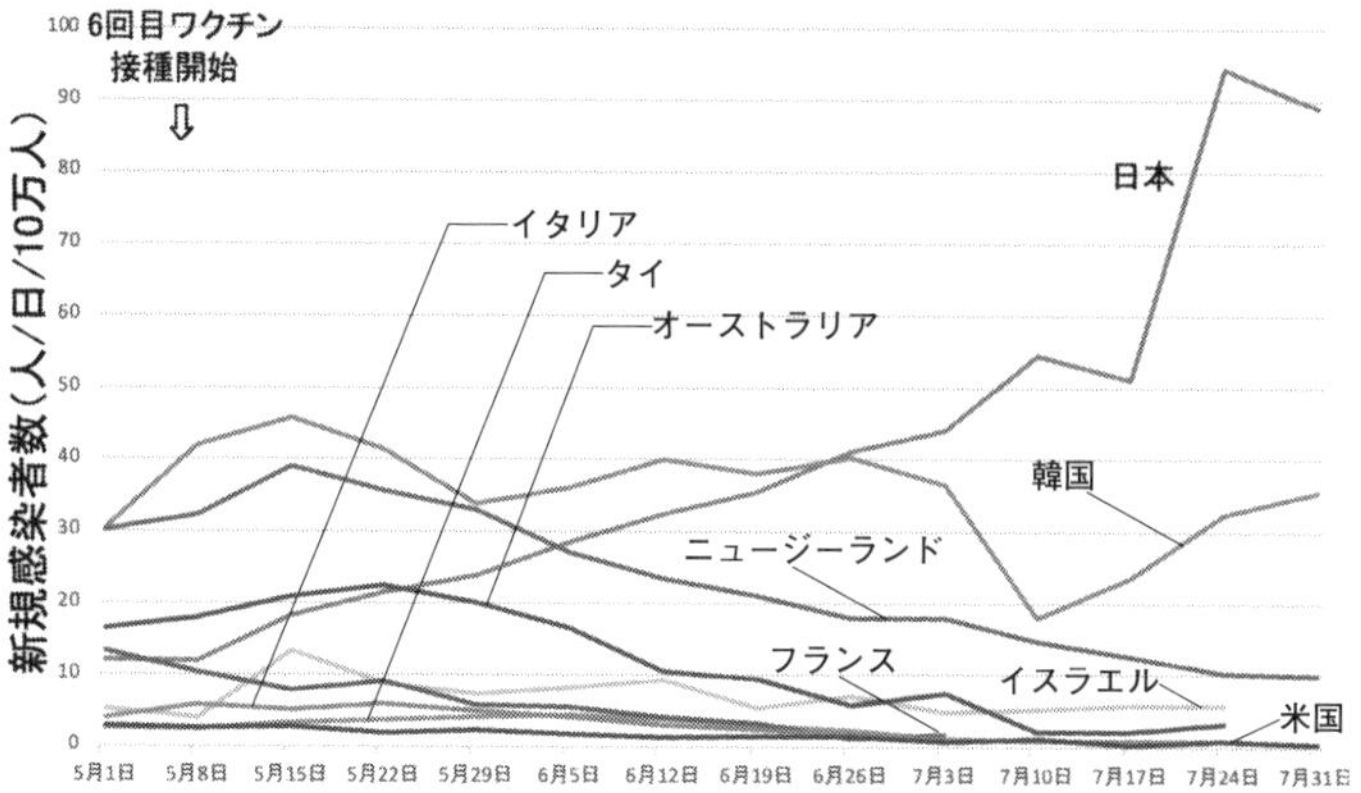

図1-4-2　2023年5月以降におけるコロナの新規感染者数

増加し、7月末には78万人に達している。少なくとも、ワクチン接種は感染の防止に役立ったとは思えない。ワクチン接種前の3月、4月にはコロナの流行がおさまっていただけに、6回目のワクチン接種が流行の引き金になったと考えざるを得ない。

加えて、5月以降の各国における新規感染者数の推移を示す（図1－4－2）。Worldometer のサイトには、現在も各国の新規感染者数が公開されている。この間、ワクチンの追加接種を行っていない国の新規感染者数は減少したが、追加接種を行った日本のみ、新規感染者数が激増した。7月末における人口10万人1日あたりの日本の新規感染者数は89人で、米国の3人と比べて実に30倍である。

ワクチンを打つほど感染者が増えることに気がついて、多くの国は昨年の春以降は追加接種を行っていない。ワクチン接種の先進国であったイスラエルも昨年の春以降ワクチン接種を進めていないが、夏以降の流

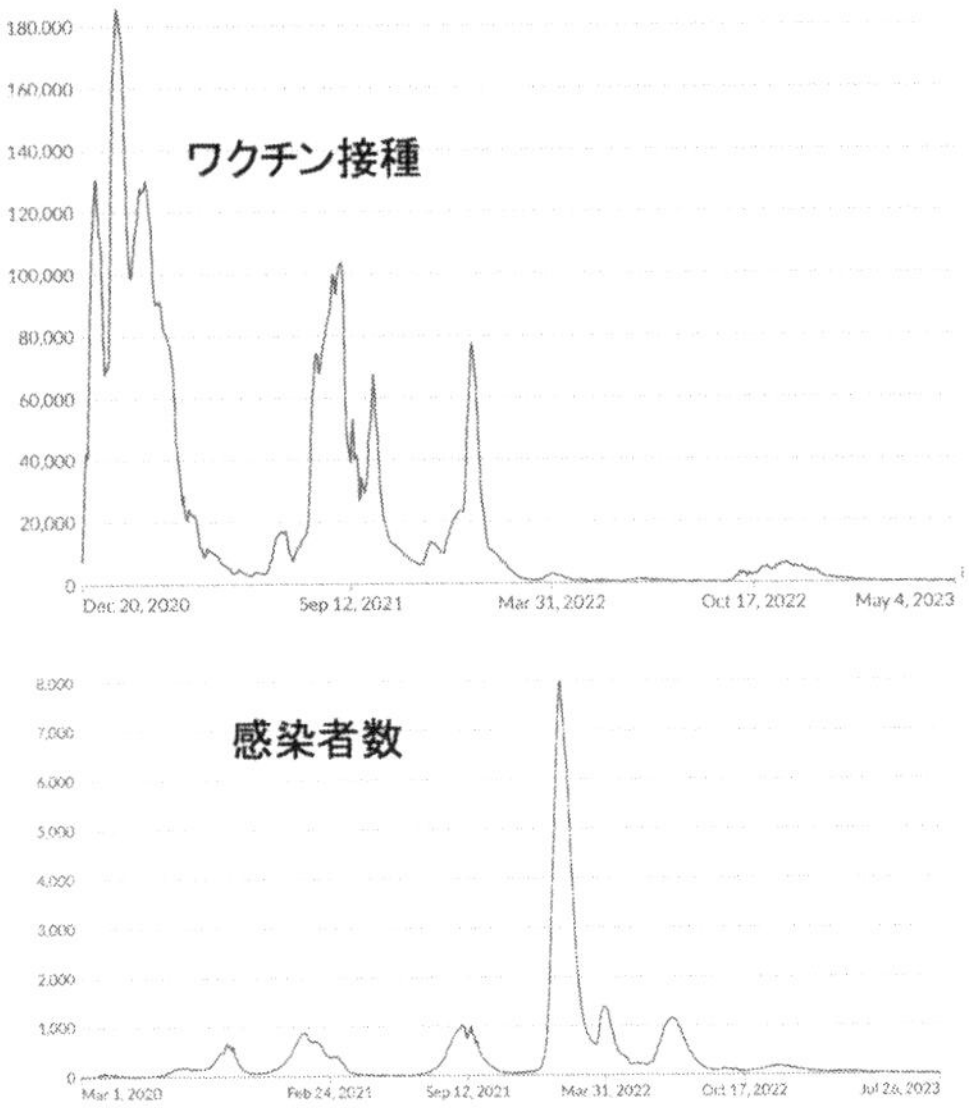

図1-4-3　イスラエルにおけるコロナワクチンの接種回数と新規感染者数
Our World in Data

表1-4-1　ワクチン接種歴別の新規陽性者数（2022年8月1日～8月7日）

	未接種			2回目接種済み（3回目接種済みを除く）			3回目接種済み			接種歴不明
	新規陽性者数（8/1-8/7の合計）	未接種者数（8/7時点）	10万人あたりの新規陽性者数	新規陽性者数（8/1-8/7の合計）	2回目接種者数（3回目接種者数除く）（8/7時点）	10万人あたりの新規陽性者数	新規陽性者数（8/1-8/7の合計）	3回目接種者数（8/7時点）	10万人あたりの新規陽性者数	新規陽性者数（8/1-8/7の合計）
0-11歳	138,169	10,626,783	1300.2							
12-19歳	25,041	2,192,242	1142.3	39,588	3,531,729	1120.9	21,381	3,207,856	666.5	28,861
20-29歳	30,730	2,402,007	1279.3	55,444	4,092,440	*1354.8	66,941	6,228,690	1074.7	40,901
30-39歳	28,366	2,822,271	1005.1	51,458	3,957,281	*1300.3	77,887	7,515,904	*1036.3	45,913
40-49歳	21,900	3,163,409	692.3	45,495	3,973,298	*1145.0	100,245	11,219,423	*893.5	45,633
50-59歳	13,492	1,221,036	1105.0	22,875	2,412,766	948.1	90,799	13,131,015	691.5	31,986
60-64歳	3,418	611,524	558.9	4,452	560,158	*794.8	34,682	6,226,364	557.0	10,746
65-69歳	2,161	1,047,017	206.4	2,235	341,610	*654.3	28,736	6,695,849	429.2	8,549
70-79歳	3,240	859,967	376.8	2,999	557,536	*537.9	46,948	14,776,996	317.7	14,145
80-89歳	2,165	33,967	6373.8	2,126	384,646	553.7	27,403	8,608,880	318.3	10,097
90歳以上	972	-	-	866	130,706	662.6	11,503	2,267,301	507.3	4,682

2022年8月18日第95回アドバイザリーボード資料

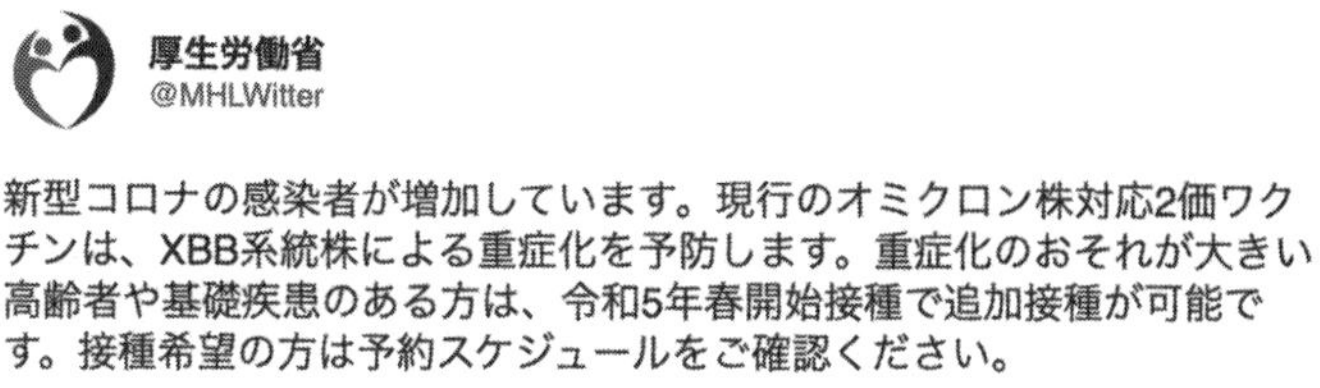
厚生労働省
@MHLWitter

新型コロナの感染者が増加しています。現行のオミクロン株対応2価ワクチンは、XBB系統株による重症化を予防します。重症化のおそれが大きい高齢者や基礎疾患のある方は、令和5年春開始接種で追加接種が可能です。接種希望の方は予約スケジュールをご確認ください。

図1-4-4　厚労省Twitter

行は見られない（図1−4−3）。

ワクチンを打つほど感染しやすくなることは各国から報告されているが、日本でも、昨年の8月末までは、厚労省からワクチン接種歴別の新規陽性者数が公表されていた（表1−4−1）。2回目接種者は、未接種者と比べて、多くの年齢層において陽性率が高い。3回目接種者においても、未接種者と比べて陽性率が高い年齢層が見られる。昨年9月からは、ワクチン接種回数と陽性率に関するデータの公表はされていない。4回、5回、6回目接種者における感染率を知りたいところだ。

厚労省が7月末に発信したTwitterを示す（図1−4−4）。オミクロン対応2価ワクチンによる追加接種を呼びかけている。6回目のワクチンを接種した以降の新規感染者数の激増した原因について、まず説明すべきではないか。

（2023年8月6日、アゴラに掲載）

5　ＸＢＢ対応ワクチンはどこまで期待できるのか？

9月20日から始まるコロナワクチンの接種に、ＸＢＢ対応1価ワクチンを採用することが発表された。ＸＢＢ対応ワクチンについては、ファイザーとモデルナがすでに承認を申請済みである。両社から発表されたデータをもとに、使用製剤をオミクロン対応2価ワクチンからＸＢＢ対応1価ワクチンに変更することで、期待される効果について考えてみたい。

図1－5－1に示すように、ファイザーからのデータは、マウスにおける非臨床試験のみで、ヒトを対象にした臨床試験は、発表されていない。マウスに武漢株対応ワクチンを2回接種後、①オミクロンBA.4／5対応2価ワクチンと②XBB.1.5対応1価ワクチンを接種し、各変異株に対する中和抗体価を比較している。

XBB.1.5に対する中和抗体価は、現在接種しているオミクロン対応ワクチンでは444倍であったが、ＸＢＢ対応ワクチンでは1800倍と4倍に増加した。XBB.1.16、XBB.2.3に対する中和抗体価も同様に5倍に増加した。しかし、ＸＢＢ対応ワクチンを接種したにもかかわらず、得られた抗体価は、武漢株、BA.4／5株に対して得られた中和抗体価のわずか1／55、1／23に過ぎない。抗原原罪の結果と考えられる。

図1－5－2には、モデルナから報告された、ヒトを対象にXBB.1.5対応1価ワクチンを接種した場

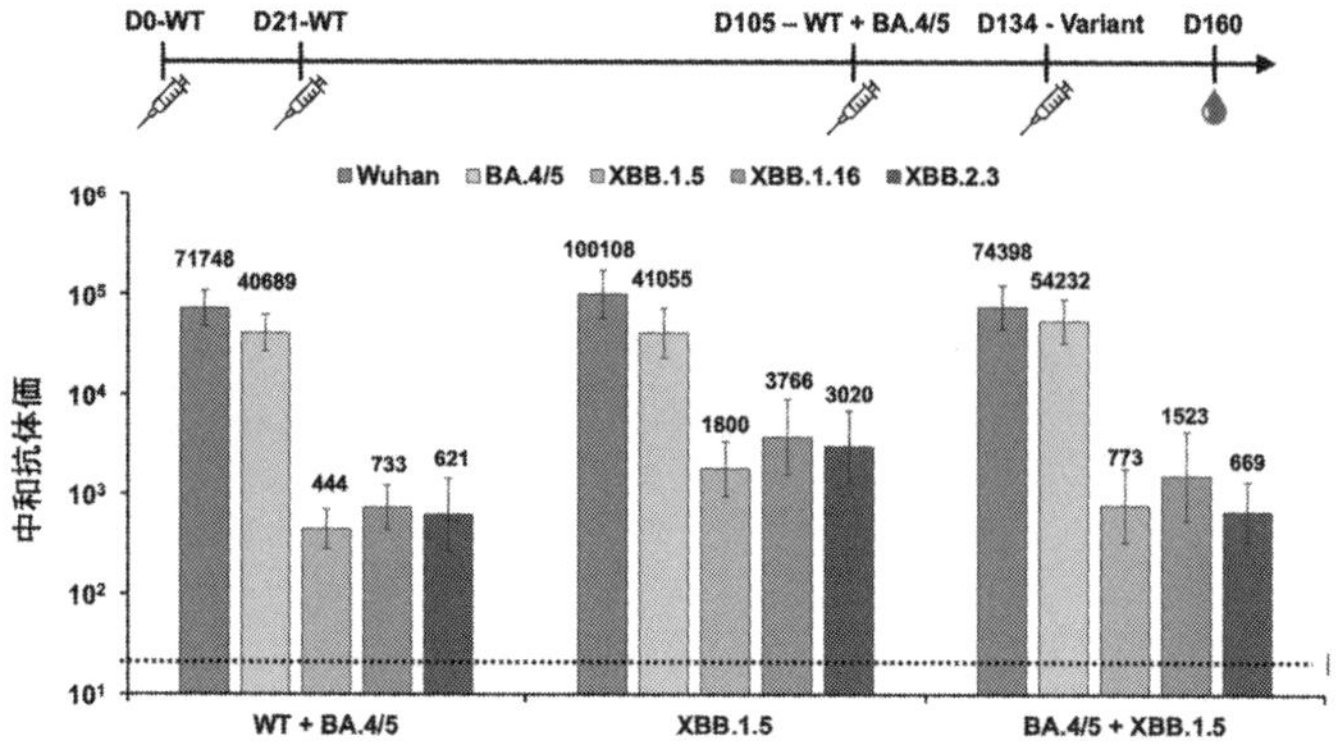

図1-5-1　３種類のワクチン接種後に産生される中和抗体価の比較

82nd meeting of VRBAC, June 15,2023

合の中和抗体産生能を示す。３回目の追加接種、つまりワクチン接種としては5回目接種をした15日後の中和抗体価である。コロナの感染歴がない10人と感染歴のある10人を比較しているが、接種後の抗体価は両群間で差は見られない。接種前と比較して接種後は、感染歴がない場合は14倍、感染歴がある場合は8倍に増加し、１２００倍前後の抗体価が得られている。XBB.1.5対応のワクチンであるが、XBB.1.16、XBB.2.3.2に対しても同等の中和抗体価が得られている。

現在の流行株はＸＢＢ系統変異株であるが、６回目接種に使用されているのはオミクロン対応の型落ちワクチンである。わが国では、オミクロン対応２価ワクチンを２０００万回以上接種したにもかかわらず、第９波を防ぐことはできなかった。流行株に対応したワクチンに変えることで、次に予想されるコロナの流行を防ぐことはできるだろうか。

昨年（２０２２年）オミクロン対応２価ワクチンを導入した経緯は、現在の状況と大変よく似ている。昨年の７月

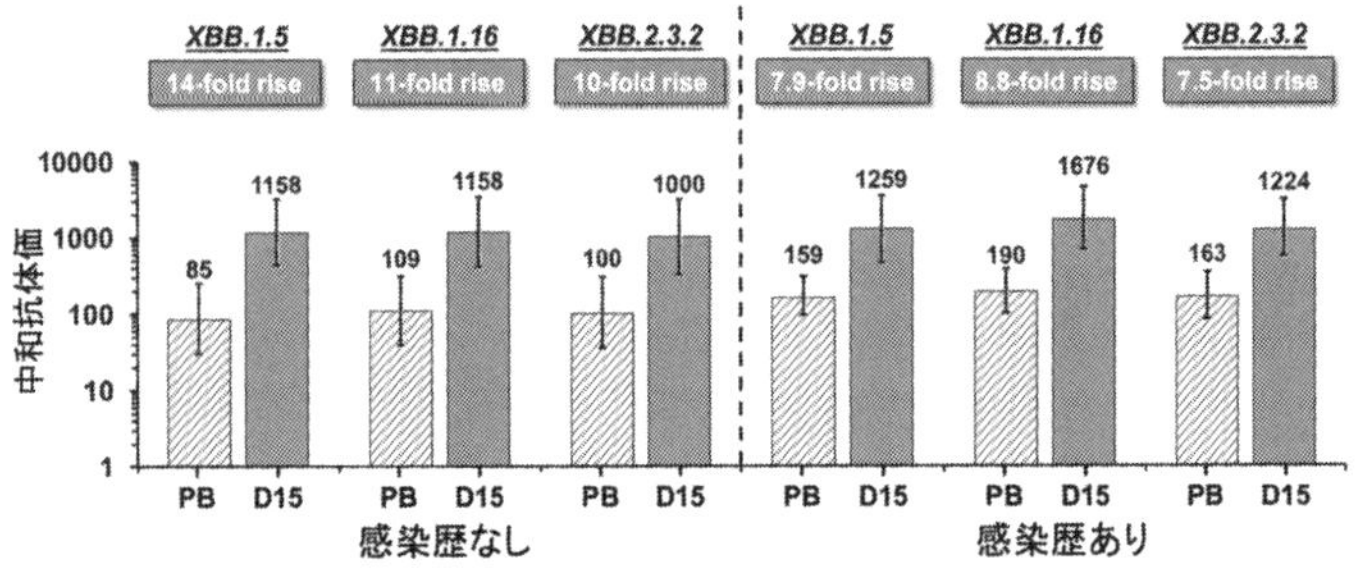

図1-5-2　XBB.1.5対応ワクチン接種後の各XBB系統変異株に対する中和抗体価

82nd meeting of VRBAC, June 15,2023

からBA.5による第7波が流行したことから、BA.5オミクロン株対応2価ワクチンが承認され、10月中旬から接種が開始された。オミクロン対応2価ワクチンは、従来の武漢株対応ワクチンと比較して、BA.5に対する中和抗体の産生能が高いことを理由に採用された（図1―5―3）。接種開始から2023年1月末までに、4回目接種として2000万回、5回目接種として2500万回を超える接種が行われたにもかかわらず、この間、日本は第8波に突入し、1000万人を超える感染者が生じた（図1―5―4）。ほとんどが、BA.5による感染である。少なくとも、オミクロン対応2価ワクチンの導入がコロナの感染爆発を防いだとは思えない。

この時期、日本は世界でも最大の感染者数を記録した。ワクチンの追加接種を行っていない、米国、英国、イスラエルでは、この時期、コロナの流行は見られていない（図1―5―5）。昨秋の経験は、たとえ流行株に対応したワクチンを選択しても、流行を防ぐことができないことを示している。筆者がこれまで幾度か触れているように、ワクチンを打てば打つほど感染しやす

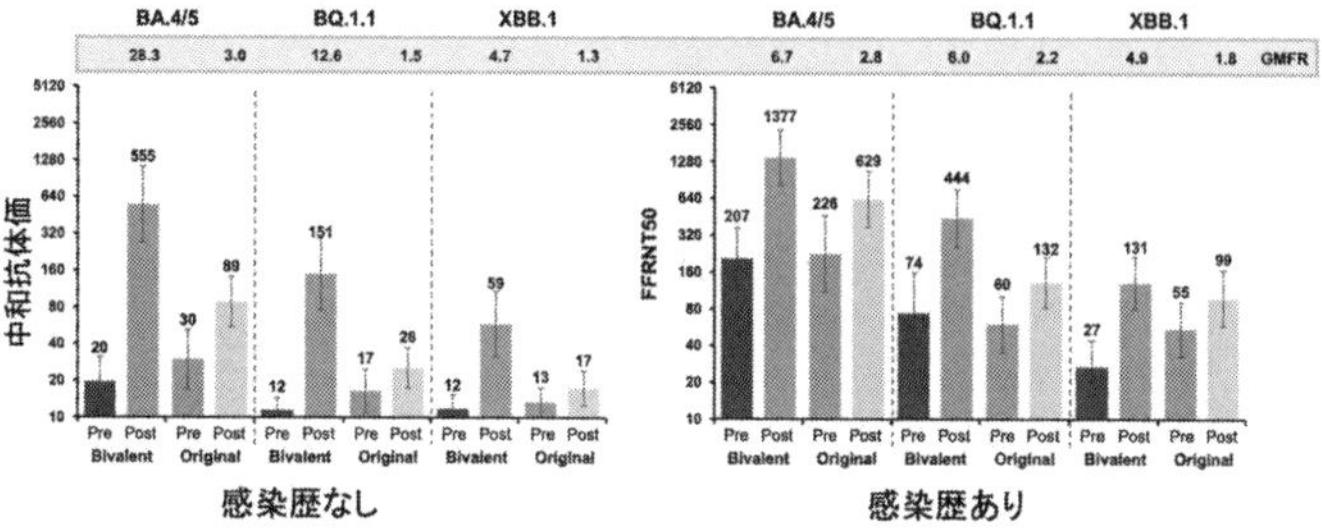

図1-5-3　オミクロン対応２価ワクチンによる中和抗体産生能

78th meeting of VRBAC, Jan 26,2023

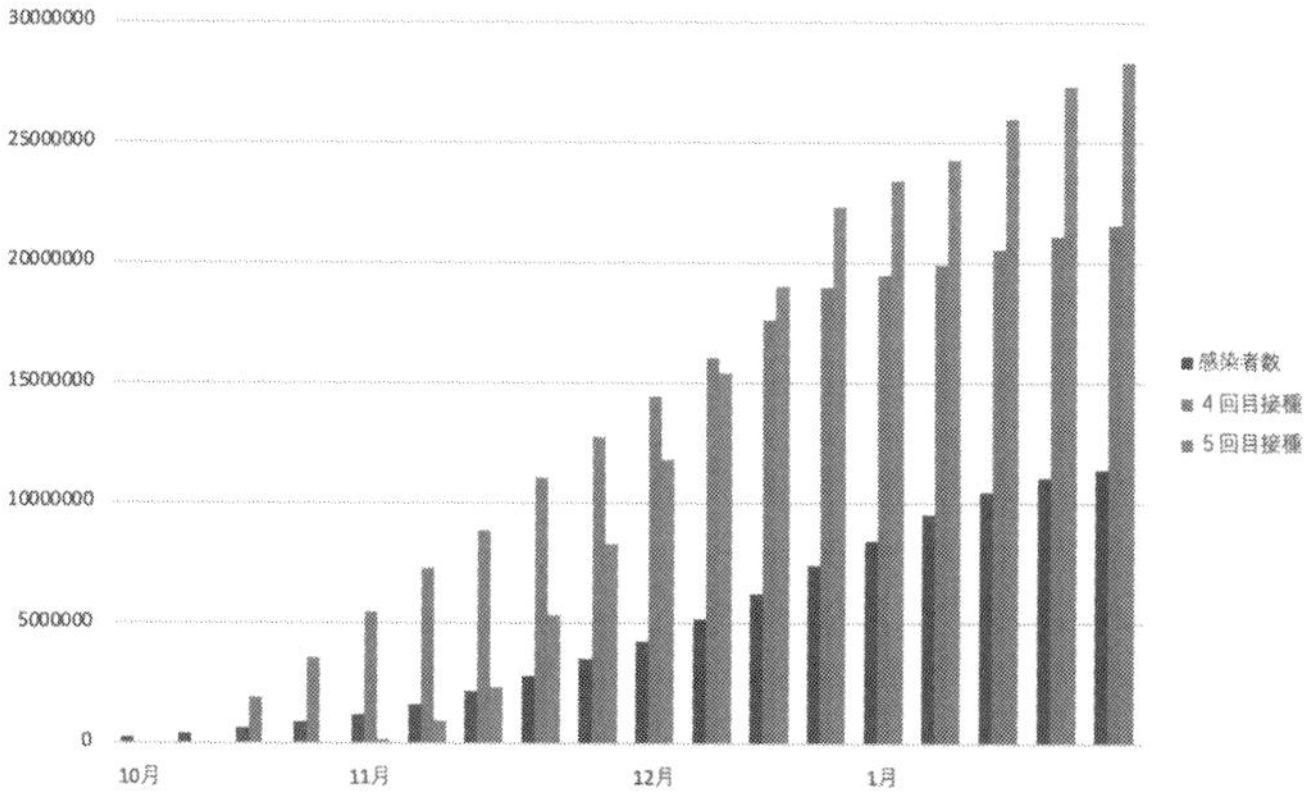

図1-5-4　第８波におけるコロナ感染者数とワクチン接種回数

小島作図

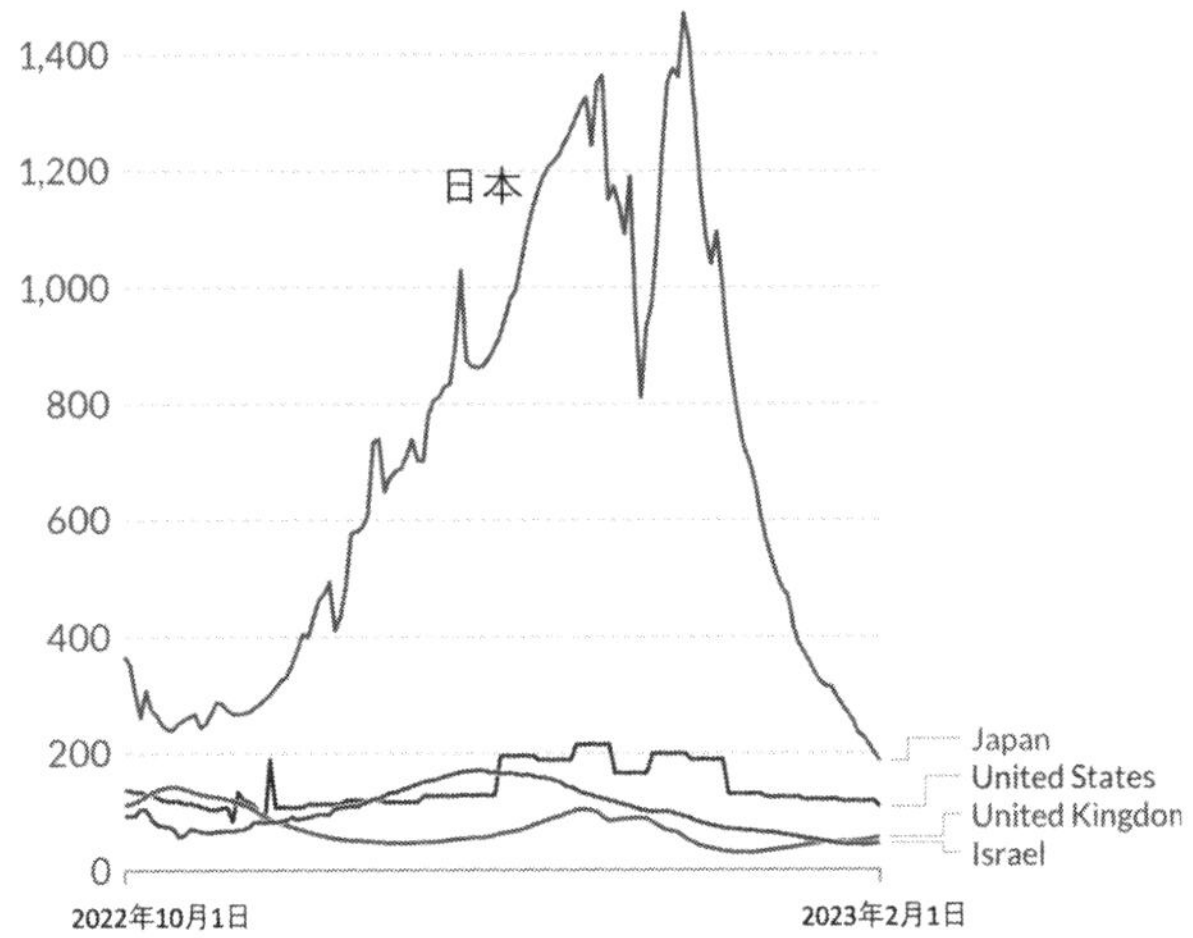

図1-5-5　2022年10月～2023年1月における人口100万人あたりの新規感染者数

Our World in Data

くなることを示す実例である。

現在、第9波の真っ只中であるが、これまでの流行持続期間を調べると3～4ヶ月である。第9波の始まりを5月中旬とすると、第9波は遅くとも9月中旬には終了すると考えられる。9月下旬からXBB対応ワクチンの接種が開始されて、今秋から冬にかけて第10波が襲来すると、いよいよ、「ワクチンを打てば打つほど新規感染が増える」ことが裏付けられる。

世界では、EG.5・1変異株が出現し、米国ではXBBに置き換わって流行の主流である。日本国内でも、EG.5・1は7月初旬にすでにXBB.1.16に次いで高頻度に検出されており、XBB対応ワクチンの接種が始まる今秋には、流行株の主流になると予想される。XBB対応ワクチンが、EG.5・1変異株に対してどの程度の中和抗体を産生するかはまだデータは発表されていない。

厚労省は7月28日に、ファイザー社から２０００万回分、モデルナ社から５００万回分のＸＢＢ対応ワクチンを購入することを発表したが、購入価格は明らかにされていない。米国における、武漢株対応コロナワクチンの価格は、ファイザーが19・5ドル、モデルナが18ドルであった。ところが、ワクチンの需要が低迷したことから、両社はワクチンの新価格を１１０〜１２０ドルに値上げすることを提案している。

ＥＵ諸国は共同でワクチンを調達する契約をファイザーと締結し、２０２３年は、1回あたり19・５ユーロで、４億５０００万回分の購入が予定されている。しかし、ヨーロッパ諸国では、ほとんど追加接種が進んでいないことから供給過剰となっている。ファイザーは、ワクチンの供給量を削減することとの引き換えに価格を上げることを提案している。

このような状況から、日本へのＸＢＢ対応ワクチンの納入価格も大幅に値上げされたと想像される。先に述べたように、ＸＢＢワクチン接種を開始する頃に、流行株がEG.５・１変異株に置き換わっていれば、またも型落ちワクチンを打つことになる。世界で、ワクチンの追加接種を推進している国が日本のみである現状を直視すべきである。

（２０２３年8月10日、アゴラに掲載）

6　今秋始まる子どもにコロナワクチンを接種するべきか？

２０２３年６月16日に開催された第47回厚生科学審議会予防接種・ワクチン分科会での審議の結果、9月20日から６ヶ月以上の乳幼児を含めて全年齢層を対象にＸＢＢ対応ワクチンの接種が開始されることになった。そのほかこの会議では、いかに子どものコロナワクチン接種率を上げるかについても議論された。日本では、これまでの乳幼児のコロナワクチン接種率は５％にも満たない（表１–６–１）。

会議に出席した参考人の一人は、母親の立場として子どもの接種率が低いことに対する不安を訴え、行政からワクチン接種を促すように働きかけることを要望した。他の参考人は、コロナとインフルエンザワクチンの同時接種の推進を主張した。参考人の意見を受けて、脇田分科会会長は、学会、なかでも小児科学会への働きかけが小児の接種率を向上させるには重要であると発言している。

これまで、日本医師会は全年齢層に対するコロナワクチンの接種を推進してきたが、釜萢常任理事は7月26日の記者会見で、「65歳以上の人や基礎疾患がある人以外が重症になる割合はそれほど高くはない。全体の感染を抑えるために無理をして接種してもらうというよりも、個人で選択してもらう時期に入った」と発言し、すべての人に積極的に接種を呼びかける必要はないのではないかという認識を示した。健康な小児を含めてワクチン接種を呼びかけていた従来の日本医師会の主張を取り下げたのだ。なお、釜萢常任理事は小児科医であり、上記の予防接種・ワクチン分科会の委員でもある。

表1-6-1　年齢別コロナワクチン接種率

	高齢者（65歳以上）	小児（5～11歳）	乳幼児（6ヶ月～4歳）
1回接種済み	92.8%	24.1%	4.0%
2回接種済み	92.6%	23.4%	3.7%
3回接種済み	91.5%	9.8%	2.9%

首相官邸ホームページ

しかし、釜萢常任理事は8月2日の記者会見では、「ワクチンの効果に対する信頼性は揺るぎないものがある」としてワクチンの有効性を強調し、トーンダウンとも取れる発言を行った。さらに、8月9日に開催された第49回厚生科学審議会予防接種・ワクチン分科会で、森岡参考人は、日本小児科学会を代表して小児へのコロナワクチン接種を推奨する理由を説明した。7月26日の釜萢常任理事の発言に対する、ワクチン推進派の巻き返しとも取れる。

筆者はこれまで、日本小児科学会の小児へのコロナワクチン接種を推奨する提言に対して疑問を投げかけて来た。森岡参考人は、日本小児科学会予防接種・感染症対策委員会が6月9日に提言した「小児への新型コロナワクチン接種に対する考え方」をもとに、以下の3つの理由をもって、小児へのコロナワクチン接種を推奨しているが、それぞれの理由についてその妥当性を検証する。

①WHOは健康な小児に対するコロナワクチン接種は優先度が低いとしたが、国ごとに疾病負荷、費用対効果や機会費用を照らし合わせて方針を検討すべきとしている。WHOはあえて国ごとの疾病負荷を考慮すべきであると言及しているが、日本人小児における疾病負荷は、諸外国と比較して高いのだろうか。

日本における、2020年の流行開始以来、2023年3月末までの0～19歳の年齢層におけるコロナによる死亡者数は84人で、人口100万人あたりでは４・２人である。一方、米国における２０２３年6月末までの０〜18歳の年齢層におけるコロナによる死亡者数は１８４７人で、人口１００万人あたりでは23・７人となり、日本の５・６倍である。米国における２０２１年8月から２０２２年7月における０〜19歳の年齢層における死因統計では、コロナによる死亡は全死因のなかでは8番目、病死では5番目である。日本人小児におけるコロナの疾病負荷を海外と比較した場合に、高いとは思えない。

会議では触れてないが、ＷＨＯの指針には、ロタウイルス、麻疹、肺炎球菌などの既存のワクチンと比較して小児におけるコロナワクチンの優先順位はずっと低いと述べられており、言外に健康な小児に対する接種に消極的であることを匂わせている。

②国内では、稀ではあるが脳症、心筋炎などの重篤な合併症の報告があるほか死亡例の報告もある。

会議では、国立感染研が12月末に発表した「新型コロナウイルス感染後の20歳未満の死亡例に関する積極的疫学調査の結果」をもって小児にワクチン接種を推進すべき理由としている。筆者は、この報告に関する疑問点について以前述べたことがある。感染研からの報告では、２０２２年1月から9月30日までの20歳未満の死亡例を62人としているが、厚労省が発表する感染症発生動向情報によれば、同期間の20歳未満のコロナによる死亡例は34人で大きな乖離がある。

そこで、厚労省が発表する人口動態調査にあたってみると、２０２２年1月から9月30日までの20歳未満の死亡例は45人であった。人口動態調査は死亡診断書に基づいており、最も信頼性があると考えられる。人口動態調査によると、流行開始以来２０２３年3月末までの、０〜４歳、５〜９歳、10

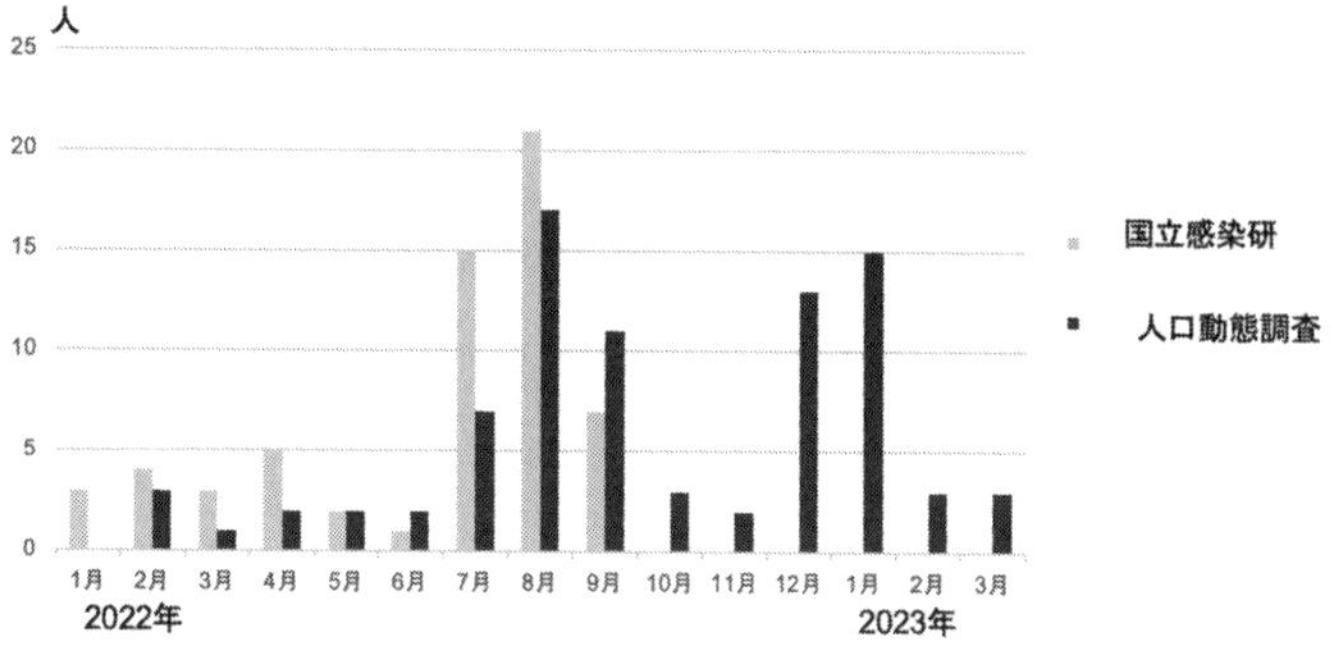

図1-6-1　20歳未満小児のコロナ感染による死亡者数

～14歳、15歳～19歳の年齢層におけるコロナによる死亡数は、それぞれ、38人、22人、15人、9人であった。死亡例のおよそ40％が基礎疾患を有していた（図1-6-1）。

　また、小児にワクチン接種を勧める理由として、コロナ感染後の急性脳症や心筋炎の増加が挙げられている。全国調査の結果では、２０２０年1月1日から２０２２年5月31日までに、34人が急性脳症を発症し、４人が死亡、８人に後遺症が見られた。また、日本集中治療医学会のまとめによると、第７波と第８波におけるコロナ感染後の小児重症・中等症例の発症数は４２４人で、うち急性脳症の発症数は76人であった。感染研の報告する死亡例には14人の急性脳症が含まれていた。

　一方、わが国では、毎年１００～３００人の小児がインフルエンザ脳症を発症し、その致死率が30％であることと比較すると、コロナによる急性脳症はインフルエンザ脳症と比較して、小児にとってより脅威というわけでもない。

　感染研の報告には、８人の心筋炎による死亡例が含まれていた。また、コロナ感染後の心筋炎の発症数ははっきりしないが、

表1-6-2　20歳未満小児のコロナワクチン接種後死亡報告

症例	年齢	性別	製剤	接種回数	接種から発症	死因
1	16	男	ファイザー	1回目	8日	屋上から転落
2	16	男	ファイザー	1回目	6日	突然死
3	13	男	ファイザー	2回目	0日	入浴中突然死
4	19	女	ファイザー	2回目	27日	入浴中突然死
5	12	不明	不明	不明	3日	不明
6	13	女	ファイザー	1回目	3日	意識消失
7	19	男	ファイザー	3回目	3日	心筋炎
8	16	女	ファイザー	1回目	1日	感染症
9	19	女	不明	不明	不明	不明
10	19	男	ファイザー	3回目	3日	心筋炎
11	14	女	ファイザー	3回目	2日	心筋心膜炎
12	11	女	ファイザー	2回目	2日	心筋炎
13	16	女	ファイザー	3回目	2日	突然死
14	1	男	ファイザー	3回目	2日	突然死
15	15	男	モデルナ	1回目	0日	脳出血

2023年7月28日開催厚生科学審議会

日本集中治療医学会のまとめでは、心筋炎／心不全の発症は7人であった。

コロナワクチンの接種の是非を考えるにあたっては、ワクチン接種による負の側面も考慮する必要があるが、会議ではワクチンの持つ負の側面についてのデータは紹介されていない。

表1‐6‐2には厚労省に報告のあった20歳未満のワクチン接種後の死亡例を示す。11人が接種後3日以内に発症しており、5人の突然死と4人の心筋炎による死亡が含まれている。2023年4月30日までに厚労省から報告のあった2180人のワクチン接種後死亡例のうち、ワクチン接種と死亡との因果関係が認められたのは2人に過ぎないが、心筋心膜炎で死亡した症例11の14歳女児がその一人である。

ワクチン接種後の心筋炎・心膜炎の発症はよく知られており、厚労省の副反応報告には20歳未満の心筋炎・心膜炎発症例は119人が報告されている。以前、

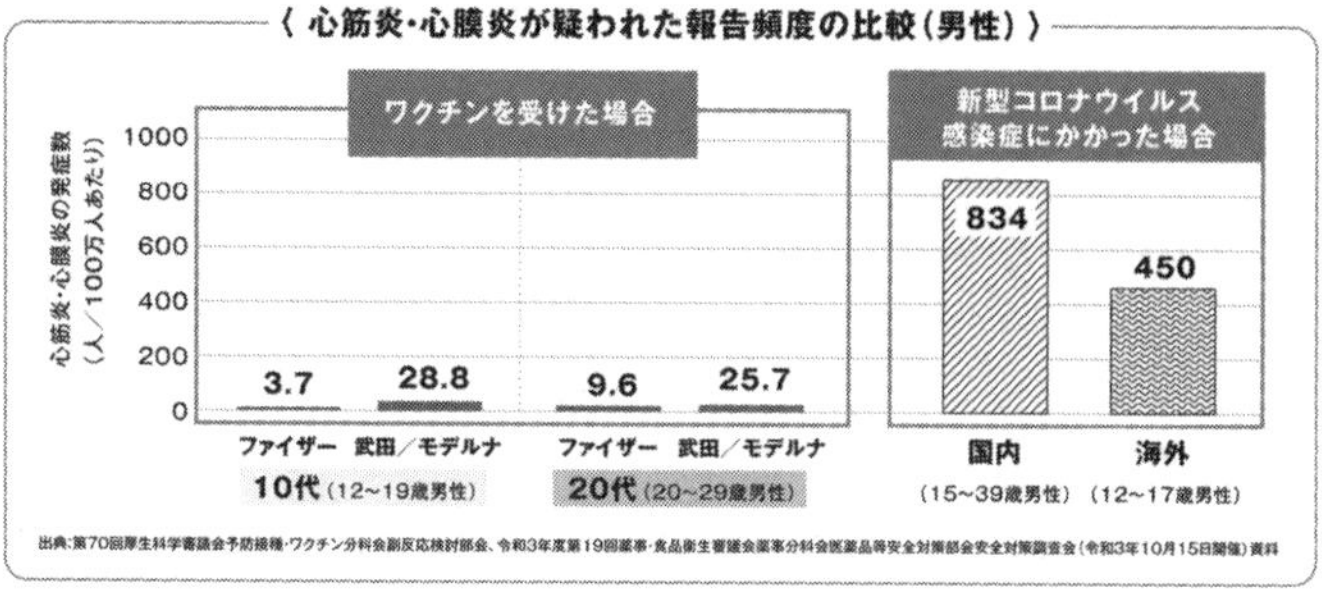

図1-6-2　コロナ感染後とワクチン接種後の心筋炎・心膜炎の発症頻度の比較
2021年10月15日開催第70回厚生科学審議会

厚労省は図１－６－２を使って、ワクチンを接種した場合は、コロナに罹患した場合と比較して心筋炎の発症リスクが低下することを理由にワクチンの接種を推奨していた。しかし、ワクチン接種後のリスクは健康人が主であるのに対して、コロナに罹患した場合のリスクはコロナ入院患者を対象としており、比較の対象が不適切であることを指摘され、この図をホームページから削除した経緯がある。日本小児科学会は、２０２２年９月に発表した「5～17歳の小児に対する新型コロナワクチン接種に対する考え方」という提言の中で「心筋炎・心膜炎の発生報告が稀にあるが、厚労省からの情報提供が充実している」と、この図の参照を推奨している。

最近の北欧からの研究では、この図とは反対に、ワクチン接種後の心筋炎の発症リスクはコロナ感染後と比較して４・９倍あると報告されている。

③小児に対するコロナワクチン接種には発症予防や重症化予防効果があることが知られている。

森岡参考人の発表は、「重症化が防げる可能性があり、接種を希望する小児にその機会を提供する必要がある」とまとめており、具体的な数字には触れられていない。小児科学会が6月に発表した提言では、5〜11歳の小児を対象にした2つの比較試験と15の観察研究を対象にしたメタアナリシスの結果を紹介し、小児へコロナワクチンを推奨する根拠としている。感染予防効果や発症予防効果がメタアナリシスの結果確認されたとしているが、それぞれの研究における観察期間の中央値は7〜90日と短期間である。多くの研究は、ワクチン接種後1〜3ヶ月の短期間に感染や発症予防効果が消失することを報告しており、ワクチン接種を推奨するにあたっては、この点についての考慮が必要であろう。なお、肝腎の重症化や死亡予防効果については触れられていない。日本人小児を対象にした研究が一つも含まれていないことも気になる。

日本小児科学会の一般会員の中には、健康な小児へコロナワクチン接種を推奨する小児科学会の方針に反対する会員も少なからずいると思われる。SNS上では、国民から日本小児科学会や小児科医に不信の念を抱く声が溢れており、このような状況が続けば、わが国の小児医療にとってマイナス要因にもなりかねない。

（2023年8月23日、アゴラに掲載）

7　20歳代はコロナワクチンを打つべきか？

全年齢層を対象にしたXBB対応ワクチンの接種開始が迫っている。日本医師会の釜萢常任理事は

「全ての人に積極的に接種を呼びかける必要はない」との認識を示す一方、「全年齢層において、有効性は直近のエビデンスでもしっかり積み上がっている」と、矛盾する発言を行っている。

コロナによる致死率やワクチンの有効率は、人種差や医療体制が反映されることから、日本人を対象にした研究によるエビデンスが求められる。しかし、日本では、ワクチンの接種回数別の有効率や死亡リスクは、昨年の秋から公開されていない。そこで、現在でも入手可能な、コロナによる死亡者数とワクチン接種後の死亡数を比較することで、ワクチン接種の是非について論じることとした。

コロナによる死亡者数は、厚労省が発表する人口動態調査に報告された数字を用いた。死亡診断書に基づく数字であることから最も信用できると思われる。ワクチン接種後の死亡者数は、厚生科学審議会・予防接種・ワクチン分科会副反応検討部会に提出された資料に記載された数字である。

ワクチン接種後の死亡報告事例は、ワクチン接種後の一定期間に観察された有害事象で、死亡との因果関係が実証されているわけではない。実際、2022年7月28日の時点で、ワクチン接種後の死亡報告事例は2180件に達するが、このうち、検討部会でワクチン接種と因果関係がありとされたのは、2例に過ぎない。99・4％を占める2167件は、情報不足により因果関係は評価できないとされている。

ワクチン接種と死亡との因果関係を立証するにあたっては、以下の3つの条件を満たすことが必要である。

①ワクチン接種と死亡とが、時間的・空間的に密接している。

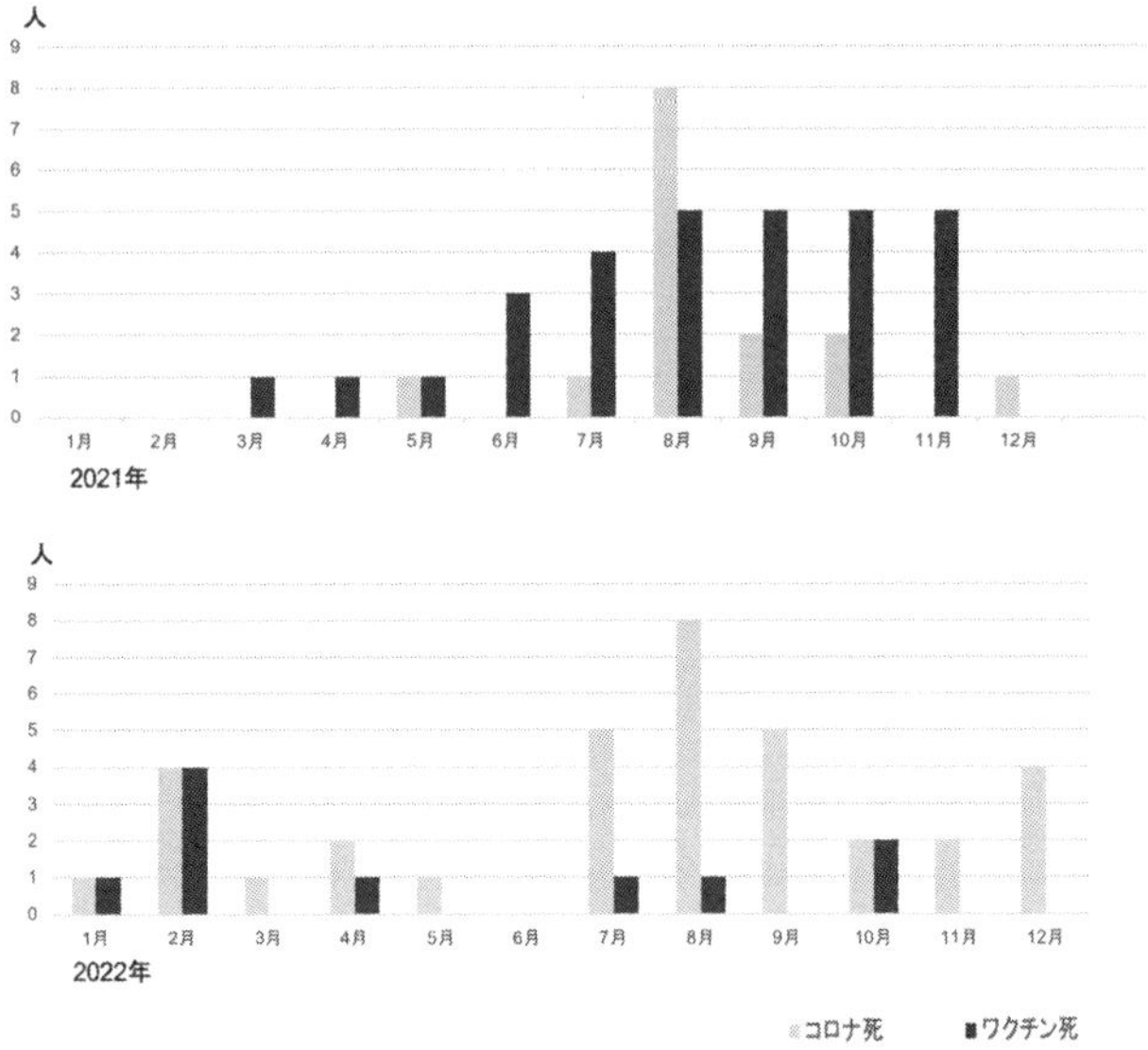

図1-7-1　20歳代におけるコロナ死亡者数とワクチン接種後死亡者数との比較

②他に原因となるものが考えられない。
③死亡の発生メカニズムが、科学的に実証性や妥当性がある。

「ワクチン接種後の死亡報告は漏れなく報告されているか」についても考慮しなければならない。医療機関や製造販売業者は、ワクチン接種後の死亡例は医薬品・医療機器総合機構（PMDA）に報告することが義務付けられているが、実際には報告されていない場合も多い。報告事例のなかには、医療機関や製造販売業者からの報告ではなく、論文に報告されことによって追加された症例も少なからず見られる。これらの制約を考慮した上で、コロナによる死亡者数とワクチン接種後の死亡者数との比較を行った。

20歳代のコロナによる死亡者数は、2021年が15人（男性：13人、女性：2人）、20

22年が35人（男性：22人、女性：13人）であった。一方、ワクチン接種後死亡報告数は2021年が30人（男性：22人、女性：7人、不明：1人）、2022年が10人（男：8人、女：2人）であった。驚いたことに、2021年では、ワクチン接種後の死亡者数はコロナによる死亡者数の2倍に達した（図1-7-1）。

ワクチン接種後の死亡者数が、2022年には2021年の3分の1に減少したのはなぜだろうか。20歳代に限ったワクチンの接種回数は不明であるが、全年齢層では、2021年のワクチンの全接種回数は2億回であり、2022年の1・7億回と比較して大きく変わらない。

コロナワクチンは、ロットによって致死率が異なる。ファイザーワクチンで検討すると、2021年の5月、6月に供給された20ロットの致死率は、0〜0・0024％に分布し、その中央値は0・0011％であった。12ロットの致死率は0・001％以上であった。最も致死率が高いのは2021年4月16日に納入されたEI9096で、納入数は46万2150回分であった。その翌週に納入されたEW1811の納入数が、518万3100回分であることと比較して10分の1以下であるのは、ファイザー社が危険なロットであることを察知して出荷を止めたのかもしれない。2022年に供給された22ロットの致死率は0〜0・0004％に分布し、その中央値は0・0001％と、2021年の5、6月に供給されたロットの1／10以下であった。2022年のワクチン接種後死亡報告が減少したのは、ワクチンの毒性が減少したことが考えられる。

表1-7-1はファイザーワクチン、表1-7-2はモデルナワクチン、表1-7-3はノババックスワ

表1-7-1　ファイザーワクチン接種後の死亡例

症例	年齢	性別	接種回数	接種から発症	死因
1	26	女	1回目	4日	くも膜下出血
2	26	男	1回目	5日	突然死
3	25	男	2回目	4日	自殺
4	28	男	2回目	4日	急性循環不全
5	22	男	2回目	3日	致死性不整脈
6	23	女	1回目	7日	致死性不整脈
7	23	男	2回目	3日	急性循環不全
8	26	男	2回目	3日	突然死
9	27	男	1回目	12日	心筋炎
10	28	男	2回目	3日	突然死
11	29	女	1回目	6日	突然死
12	29	男	2回目	1日	致死性不整脈
13	27	不明	不明	不明	不明
14	28	男	2回目	5日	心臓横紋筋融解症
15	29	男	2回目	2日	致死性不整脈
16	29	女	1回目	不明	心筋炎
17	26	男	1回目	7日	自己免疫性脳炎
18	25	男	2回目	8日	急性循環不全
19	21	男	2回目	11日	原病の悪化
20	29	男	2回目	2日	致死性不整脈
21	26	男	3回目	3日	致死性不整脈
22	20	女	2回目	1日	不明
23	24	女	2回目	14日	不明
24	25	女	2回目	1日	大脳静脈血栓症
25	29	男	2回目	23日	致死性不整脈
26	27	男	4回目	0日	突然死

表1-7-2　モデルナワクチン接種後の死亡例

症例	年齢	性別	接種回数	接種から発症	死因
1	27	女	1回目	0日	急性循環不全
2	27	男	1回目	8日	心筋炎
3	21	男	1回目	8日	白血病
4	24	男	2回目	3日	心筋炎
5	29	男	1回目	27日	腹腔内出血
6	22	男	2回目	14日	致死性不整脈
7	28	男	2回目	2日	突然死
8	22	男	2回目	3日	突然死
9	26	男	2回目	3日	急性循環不全
10	23	女	2回目	0日	脳室内出血
11	29	男	3回目	2日	致死性不整脈
12	24	女	3回目	12日	急性骨髄性白血病
13	29	男	3回目	3日	心筋炎
14	27	男	3回目	1日	肺水腫
15	24	男	2回目	3日	心筋炎
16	23	男	2回目	10日	高サイトカイン血症
17	27	男	1回目	8日	心筋炎

表1-7-3　ノババックスワクチン接種後の死亡例

症例	年齢	性別	接種回数	接種から発症	死因
1	29	男	2回目	1日	突然死

2023年7月28日開催第94回厚生科学審議会予防接種・ワクチン分科会副反応検討部会

クチンの死亡報告を示す。7人の死因が心筋炎であり、致死性不整脈、心不全を加えると死因の半数が循環器系疾患であった。突然死を含めるとさらに頻度が高くなる。また、接種当日に発症した3人を含め、22人が接種後3日以内、30人が7日以内に発症し、直後に死亡している。ワクチン接種後死亡した44人は、副反応検討部会では全例が情報不足で評価できないとされ、ワクチン接種と死亡との因果関係は認められていない。

ワクチン接種後の心筋炎は、10代、20代の男性に多いとされているが、今回心筋炎と診断された7人のうち6人が男性で、全例が接種後2週間以内の発症であった。死因として、致死性不整脈や心不全と報告された14人についても、12人が男性であり、13人が接種後2週間以内に発症しており、心筋炎と同じ傾向を示した。突然死した8人についても、1人を除いて男性であり、全例が1週間後以内に発症した。致死性不整脈や心不全さらに突然死も、心筋炎が引き金になった可能性も考えられる。副反応検討部会では、たとえ、病理診断で心筋炎の診断がついていても、心筋炎の原因としてのウイルス感染を否定できないとして全ての症例において因果関係は認められていない。

最近、米国から心筋炎とワクチン接種との直接的な関係を示唆するバイオマーカーが報告された。ワクチン接種後19日以内に心筋炎を発症した若年者16人のうち、13人（81％）において、血中から遊離スパイクタンパクが検出された。一方、ワクチンを接種するも心筋炎の症状が見られない場合には、遊離スパイクタンパクは検出されなかった。

ワクチン接種によりスパイクタンパクが産生されるが、スパイクタンパクが心臓周皮細胞の機能不全や内皮細胞の炎症を起こすことが知られており、スパイクタンパクが心筋炎の原因になることは十分考えられる。上記のワクチン接種と死亡との因果関係を立証するに必要な3条件を満たすことになる。

今回、報告された心筋炎は、全例が接種後12日以内に発症した若年成人例であり、米国からの報告に従えば、少なくとも80%は、ワクチン接種に起因すると考えられる。

厚労省は図1-6-2（41ページ）を使って、ワクチンを接種した場合は、心筋炎の発症リスクがコロナに罹患した場合と比較して低下することを理由にワクチン接種を推奨していた。しかし、ワクチン接種後の死者は健康人であるのに対して、コロナに罹患した場合のリスクは、コロナ感染による入院患者を対象としており、比較の対象が不適切であることを指摘され、この図をホームページから削除した経緯がある。

日本医師会の釜萢常任理事は、今秋からのXBBワクチン接種を推奨する理由として、「全年齢層において、有効性は直近のエビデンスでもしっかり積み上がっている」と述べている。

しかし、今回の検討で、2021年における20歳代日本人若年成人については、ワクチン接種後の死亡者数は、コロナ感染後の死亡者数の2倍に達することが明らかになった。そもそも、ワクチン接種のリスクとベネフィットを考えるにあたって、接種群と非接種群の死亡者数を比較することなどはあり得ない。健康人を対象とするワクチン接種においては、ワクチン接種による死亡を許容することはできない。

過去を振り返れば、ワクチン接種後の死亡事例の発生を機に、全国のワクチン接種が中断されたことが幾度かある。1975年には3種混合ワクチン接種後に2人の乳児が死亡したことから、ワクチン接種が中断された。筆者は死亡した乳児の治療にあたった病院の小児科に勤務したことがあったので、関係者からこの件について聞く機会があった。死亡した乳児は、基礎疾患があり、ワクチン接種と死亡との因果関係が立証されたわけでもない。過去の日本では、2人の接種後死亡事例が発生したことで、全国のワクチン接種は中断されている。ワクチン接種後の死亡数がコロナ感染による死亡者数を超えても中断されることがない現在と、どちらが望ましい対応であろうか。

（2023年8月28日、アゴラに掲載）

8　30〜40歳代はコロナワクチンを打つべきか？

2023年8月24日、厚労省から、令和8年度までにコロナワクチンの有効性や安全性を研究するためのデータベースを整備できるように準備を進めていることが発表された。わが国でコロナワクチンの接種が開始されて2年半が経過し、これまでの総接種回数は4億回に達している。それにもかかわらず、3年後を目指してワクチンの有効性や安全性を評価するデータベースの構築を図るというのだ。

3年後と言わず、一刻も早くコロナワクチンの有効性や安全性をすでにあるデータで検証する必要

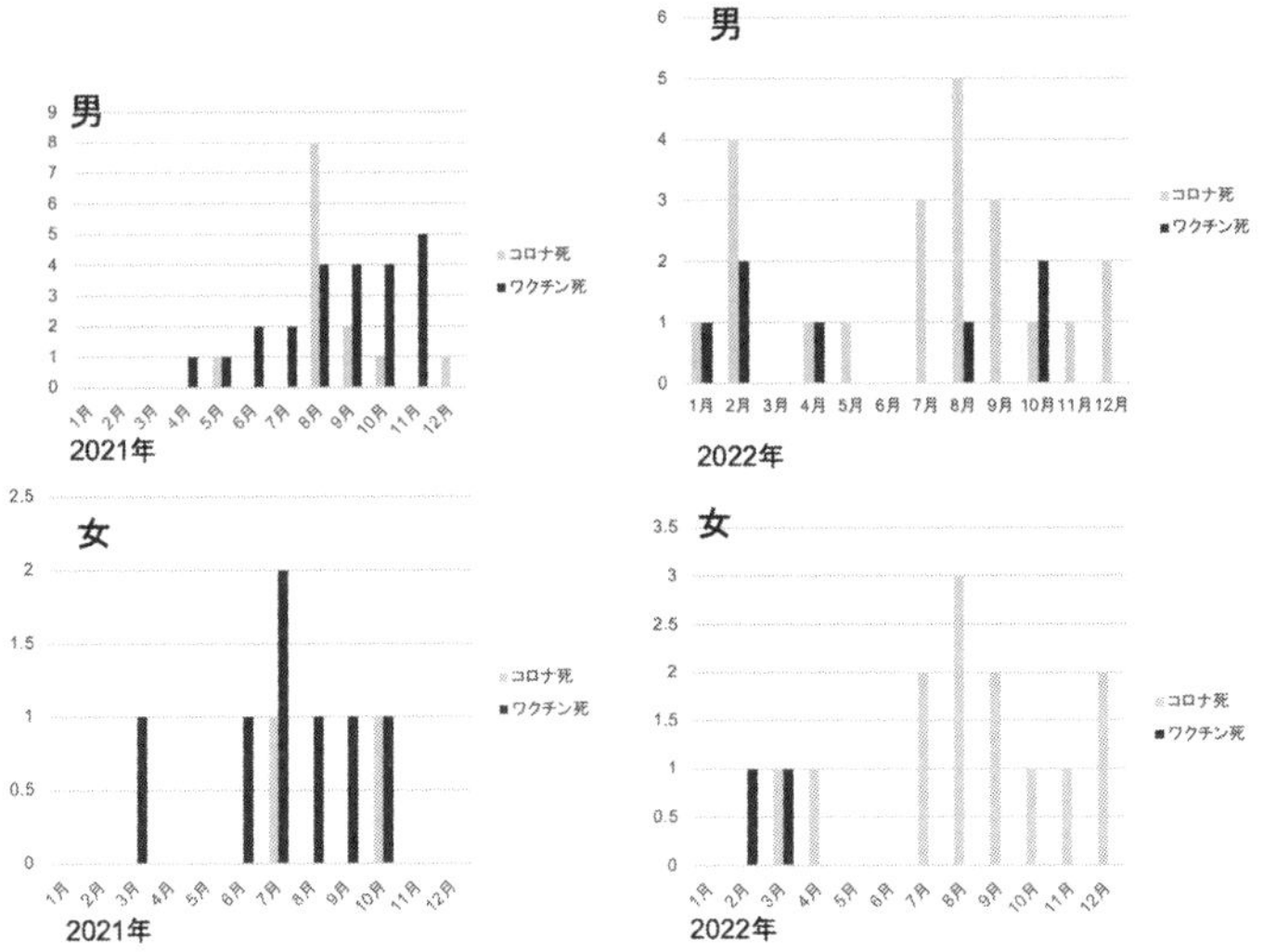

図1-8-1　20歳代若年成人におけるコロナ感染後とワクチン接種後の死亡数の比較

がある。現在入手できるデータでワクチン接種後の死亡数とコロナによる死亡数を比較できれば、３年後のデータベースの構築まで待つ必要はないだろう。コロナ感染による死亡数よりも、ワクチン接種後の死亡数が多ければ誰もワクチンを打たないだろう。

コロナによる死亡数は、５月９日までは厚労省が速報として公表していたが、５類への移行にともない、日々の公表はされなくなった。人口動態に記載されたコロナ死亡数は、２ヶ月後にはなるが死亡診断書に基づく数字であることから、速報値よりも信頼性が高い。

ワクチン接種後の死亡者数は、厚生科学審議会・予防接種・ワクチン分科会副反応検討部会に提出された資料に記載された数字に頼るほかはない。ワクチン接種後の死亡報告事例は、ワクチン接種後の一定期間に観察された有害事象で、死亡との因果関係が実証されているわけではない。実際、２０２３年7月28日の時点で、ワクチン接種後の死亡報告事例は２１８０件に達するが、このうち、検討部会で、ワクチン接種と因果関係があるとされたのは2件に過ぎない。99・４％を占める２１６７件は情報不足により因果関係は評価できないとしてγ判定とされている。さらに、「ワクチン接種後の死亡例が漏れなく報告されているか」という問題もある。

以上のような制約はあるものの、現状で入手可能なデータとして人口動態に基づくコロナ死亡数と厚生科学審議会の資料に記載されたワクチン接種後の死亡数の比較を、20歳から49歳の若年成人について試みた。

図1―8―1には20歳から29歳における男女別のコロナによる死亡数とワクチン接種後死亡数との比較を示す。２０２１年は、男性ではワクチン死が23人、コロナ死が13人と、ワクチンによる死亡がコロナによる死亡を上回った。女性においても、ワクチン死が7人であったが、コロナによる死亡はわずか2人であった。２０２２年は、男性ではコロナ死が22人、ワクチン死が7人、女性においてもコロナ死が13人、ワクチン死が2人であった。

図1―8―2には、同様に30歳から39歳における男女別のコロナによる死亡数とワクチン接種後死亡数との比較を示す。２０２１年は、男性ではコロナ死が48人、ワクチン死が29人であった。女性では、コロナ死が15人、ワクチン死は4人であった。２０２２年は、男性ではコロナ死が58人、ワクチン死が5人、女性では、コロナ死が27人、ワクチン死が2人であった。

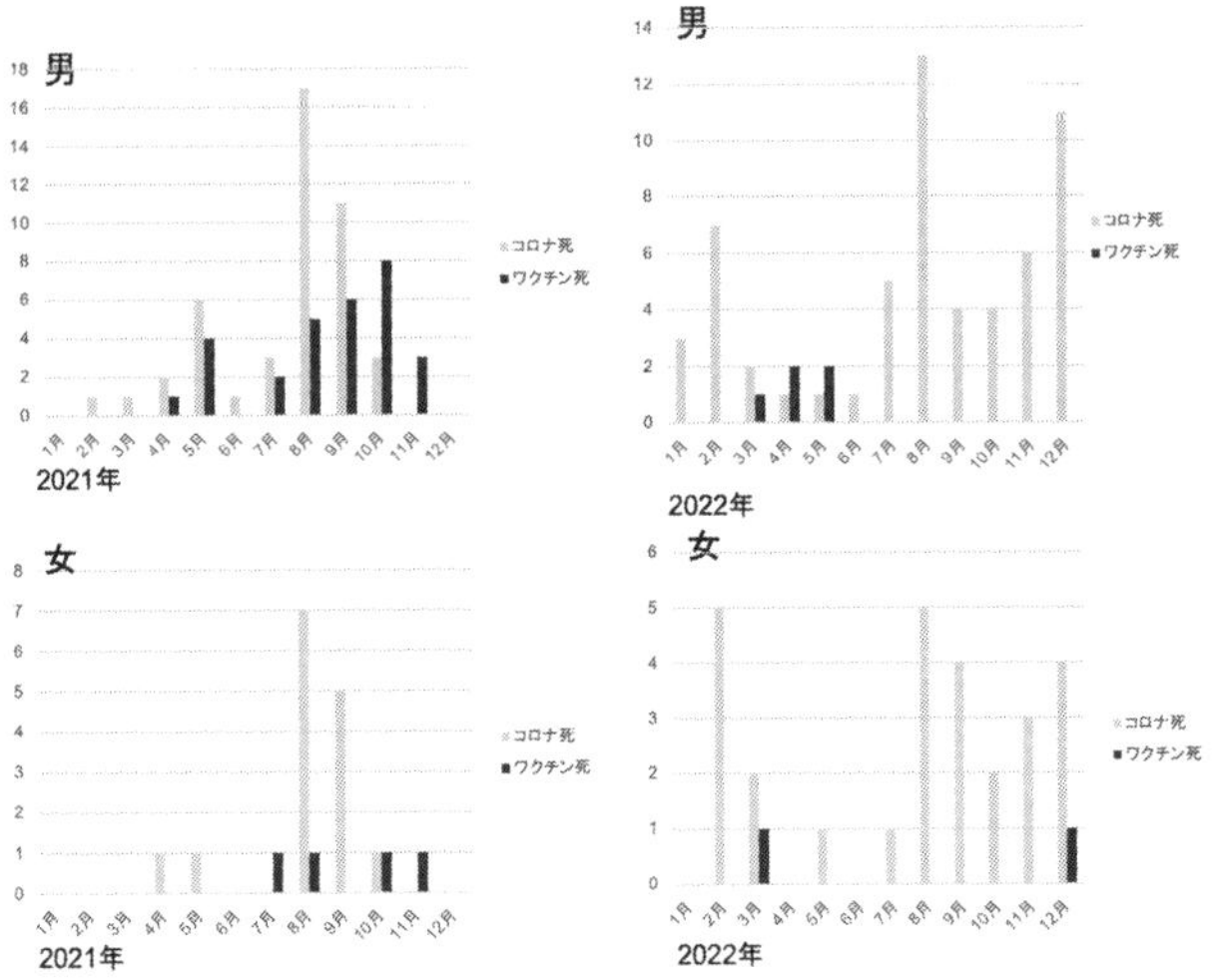

図1-8-2　30歳代若年成人におけるコロナ感染後とワクチン接種後の死亡数の比較

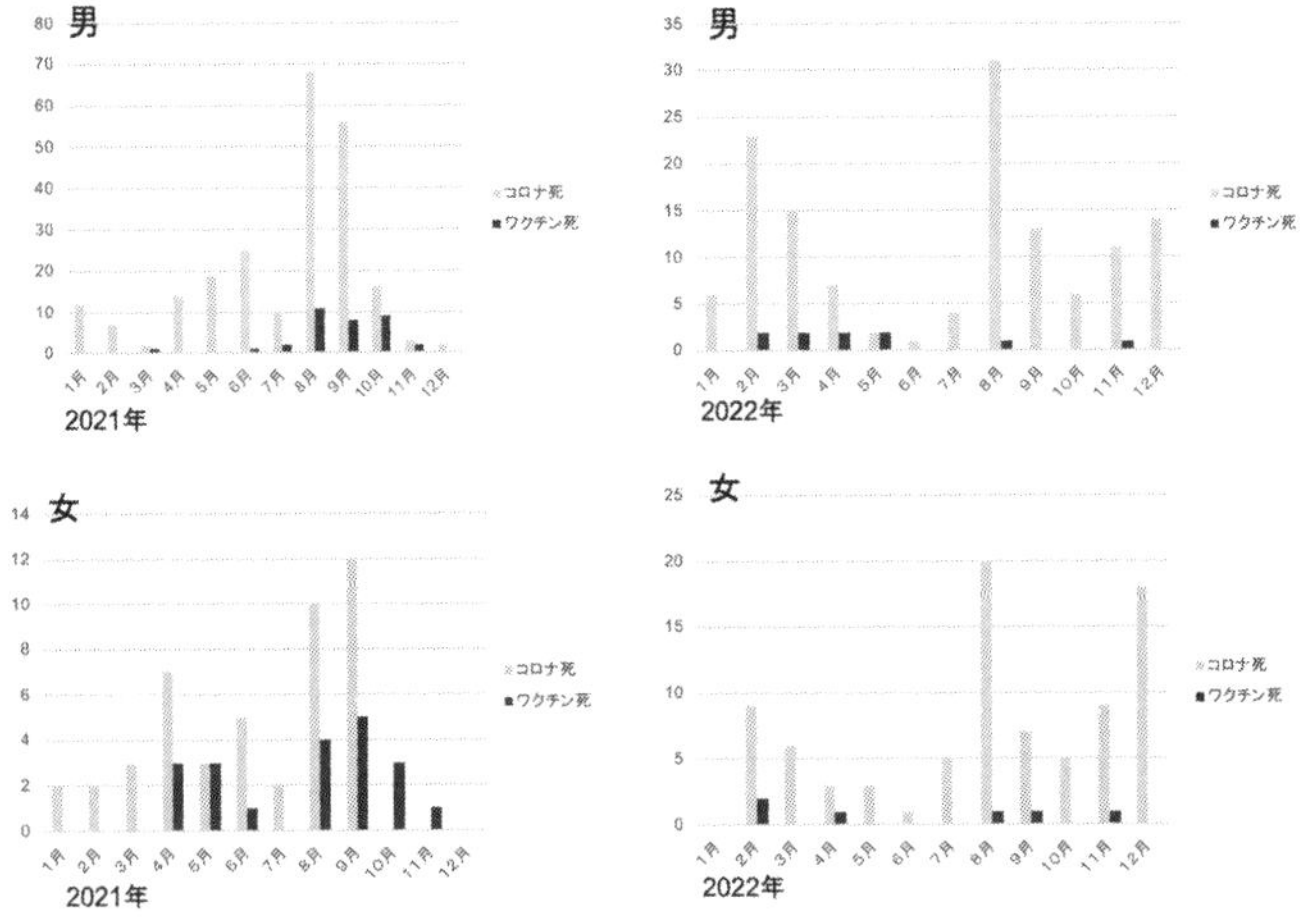

図1-8-3　40歳代若年成人におけるコロナ感染後とワクチン接種後の死亡数の比較

図1―8―3には、40歳から49歳における男女別のコロナによる死亡数とワクチン接種後死亡数との比較を示す。2021年は、男性ではコロナ死が234人、ワクチン死が34人、女性では、コロナ死が46人、ワクチン死は20人であった。2022年は、男性ではコロナ死が133人、ワクチン死が10人、女性では、コロナ死が86人、ワクチン死が6人であった。

コロナ死、ワクチン死ともに男性が女性に比べて多いが、とりわけワクチン死は、20歳代では男性は女性の3・3倍、30代では5・7倍であった。ワクチン接種後死亡の全てがワクチンに起因するわけでもなく、偶発的死亡も多いと考えられる。しかし、2021年の20歳代、30歳代の全死亡数では、男性は女性の1・9倍、1・7倍であった。ワクチン死でみられる男女間の差は、偶発的死亡では説明がつかない。

コロナワクチン接種後の心筋炎・心膜炎は20歳代、30歳代の男性に多いことが知られている。20歳代では心筋炎と診断された6人のうち5人が男性であった。致死性不整脈と報告された10人についても、9人が男性であった。30歳代でも心筋炎と診断された11人と致死性不整脈と診断された5人の全例が男性であり、顕著な男女差がみられた。若年成人のワクチン接種後死亡数は男性が女性と比べて多い理由として、この年代に心筋炎・心膜炎による死亡が多いことによると考えられる。

さらに注目すべき所見は、ワクチン接種後死亡事例が2021年と比較して2022年は著減したことである。2021年の20歳代におけるワクチン接種後死亡事例が30人であったが、2022年には9人に減少、30歳代においても33人から7人、40代においても54人が16人に減少した。

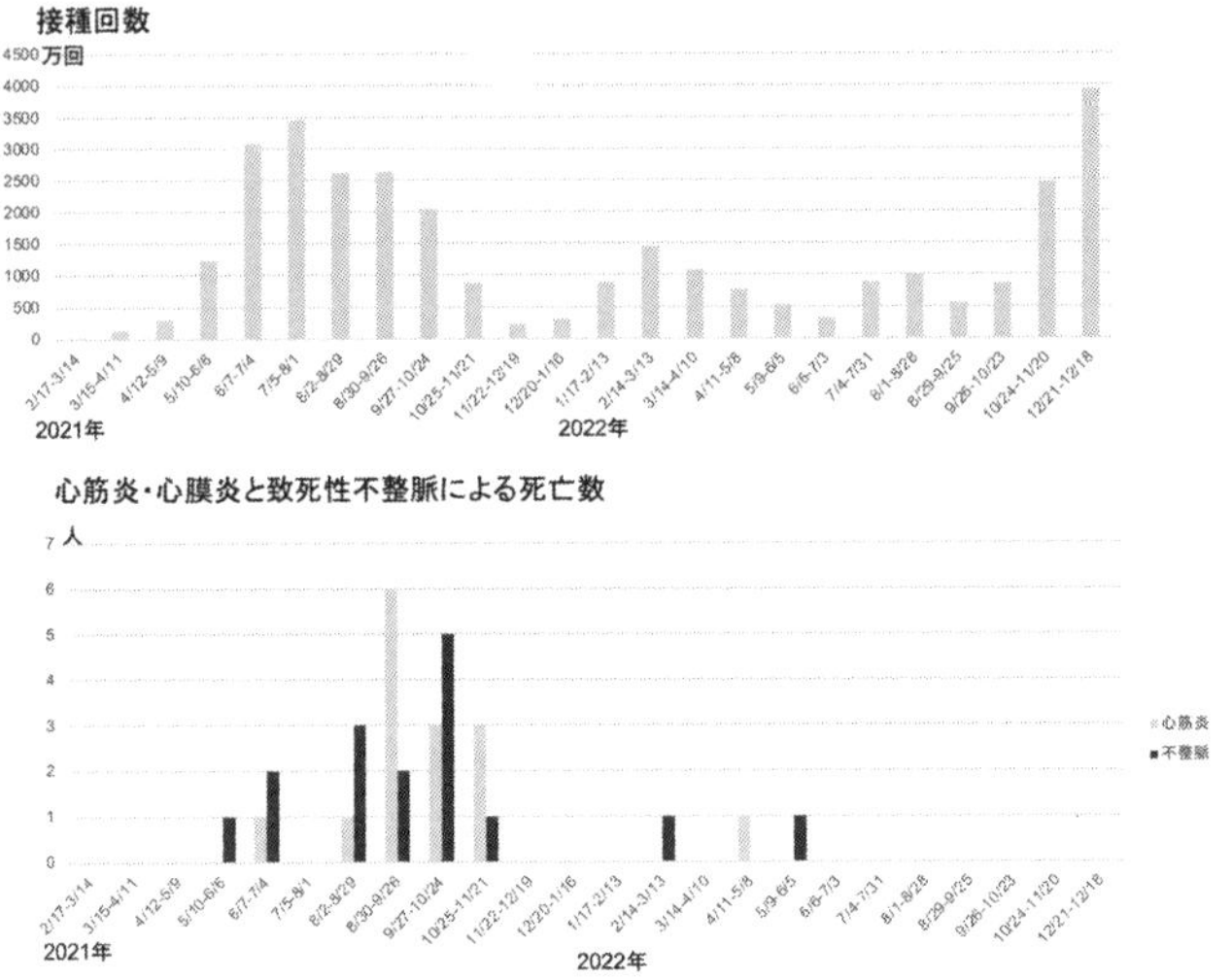

図1-8-4　ファイザーワクチンの月別接種回数と、心筋炎・心膜炎と致死性不整脈による死亡例の発生

図１―８―４には、ファイザーワクチンの月別接種回数と、心筋炎・心膜炎と致死性不整脈による死亡例の発生との関係を示す。２０２１年の総接種回数が１億７千万回、２０２２年は１億６千万回と変わらないのに、心筋炎・心膜炎の発生は２０２１年が14例に対し２０２２年は１例、致死性不整脈の発生も２０２１年が14例に対して２０２２年は２例と著減した。

コロナワクチンは、ロットによって重篤な副反応や死亡報告の頻度に差が見られることは、45ページで前述したとおりだ。２０２２年の致死的な心筋炎・心膜炎や不整脈の発生が減少したのは、ワクチンの毒性が減少したことが考えられる。また、ワクチン接種後の心筋炎・心膜炎の発生は、２回接種後に多く、ブースター接種後には少ないことも関連あるかもしれない。
致死性不整脈による死亡の男女比やワクチン接種からの発症時期は心筋炎・心膜炎による死亡と一致しており、さらに月別発生数の分布も両者は類似している。心筋炎が致死的不整脈を引き起こすことから、今回、死因として致死的不整脈と報告された症例も心筋炎に罹患していたかもしれない。さらに、心筋炎が心不全や突然死の原因となることも知られている。

2年間に発生した若年成人のワクチン接種後死亡例は149人に達し、そのうち上記の心筋炎・心膜炎、致死性不整脈、心不全、突然死の総計は79人で半数を占める。その意味でも、若年成人におけるワクチン接種後の死因における心筋炎・心膜炎の重要性は看過できない。

2021年と2022年の2年間に若年成人におけるワクチン接種後心筋炎の死亡報告は30人であるが、うち18人が剖検されている。剖検所見により病理医が心筋炎・心膜炎と診断したにもかかわらず、厚生科学審議会の副反応検討部会では、情報不足で因果関係が評価できないとしてすべてγ判定とされている。

判定委員のコメントを記す。

ワクチン接種3日後に劇症型心筋炎を発症し死亡した症例で、剖検で左心室に広範な心筋炎の所見を認めている。心筋炎の診断は確定しているが、ウイルス感染に起因する心筋炎の可能性もあり、ワクチンとの因果関係は肯定も否定もできないと考えた。

心筋炎であることは認めるが、心筋炎はウイルス感染で起こることもあるので、ワクチンが原因とは確定できないという主張である。普通、心筋炎の原因となる上気道炎や胃腸炎のようなウイルス感染症に罹患していれば、ワクチン接種は受けないであろう。また、心筋炎の発症は、多くの場合はワクチン接種後3～4日以内である。このようにわずかなタイミングで、心筋炎の原因となるようなウイルス感染症に罹患するものだろうか。

最近、米国から心筋炎とワクチン接種との直接的な関係を示唆するバイオマーカーが報告された。ワクチン接種後19日以内に心筋炎を発症した若年者16人のうち、13人（81％）において、血中から遊離スパイクタンパクが検出された。一方、ワクチンを接種するも心筋炎の症状が見られない場合には、遊離スパイクタンパクは検出されなかった。ワクチン接種によりスパイクタンパクが産生されるが、スパイクタンパクが心臓周皮細胞の機能不全や内皮細胞の炎症を起こすことが知られており、スパイクタンパクが心筋炎の原因になることは十分考えられる。今回、報告された30人の心筋炎・心膜炎による死亡例は、2人を除いて接種後2週間以内に発症した若年成人であり、米国からの報告に従えば、その80％はワクチンに起因すると考えられる。

厚労省の発表では、今後3年かけて、コロナワクチンの有効性や安全性を研究するためのデータベースを整備するとのことであるが、その最大の目的は、ワクチン接種を継続すべきかの判断根拠を得ることにあると考える。今回の検討で、20歳代においては、２０２１年には、コロナ感染による死亡よりもワクチン接種後死亡数の方が多かったことが判明した。それでも、ワクチン接種を継続していることを考えると、ワクチン接種を中止する基準を前もって決めておくことが必要と思われる。

（２０２３年９月２日、アゴラに掲載）

９　ＸＢＢ対応ワクチンはコロナ変異株のエリスやピロラにも有効か？

２０２３年９月20日から６ヶ月以上の乳幼児を含めて、初回接種を完了したすべての年齢層を対象にコロナワクチンの７回目接種が始まった。流行株がBA.５からＸＢＢに変異したことから、接種するワクチンは、これまでのオミクロン対応２価ワクチンから、XBB.1.5 遺伝情報をもとに作成したＸＢＢ対応ワクチンへ変更された。新聞報道によれば、愛知県岡崎市の集団接種会場へは、初日に３４０人が訪れ、10月15日までの予約枠は半数ほどが埋まっているようである。

図１−９−１に示すように、２０２３年５月８日から６回目ワクチンの接種を開始したにもかかわらず、コロナの感染者数は激増している。ＸＢＢに対してはオミクロン対応２価ワクチンでは感染予防効果が得られないことは明らかである。

実際、モデルナオミクロン対応２価ワクチンで得られる中和抗体価は、武漢株に対しては、９９６１倍、BA.４／BA.５変異株に対しては３３５５倍あるのに、XBB.1.5 変異株に対しては２９８倍に過ぎない（図１−９−２）。政府が、流行株に対応したワクチンへの変更を意図したことは理解できる。

それでは、流行株に対応したワクチンを選択すれば、期待通りの効果は得られるだろうか。オミク

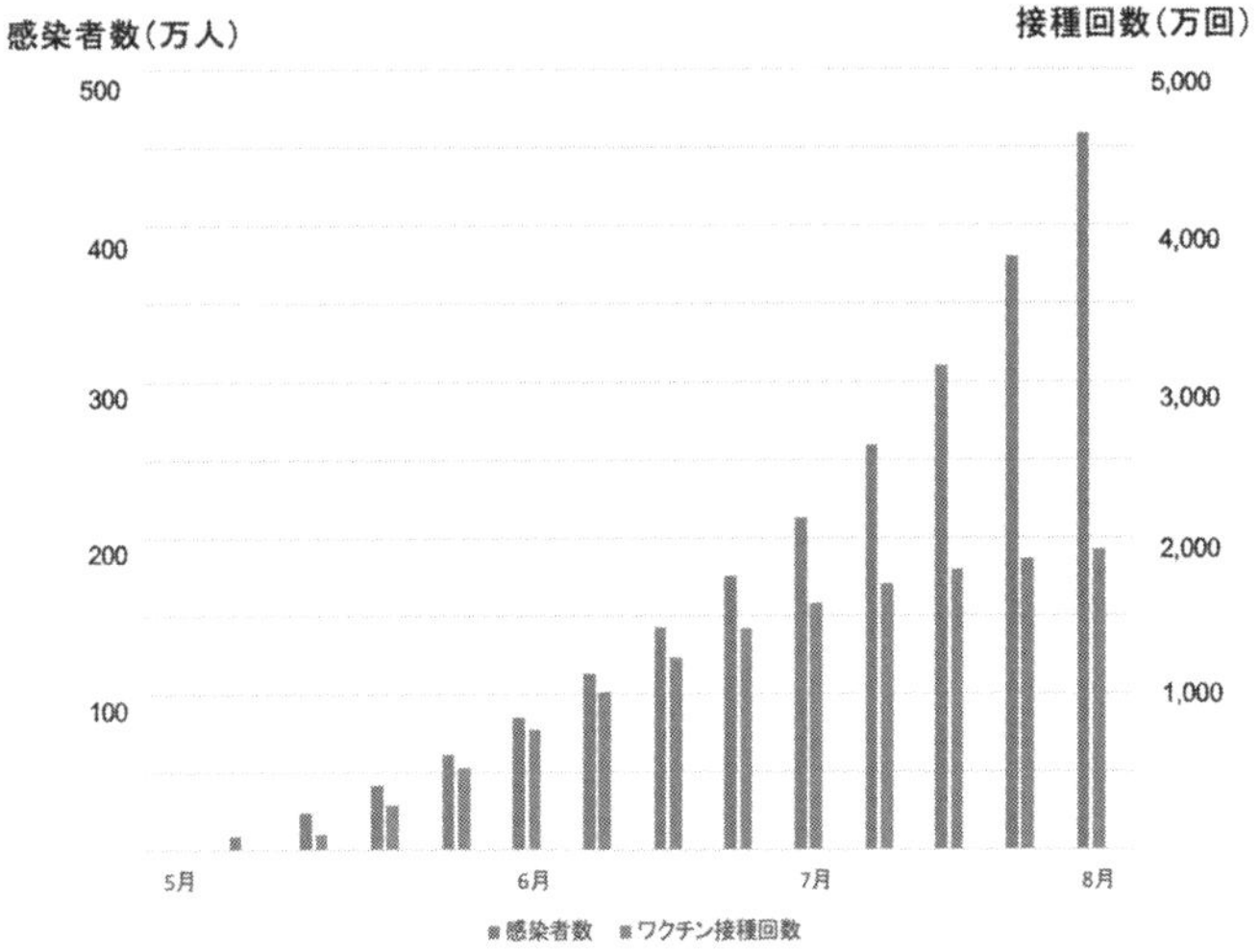

図1-9-1　６回目ワクチンの接種回数と新規感染者数

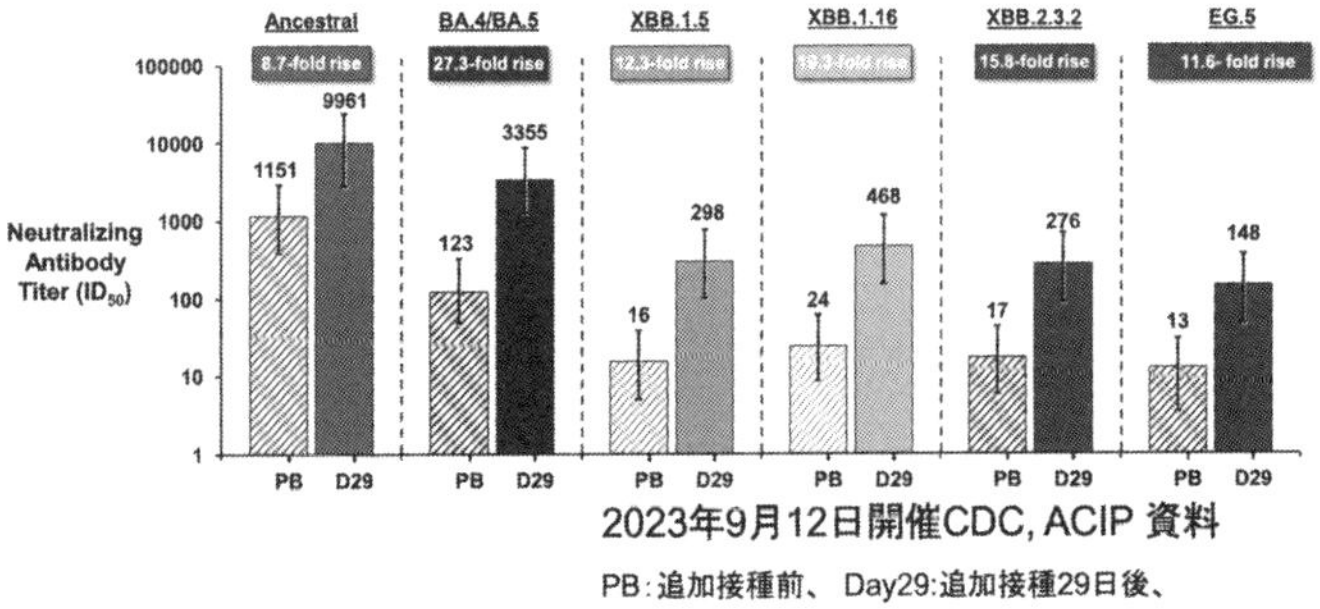

図1-9-2　モデルナオミクロン対応２価ワクチンによる各種変異株に対する中和抗体価

ロンやXBB対応コロナワクチンの承認は中和抗体価でもって判断されたが、ワクチンの効果は抗体価のみでなく細胞性免疫など複合的なものである。図1−9−3は第8波における感染者数とワクチン接種回数を示す。第8波の主流株はBA.5であったが、この時期、BA.5の遺伝情報をもとに作成したオミクロン対応ワクチンを接種したにもかかわらず、感染は拡大した。流行株に対応したワクチンを選択すれば、感染がコントロールできるとも言い切れない。最近発表された基礎研究によると、ワクチンを3回以上追加接種すると、オミクロン株に対する免疫能が特異的に抑制され、かえって、感染しやすくなるようである。

米国でも、日本に遅れて9月11日に、XBB対応ワクチンの使用が承認された。しかし、米国ではすでに、XBB.1.5の流行株に占める割合は3・1%にまで減少し、主流はEG.5（エリス）となっている。さらに、新たにBA.2から派生したBA.2・86（ピロラ）も出現した。

日本でも、9月15日の発表では、エリスが流行株の40%を占め、ピロラも検出されている。XBB対応ワクチンも、既に型落ちワクチンになってしまった。感染症の専門家は、テレビのインタビューに答えて、エリスはXBBから派生した変異株なので、XBB対応ワクチンの効果が期待できるというが、どのようなデータに基づいた見解なのだろうか。

9月12日に開催された米国CDCのAdvisory Committee on Immunization Practices（ACIP）で、ファイザーとモデルナからXBB対応ワクチンのエリス、ピオラに対する中和抗体価が発表された。ファイザーの発表はマウスによる動物実験のデータのみなので、ここではモデルナの発表を紹介

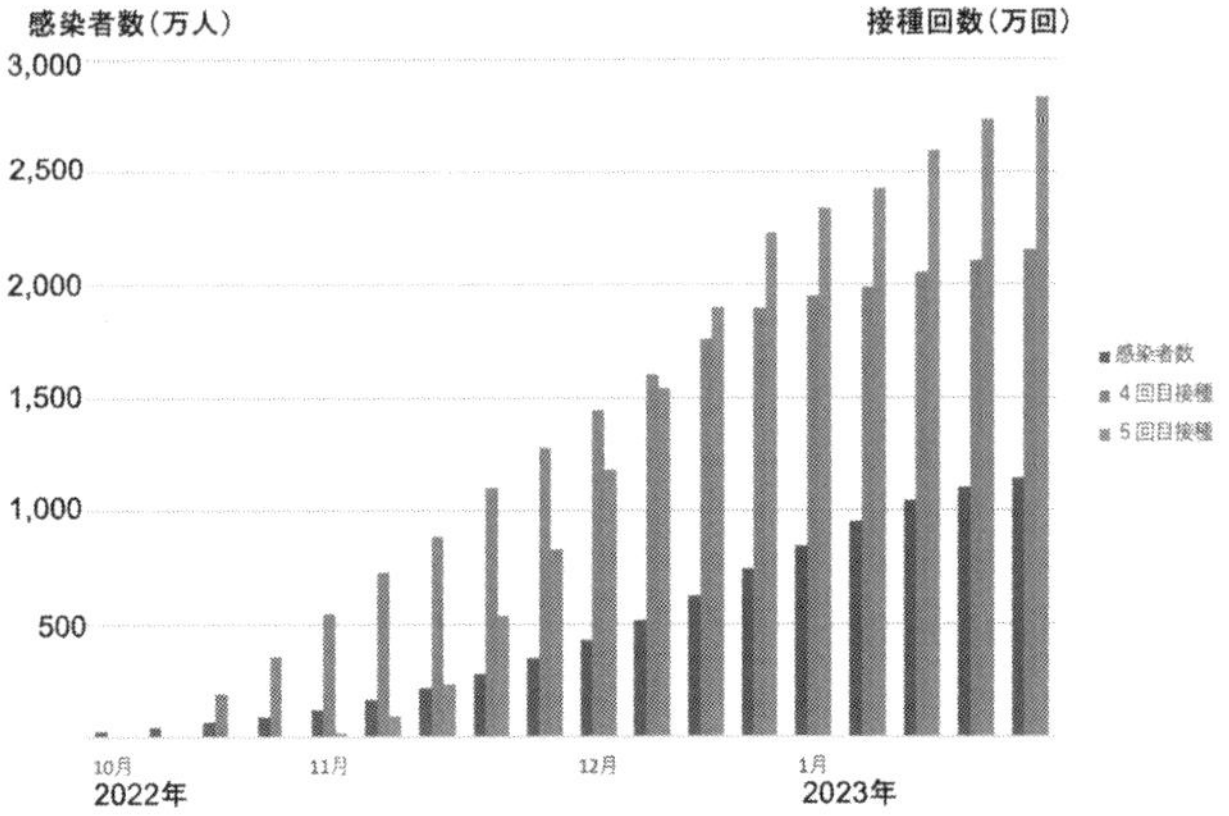

図1-9-3　第８波における感染者数とワクチンの接種回数

する。モデルナからも、感染予防効果や重症化予防効果など、ヒトに対する有効性を検討した結果は報告されていない。

図１−９−４には、50μgのモデルナＸＢＢ対応ワクチン接種29日後の各変異株に対する中和抗体価を示す。ワクチン接種後、XBB.1.5、XBB.1.16に対する中和抗体価は２７１１倍、３６９４倍に増加した。エリス、ピロラに対する中和抗体価もＸＢＢと比較して劣るものの１０４２倍、１０７７倍に増加した。感染症の専門家が、エリスはＸＢＢから派生した変異株なのでＸＢＢ対応ワクチンでも効果が期待できると主張するのは、このデータに基づいたものと思われる。

しかし、第８波においては、３０００倍以上の中和抗体価が得られたオミクロン対応ワクチンをもってしてもBA.５の感染拡大が見られたことを考えると、ＸＢＢ対応ワクチンがエリスに効果があることを示すには、ヒトを対象にした臨床データの発表があるまで待つ必要があるであろう。

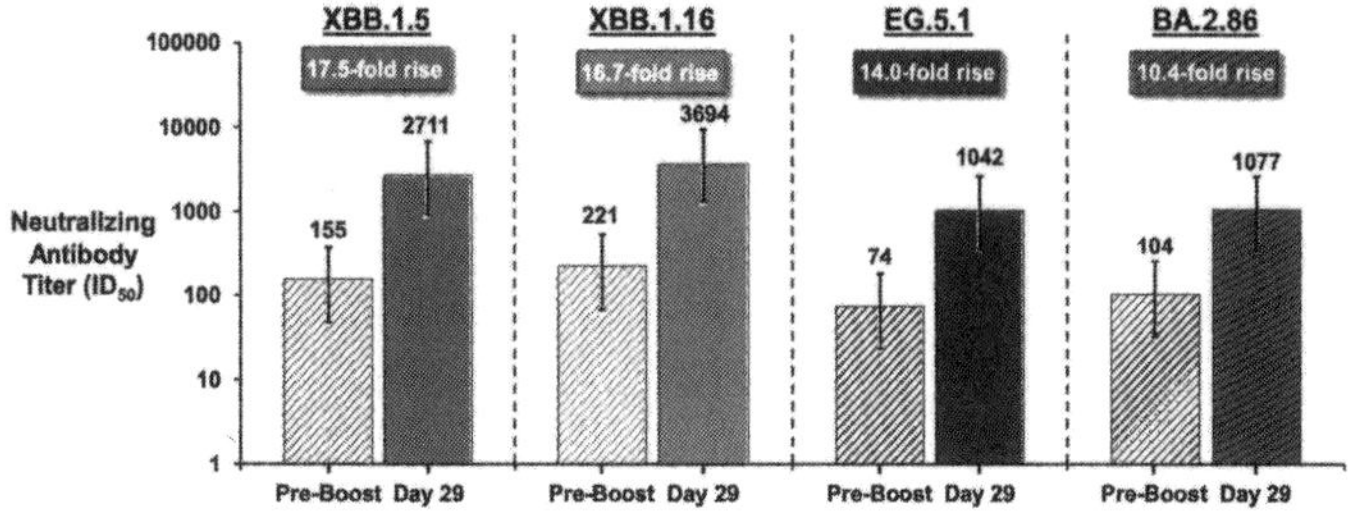

2023 年 9 月 12 日開催 CDC、ACIP 資料

図1-9-4　モデルナ　オミクロン対応２価ワクチンによる各種変異株に対する中和抗体価

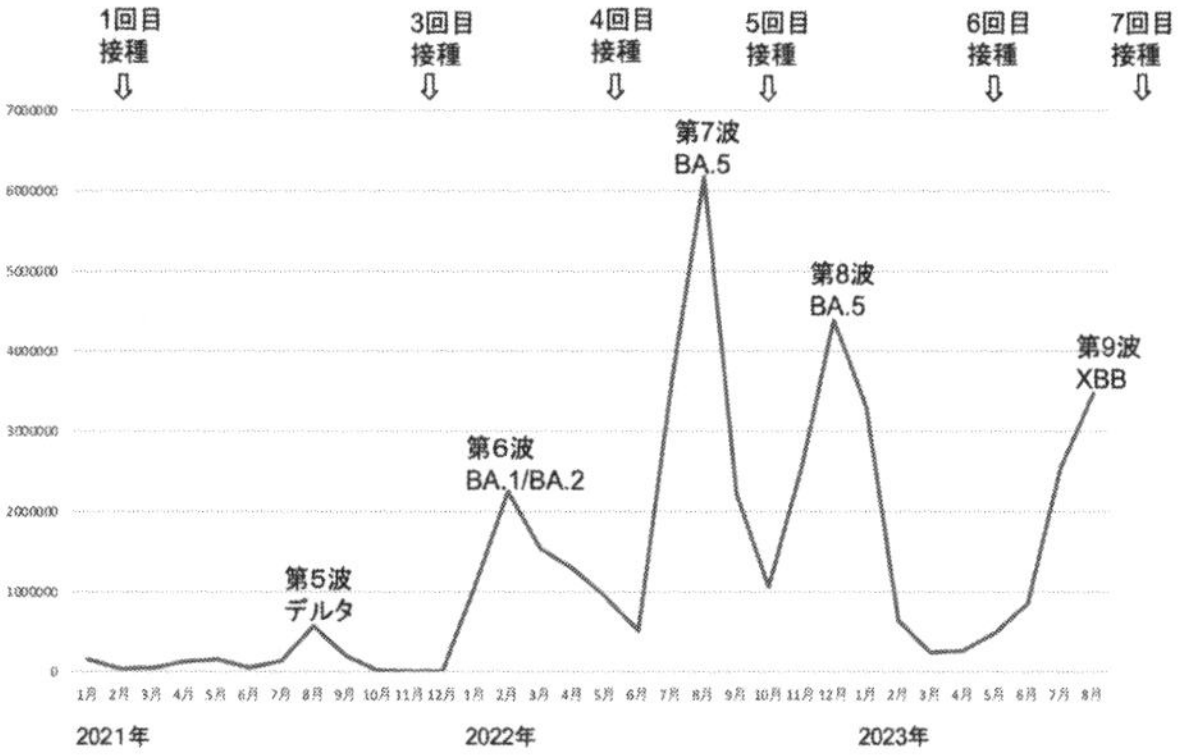

図1-9-5　ワクチン接種の開始時期とコロナの流行

図1－9－5には、わが国におけるワクチン接種とコロナ流行との関係を示す。これまでは、非流行期に追加接種を開始すると、決まって2ヶ月後に流行のピークが見られ、それから2ヶ月ほどかけて収束に向かった。一方、昨年の夏以降、多くの国ではワクチンの追加接種は行われておらず、コロナの流行も見られていない。

今回は、5月8日から6回目接種が始まったが、いまだにピークは見えてこない。これまでは、非流行期にワクチンの接種が開始されており、今回のようにコロナの流行期に追加接種が開始されるのは初めてで、今後どのような経過をたどるのか予想できない。

7回目ワクチン接種の判断は個人に任されているが、ワクチンの有効性以上に副反応の情報が重要である。副反応についても、十分な情報が公開されているとは言い難い。メディアはワクチンのメリットだけでなく、デメリットに関しても公正な情報を伝えるべきである。

（2023年9月23日、アゴラに掲載）

10　日本はコロナによる死亡を他の国と比較して抑制できたのか？

現在、コロナの感染者数も減少傾向で、第9波も収束する兆しが見えてきたなかで、新型コロナウイルス感染症対策分科会が廃止となり、尾身会長も退任となった。この機会に、日本のこれまでのコロナ対策に対して様々な意見が聞かれる。なかでも、他の国と比較して、コロナによる死亡数を抑制できたと評価する意見がある。果たして、日本はコロナに対して上手く立ち回ったのだろうか。

Worldometer によれば、2023年10月12日現在、全世界では692万5329人のコロナによる死亡が報告されている。図1-10-1には各国の累積死亡数を示すが、日本は7万4694人で225カ国中20番目である。

もちろん、総死亡数は人口によるので、図1-10-2には、人口100万人あたりのコロナによる死亡数を示す。欧米や南米諸国と比較して、アジアやアフリカ諸国は圧倒的にコロナによる死亡数は少ない。日本もアジア諸国の一員として例外ではない。

日本や韓国において、コロナと診断されずに亡くなっているケースが多いとは思われないが、アフリカの発展途上国ではコロナと診断されていないケースが多く、そのためにコロナ死亡数が少ないことも考えられる。しかし、コロナの流行が始まってから現在までのアフリカ諸国の超過死亡は、欧米と比較して多いわけでもない。

図1-10-3は、流行開始時から現在までのコロナによる死亡数の推移を示す。米国、英国、イスラエルでは、2020年に大きなピークが見られ、最大の死亡数が記録されている。ベトナムでは、デルタ株が流行した2021年の8月までは死亡者は見られず、8月と12月にピークが見られたが、それ以降は再び死亡数0が続いている。韓国でも、2021年末までは死亡数は抑えられていた。2022年の3月にオミクロン株によるピークが見られたが、それ以降は比較的抑えられている。

日本もベトナムや韓国と同様に、2021年末までは比較的死亡数は抑えられていた。しかし、2

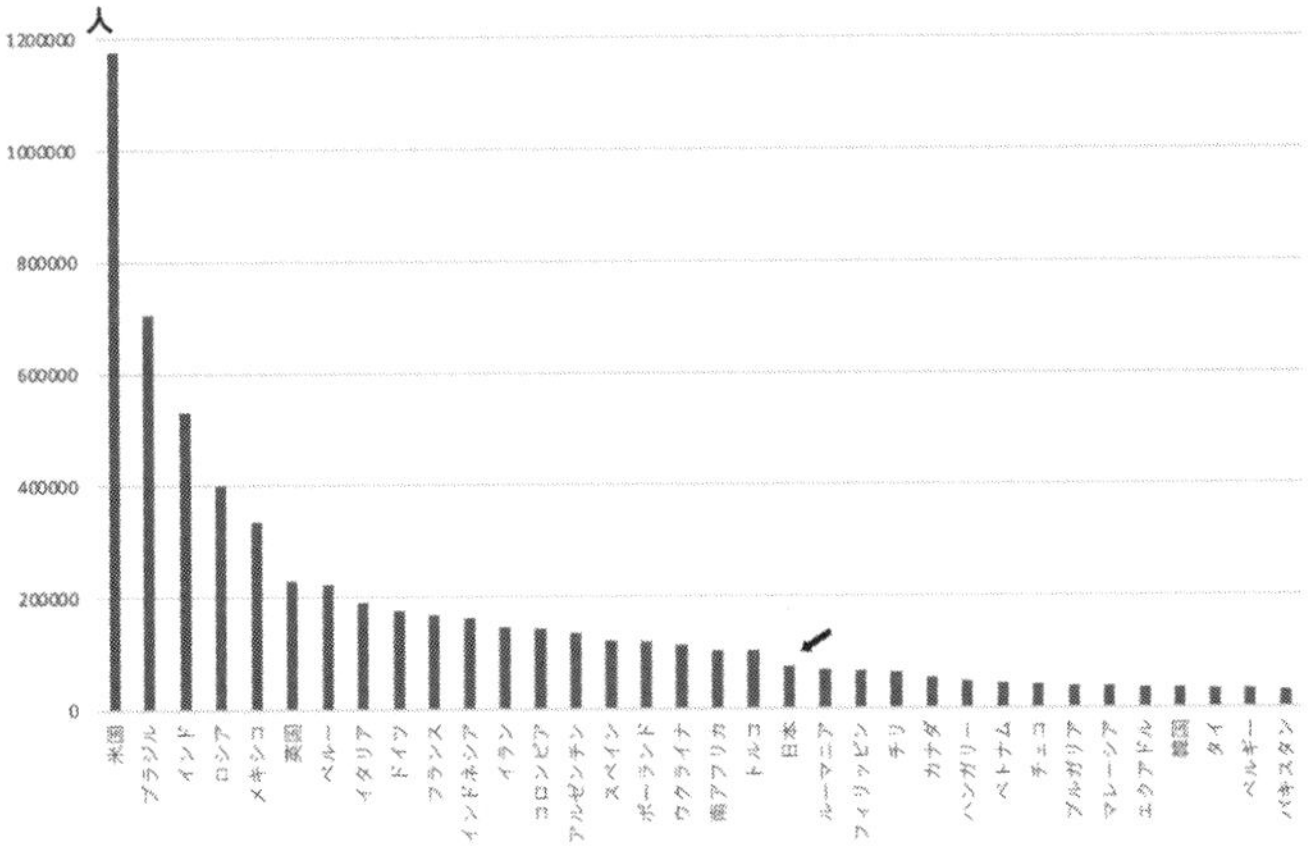

図1-10-1　世界各国における新型コロナ感染症による累積死亡数

Worldometer

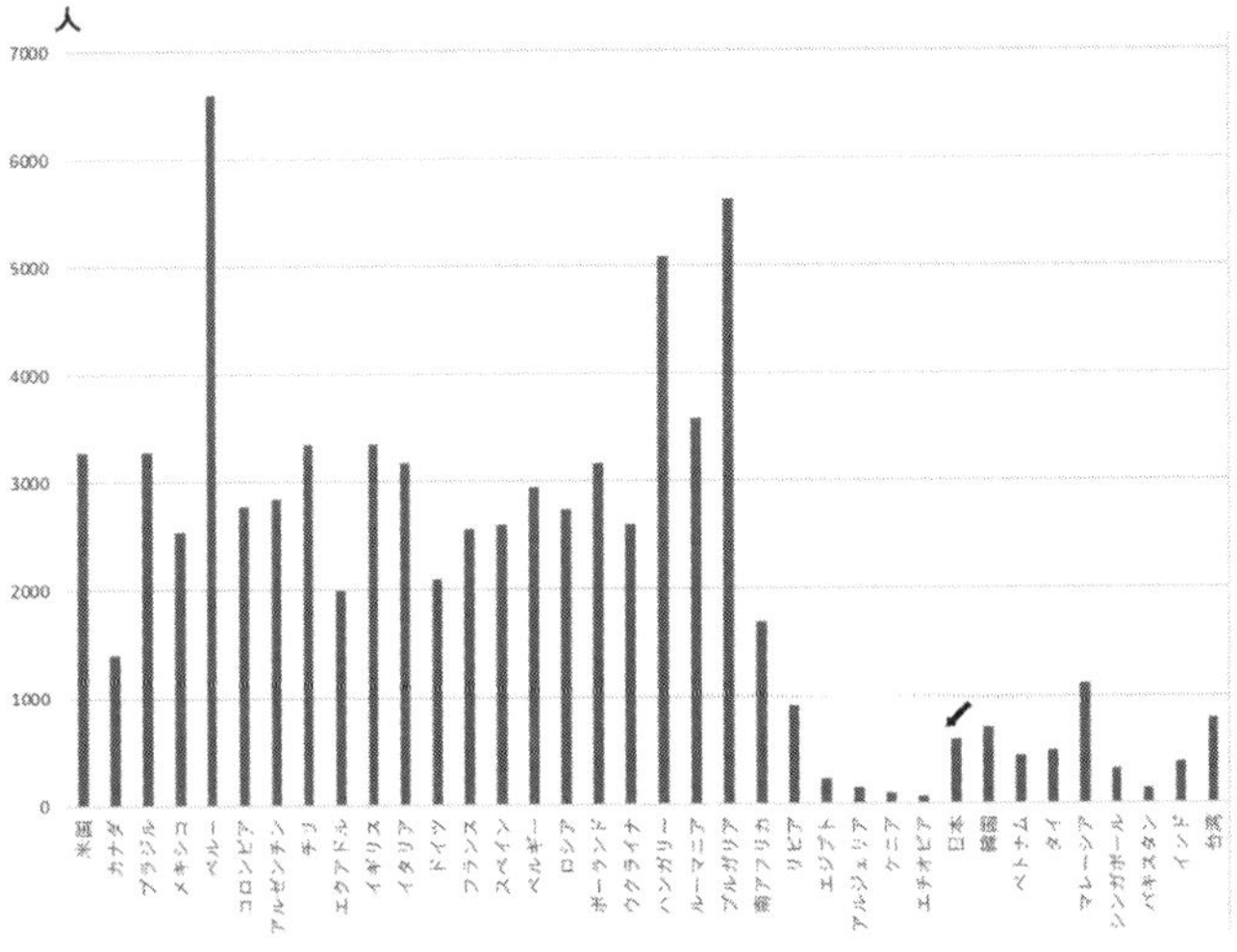

図1-10-2　人口100万人あたりの新型コロナ感染症による死亡数

Worldometer

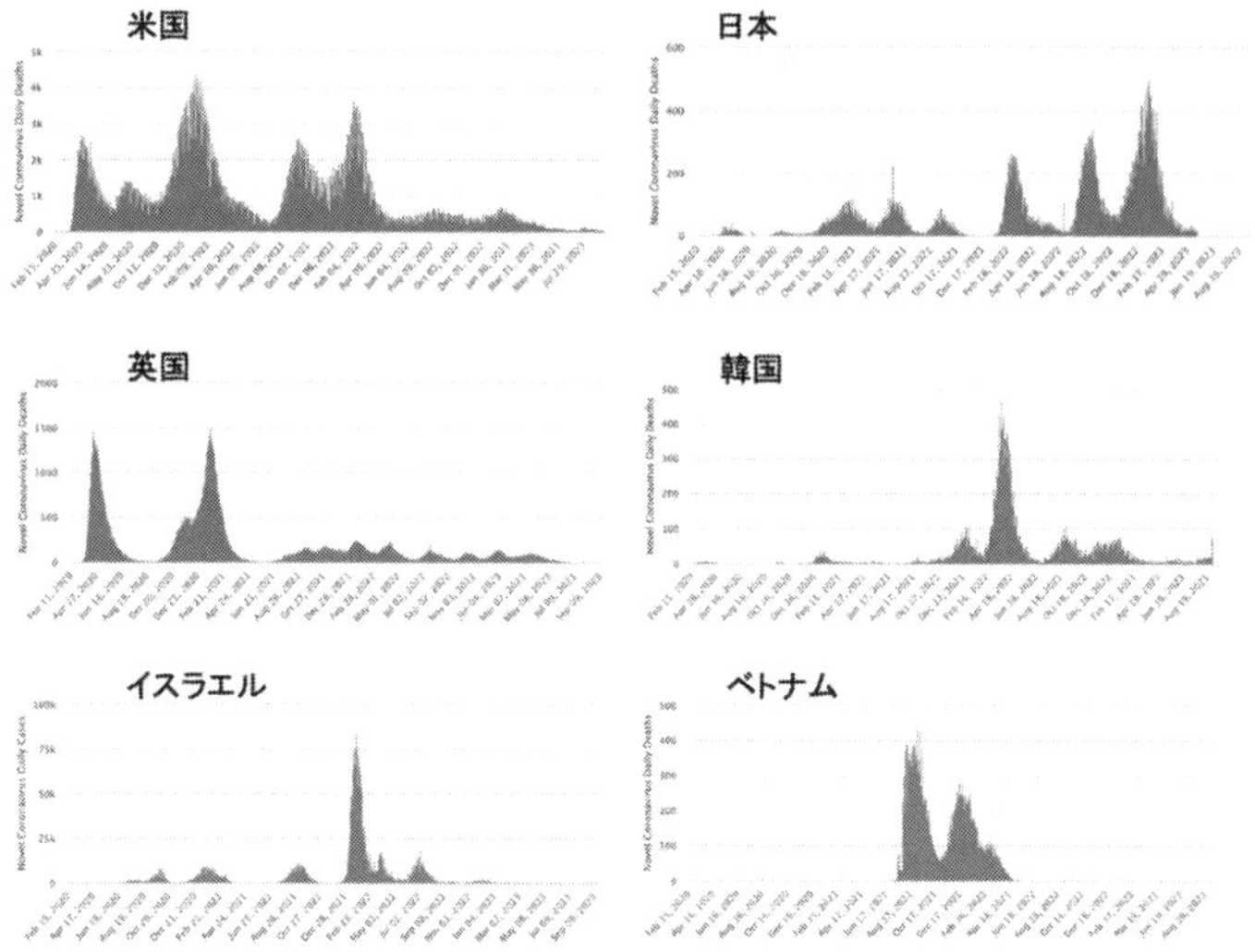

図1-10-3　各国の新型コロナ感染症による死亡数の推移
Worldometer

０２２年に入ると、２月、８月、12月にオミクロン株による死亡数のピークがみられ、しかも、ピークを迎える毎に死亡数は増えている。他の国が、２０２２年の４月以降は死亡数のピークは見られていないのに、日本のみ死亡数のピークが観察されている。

図１―10―４は、上記６カ国の人口１００万人あたりのコロナによる死亡数の変遷を同時に図示したものである。アジアの３カ国は、欧米と比較して、流行初期には圧倒的に死亡者数が少なかったのが、コロナワクチンの接種が始まったにもかかわらず、２０２１年の中盤以降は、欧米と同様に死亡者が見られるようになった。とりわけ日本は、２０２２年の８月以降は世界でも最多のコロナによる死亡数が記録されている。

ワクチン接種が始まる前はコロナによる死

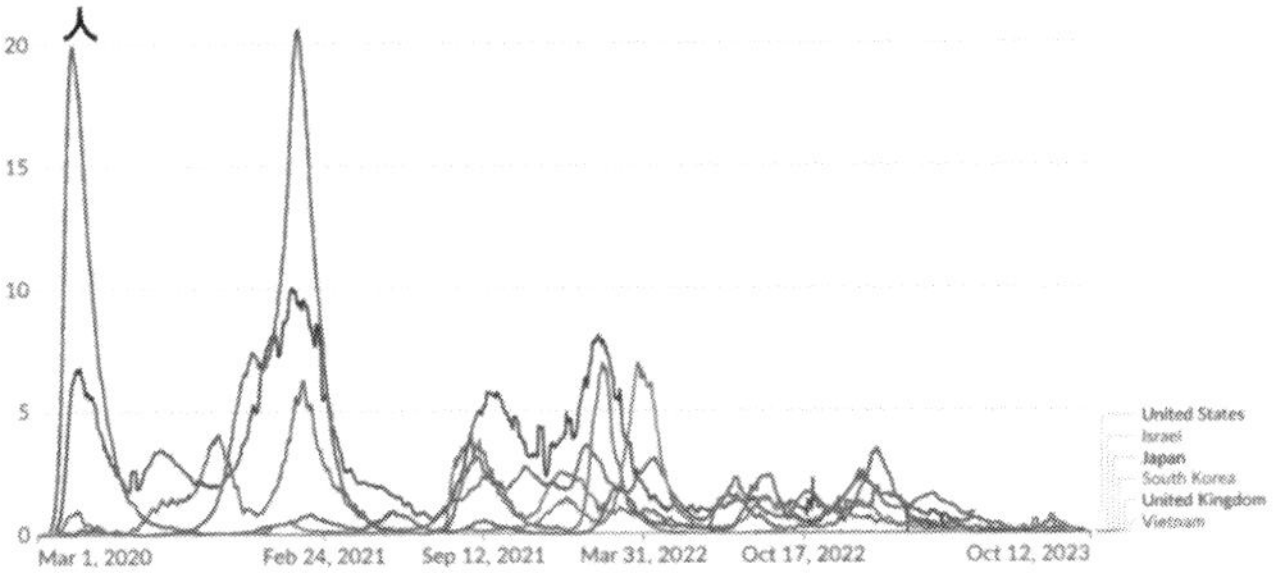

年月日	米国	英国	イスラエル	日本	韓国	ベトナム
2020/4/15	6.22	19.91	0.82	0.04	0.07	0
2021/1/24	9.56	20.57	5.53	0.66	0.28	0
2021/9/20	5.68	2.29	2.30	0.37	0.13	2.30
2022/2/20	7.88	2.94	5.61	0.40	0.44	0.89
2022/3/29	2.08	2.45	0.82	0.77	6.68	0.58
2022/9/3	1.36	0.44	0.44	2.37	1.45	0.01
2023/1/18	1.86	1.61	0.41	3.39	0.74	0

↙ 1回目接種
↙ 3回目接種
↙ 5回目接種

図1-10-4　人口100万人あたりの新型コロナ感染症による死亡数の推移

Our World in Data

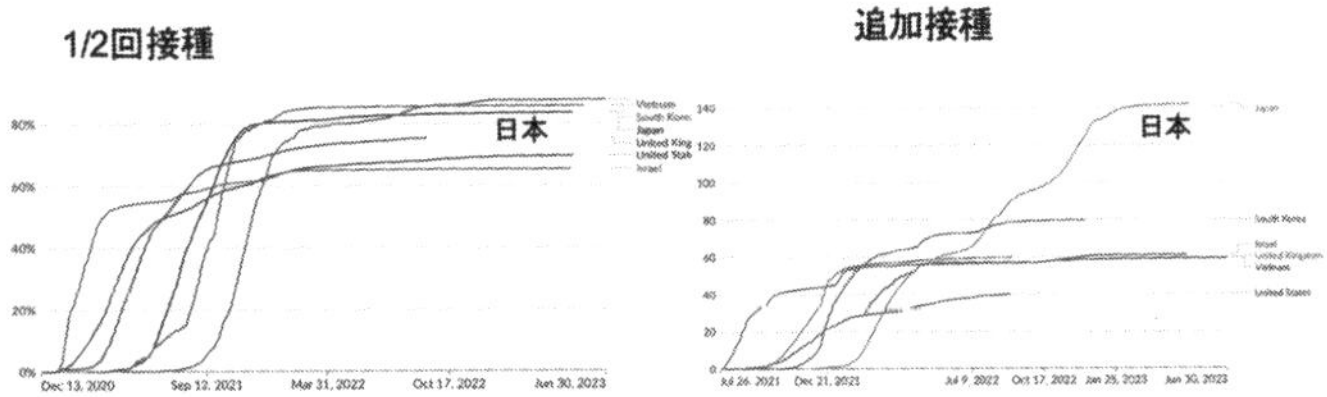

図1-10-5　コロナワクチンの接種状況

Our World in Data

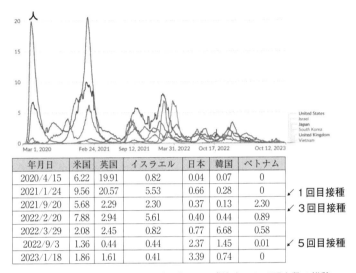

亡数が抑えられていたにもかかわらず、ワクチン接種が普及した2021年以降に死亡数が増加したことから、6カ国のワクチン接種状況を検討した。図1―10―5にはワクチンの接種状況を示す。アジアの3カ国は、開始時期は遅れたものの、1回目、2回目の接種率は最終的には欧米を凌ぎ、国民の80%以上が接種済みである。なかでも、日本の追加接種回数は、ダントツで他の国の2倍以上である。

コロナによる累積死亡数が少ないことを理由に、日本のコロナ対策を自画自賛する意見もあるが、累積死亡数が少ないのは、アジア諸国に共通して、流行初期には欧米と比較して死亡数が少なかったことによる。アジア諸国では過去に類似のウイルスへの感染者が多く、交差免疫を持っていた可能性が高い。ワクチン接種を含めて、コロナ対策が本格化した2021年の夏以降になると、アジア諸国の優位も揺らいでいる。ワクチンを頻回接種すると、免疫能が低下することが知られている。日本のコロナ対策はワクチン接種の推進一本槍であるが、その結果、世界で最多のコロナによる死亡が見られるようになったことを考えると、わが国のコロナ対策を自画自賛することはとてもできないであろう。

9月20日から7回目のXBB対応ワクチンの接種が始まったが、専門家はいまだに「重症化予防のためにワクチンを接種しましょう」とワクチン接種を推奨している。追加ワクチンの接種率がダントツの日本が、世界でもコロナによる死亡数が最も多い現実をどのように説明するのだろうか。

（2023年10月17日、アゴラに掲載）

11 「ワクチンを打てば打つほどコロナに感染する」というのはデマ情報か？

1ヶ月ほど前の新聞記事である。

三重県議会がユーチューブに投稿した廣耕太郎県会議員による一般質問の動画が、ユーチューブ側から削除されていたことがわかった。動画にはコロナワクチンに関する廣議員の発言が収録されており、議会事務局の問い合わせに対して、ユーチューブ側からは、誤った医療情報に関するポリシーに違反しているとの返信があった。動画が削除された理由は、「学識者の意見として、欧米ではワクチンを打った方が余計に感染すると言われている」と発言したことによるとのことであった。

筆者はこれまで、ワクチンを打つほどコロナに感染しやすくなることを、海外の臨床データや基礎研究の論文でもって主張してきた。わが国にも、この主張を裏付けるデータが存在する。

図1-9-1（58ページ）には、2023年5月8日から始まった6回目ワクチンの接種回数と新規コロナ感染者数の推移を示す。コロナ感染者数はワクチンの接種回数に連動しており、まさにワクチンを打てば打つほど感染者数は増えている。

図1-11-1には、同時期における世界8カ国の人口10万人あたりの新規コロナ患者数の推移を示す。日本以外の国はWorldometerから新規患者数を拾うことができるが、日本の新規患者数はモデルナのウェブサイトに公開されている新規コロナ患者数の推定値を用いた。5月初旬では、ニュージーラ

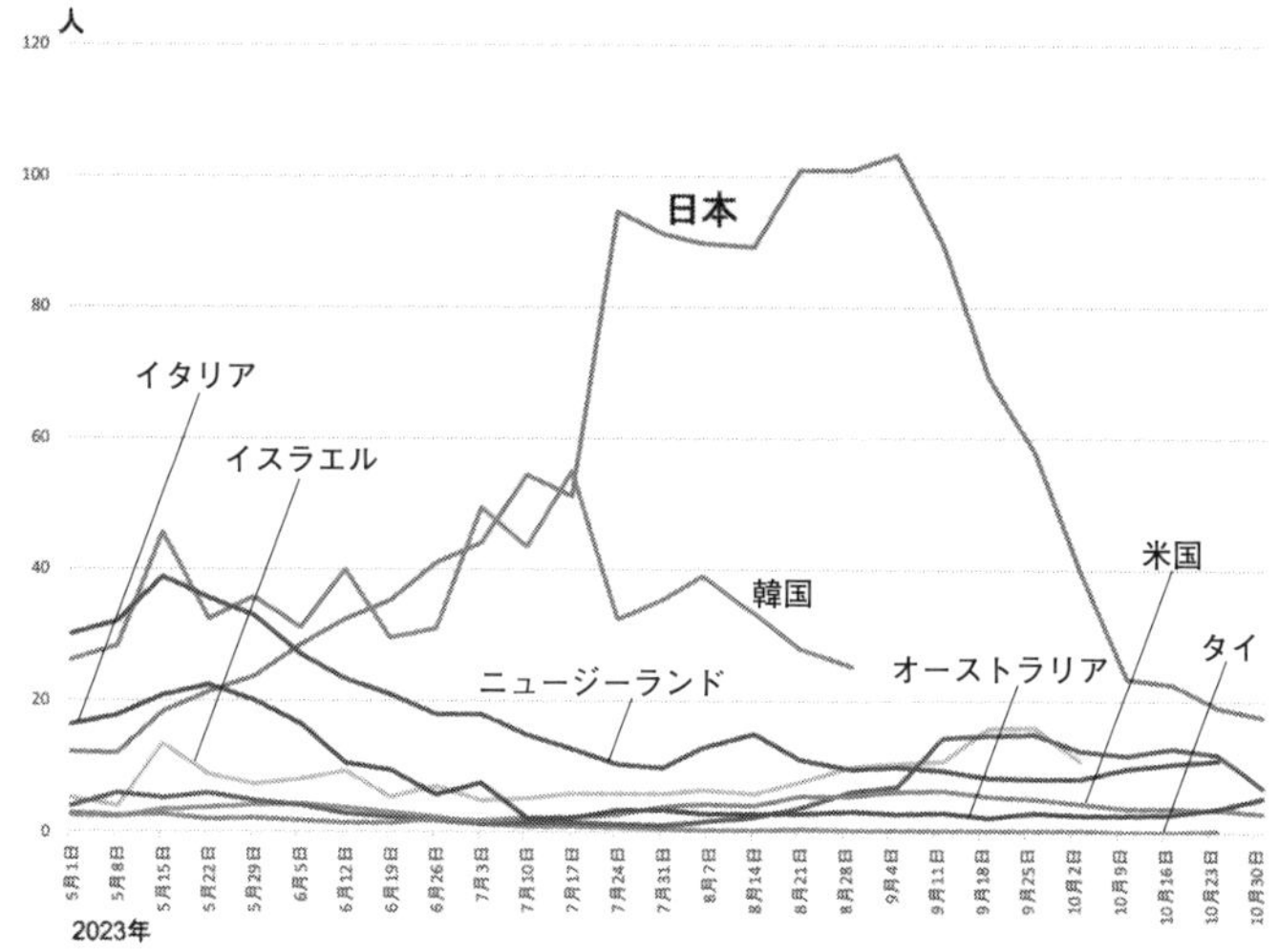

図1-11-1　2023年5月1日以降の各国における人口10万人あたりの新規コロナ患者数の推移

出典：Worldometer

ンド、韓国、オーストラリアについで日本の新規感染者数は4位であったが、その後6回目ワクチン接種を開始した日本のみが増加し、7月中旬以降は、ダントツの1位となっている。ピークであった9月初旬の日本の感染者数は100人を超えており、2位のイスラエルの実に10倍である。

図1-11-2には、8カ国のワクチン追加接種回数を示すが、日本以外の国は昨年の夏以降、ほとんど接種は進んでおらず、日本の接種回数が突出している。この図には示されていないが、日本は、これ以降に6回目として2千万回接種済みであり、さらに7回目接種も始まっている。これらのデータをもってして、ユーチューブ側は「ワクチンを打った方が余計に感染する」可能性をどうして否定することができるのであろうか？

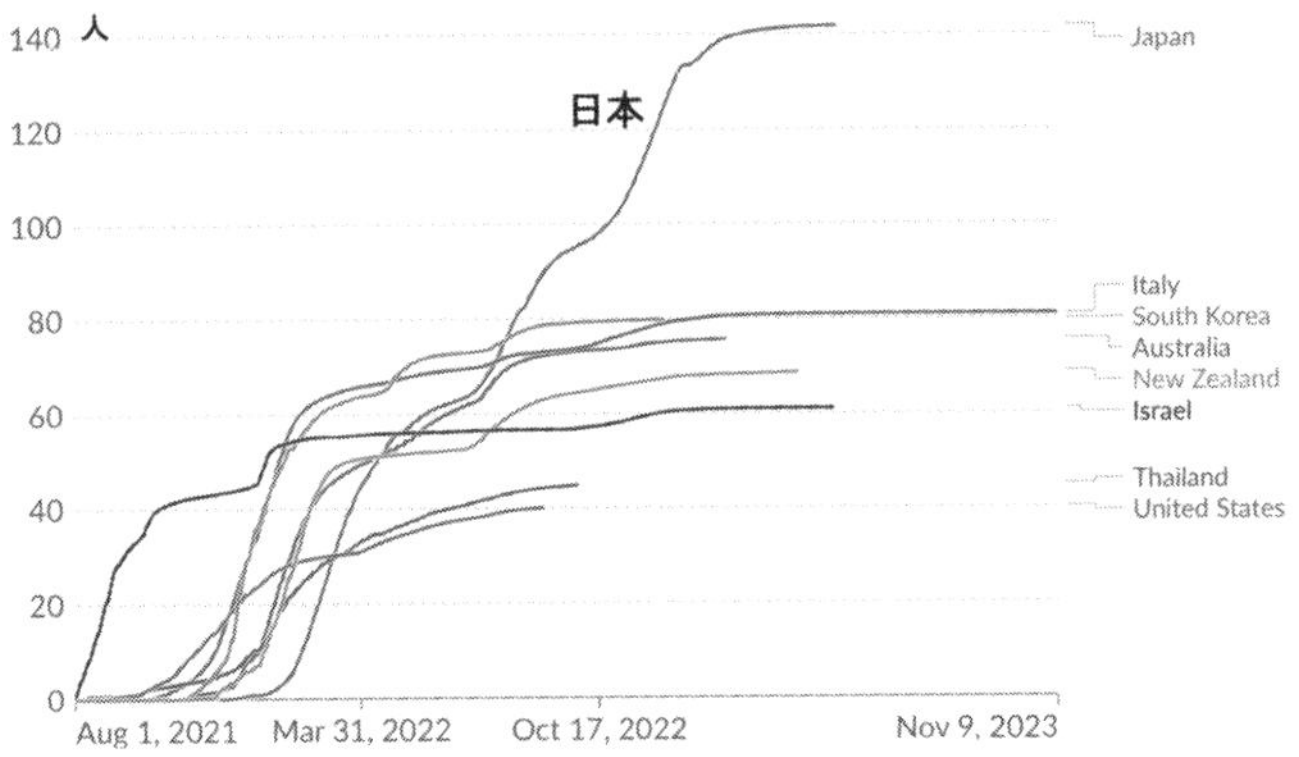

図1-11-2　100人あたりの追加ワクチン接種回数

出典：Our World in Data

ユーチューブでは削除された動画を、三重県のホームページでは閲覧することができたので、新聞記事にある学識者が筆者であることを確認できた。廣議員は筆者が投稿したアゴラの記事を読んでいたと考えられる。

実は昨年来、私が出演したユーチューブの動画はことごとく削除されている。国会議員や厚労省の担当官を対象にした講演の動画でさえも即座に削除されている。講演内容の多くはアゴラに投稿した内容に基づいていることから、ユーチューブ側の判断では、筆者がこれまでアゴラに投稿した論考は全てデマ情報ということになる。

ところで、ユーチューブは誰の意見に従って、削除する動画を決めているのだろうか。この疑問に対する回答として、ツイッター（現在はX）上で、山田悠史氏が投稿した以下の記事を見つけた。山田悠史氏は、ニューヨーク・マウントサイナイ医科大老年医学緩和医療科に所属する医師で、〝コロワくんサポーターズ〟を立ち上げた中心人物である。〝コロワくんサポーターズ〟は、市民のコロナワクチンへの不安を減らす目的で設立され、10人のメンバーでコロナワクチンに関する相談室を運営している。「反ワクチン、反ワクチン、死ね」と言って、藁人形に釘を打ち込む動画を投稿したことで話題になったみおしん先生こと西村美緒氏も、メンバーの一人である。

山田氏のツイッター上の文面を紹介する。

私たち〝コロワくんサポーターズ〟はユーチューブ上にある誤情報の対応に取り組む公認報告者に任命されました。医療の誤情報に対する公認報告者は、世界初の取り組みとのことです。ユーチューブは、これまでに新型コロナ関連の誤情報7・5万本を削除、信頼できる情報を発信しています。

以上のような背景から、ユーチューブが発信するコロナワクチンに関する情報については、内容に偏りがあることは否めない。このような現状を憂える医師や研究者が中心となって、今年（2023年）の4月4日に、情報発信の自由と公正を求める共同声明が発表された。筆者も呼びかけ人に名を連ねているので以下に、共同声明の全文を紹介する。

①国は、新型コロナワクチンに関する不利益情報についても、ワクチンを推奨したのと同じだけの分量と費用を持って、国民に伝える責務を果たすべきである。

②コンテンツ・プロバイダーは、新型コロナワクチンに関する情報のSNSにおける検閲を中止し、フェイクの検証は、情報市場の自由な競争に任せるべきである。
③SNSにおける一方的な誹謗中傷は、どのような立場に立つ者に対しても行われるべきではなく、このような行為は言論や科学を萎縮させるものであることを、コンテンツ・プロバイダーは強く認識し、SNSを自由で公正な言論及び表現の広場となるように努力すべきである。
④コンテンツ・プロバイダーは、誹謗中傷により自由な発言を阻害し、他者の法益を侵害した者に対して、被害者の通報に迅速かつ誠実に対応すべきである。また、事後的な司法審査などによる被害回復措置について、コンテンツ・プロバイダーは、誠実かつ迅速に対応すべきである。
⑤新聞社、テレビ局などの既存メディアは、国民に新型コロナワクチン接種に関し、その有益性のみでなく、死亡を含む後遺症の実態及び過去のワクチンとのそれらの比較など不利益な情報も公平に報道し、国民が接種に際し、真の自己決定権の行使がなし得るように努めるべきである。

コロナ禍の最中に起こったことについて、今後、様々な検証が行われると思うが、ユーチューブなどのコンテンツ・プロバイダーの果たした役割さらにその責任も検証する必要があると思われる。

（2023年11月17日、アゴラに掲載）

12 「感染者数6330万人、死亡者数36万人」という西浦論文は信じるに足るか？

わが国におけるコロナワクチンの接種は、2021年2月から始まったが、京都大学の西浦博教授らのグループは、この時期にワクチンの接種がなければ、2月から11月の感染者数と死亡者数は6330万人、36万人に達した可能性があると発表した。この期間の実際の感染者数と死亡者数は470万人と1万人であったことから、ワクチンは、90％以上感染者数や死亡者数を削減したことになる。この結果をもって、西浦教授は「結果的にわが国のワクチン接種はうまくいった」とコメントしている。

コロナの流行初期に西浦教授が、第2波に対して何も対策をとらなければ85万人が重症化し、死亡者数は42万人に達すると警鐘を鳴らしたことは記憶に新しい。2020年6月から10月に襲った第2波に対して、わが国はまん延防止等重点措置を発令したが、この期間におけるコロナによる死亡者数は700人であった。ロックダウンを行って、より厳しい行動制限を行ったニューヨークが、4月から6月の3ヶ月間で3万人を超える死亡者があったことを考えると、緊急事態宣言やまん延防止等重点措置による行動制限が、死亡者の減少にどれほど効果があったかについては疑問が残る。

今回の発表も、西浦教授の試算と実際の感染者数や死亡者数とに大きな乖離があることから、その信憑性について疑問の声が聞かれる。この期間における全世界のコロナ感染者数は1億5300万人

表1-12-1　ワクチン低接種国と高接種国の接種回数と累積新型コロナ感染者数の比較

国名	ワクチン接種回数	コロナ感染者数
カメルーン	3	2,667
チャド	2	81
コンゴ	11	343
エチオピア	7	1,862
ガーナ	10	1,568
ハイチ	2	1,132
ナイジェリア	5	307
ソマリア	6	1,008
南スーダン	2	646
シリア	6	1,499
イエメン	2	233
マダガスカル	2	835
マリ	3	404

国名	ワクチン接種回数	コロナ感染者数
日本	161	10,555
韓国	165	7,090
ベトナム	124	12,585
クロアチア	103	90,965
キューバ	254	82,352
チェコ	128	102,217
ギリシャ	139	72,593
フランス	156	62,412
リトアニア	134	102,163
オランダ	133	91,698
セルビア	115	120,840
英国	171	93,263
米国	143	60,720

Our World in Data

なので、日本で感染したとされる6330万人はその41％にあたる。世界を見渡せば、この時期にコロナワクチンの接種を推進しなかった国もある。これらの国の感染者数と死亡者数はどうであっただろうか。

表1-12-1には、2020年2月から11月におけるワクチンの接種回数が、100人あたり10回以下の国と100回以上の国の人口100万人あたりの累積感染者数を示す。ワクチン低接種国のほとんどはアフリカ諸国であるが、コロナの感染者数は81人から2667人で、中央値は835人であった。一方、ワクチンの接種回数が100回以上の国の感染者数は、アジアの3カ国を除けば、6万720人から10万2217人で、中央値は9万965人であった。ワクチン高接種国の感染者数は、低接種国のざっと100倍である。なお、日本を含むアジアの3カ国は、ワクチンを接種しているにもかかわらず、感染者数は他の地域の国と比較して10分の1であった。

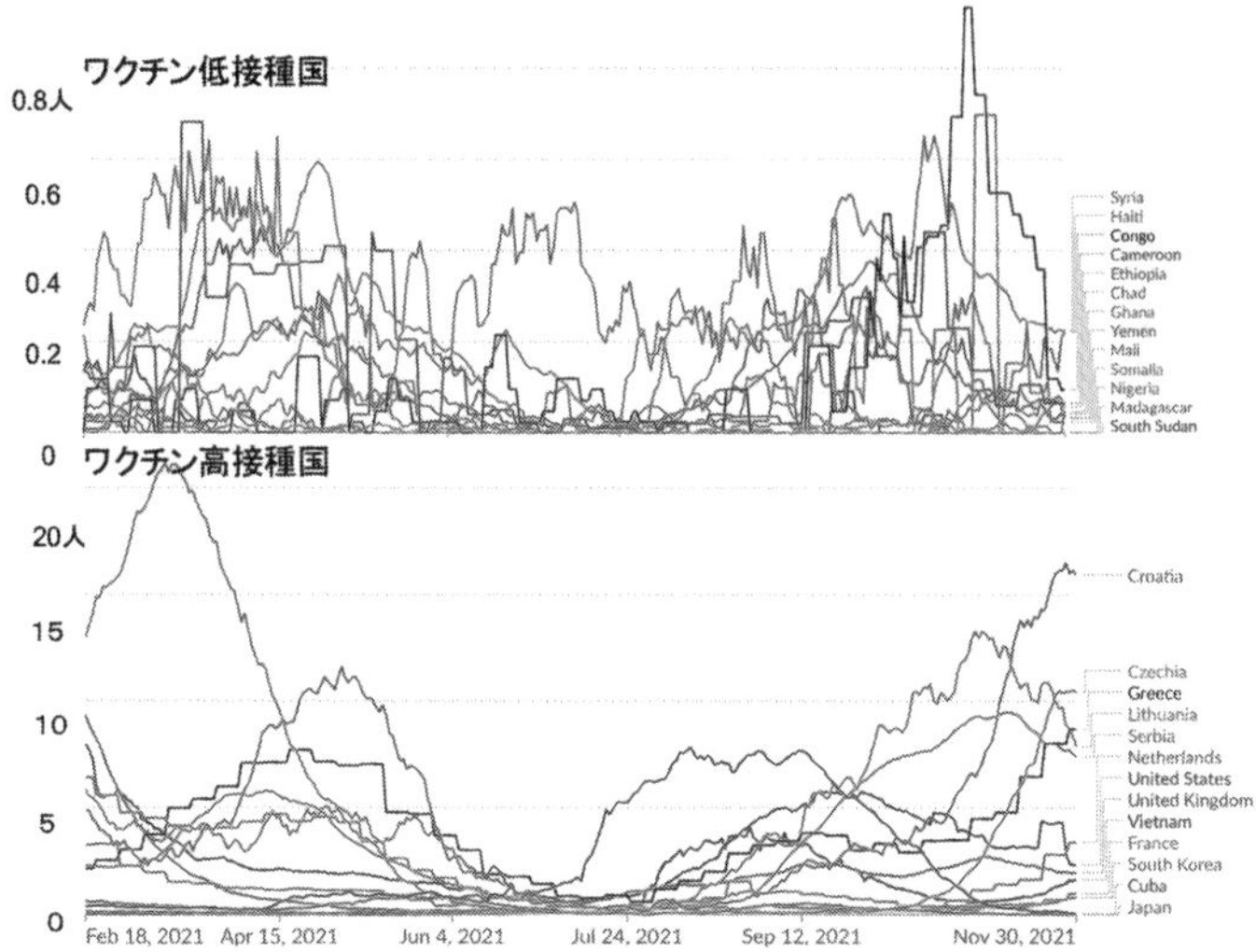

図1-12-1　人口100万人あたりの新型コロナ感染症による死亡者数

Our World in Data

図1―12―1に、同じ時期におけるワクチン低接種国と高接種国の、人口100万人あたりのコロナ感染による死亡者数を示す。低接種国では、期間を通じて1日あたりの死亡数は1人以下であったが、高接種国では、その10倍であった。

ワクチン低接種国は、ほとんどがアフリカ諸国であり、未診断のコロナ感染者や死亡者が多く、その結果、報告された感染者数や死亡者数が少なかった可能性も考えられる。そこで、この期間における低接種国と高接種国の超過死亡を比較してみた（表1―12―2）。その結果、低接種国の超過死亡が高接種国と比較して多いことはなく、未診断の死亡者数では、今回の差は説明し難いと考えられた。

ハイチとキューバは同じカリブ海に浮かぶ隣国であるが、ワクチン接種がほとんど行われな

表1-12-2　ワクチン低接種国と高接種国の超過死亡の比較

国名	超過死亡
カメルーン	82
チャド	122
コンゴ	74
エチオピア	147
ガーナ	48
ハイチ	74
ナイジェリア	78
ソマリア	130
南スーダン	88
シリア	78
イエメン	80
マダガスカル	124
マリ	661

国名	超過死亡
日本	23
韓国	13
ベトナム	89
クロアチア	240
キューバ	453
チェコ	146
ギリシャ	170
フランス	36
リトアニア	305
オランダ	60
セルビア	467
英国	38
米国	103

Our World in Data

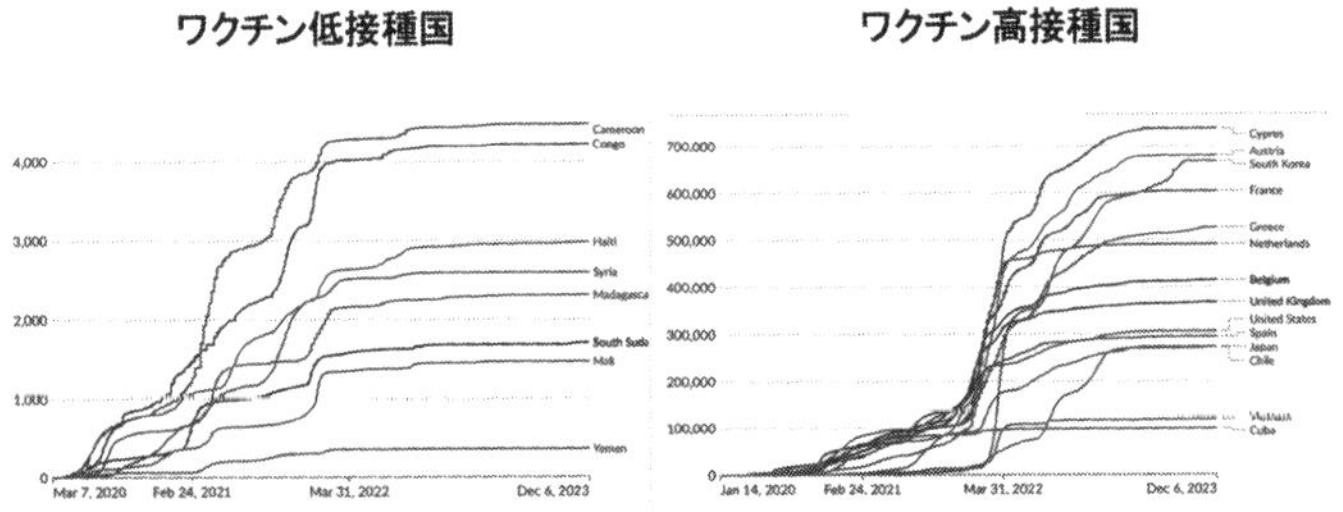

図1-12-2　全期間における人口100万人あたりの新型コロナの累積感染者数

Our World in Data

かったハイチと比べて、ワクチン接種が進んだキューバでは、80倍のコロナ感染者数が見られた。ワクチン接種回数がヨーロッパ諸国とほぼ同数であった日本や韓国の感染者数も、ヨーロッパ諸国の10分の1であることから、人種差もあると考えられる。ハイチの人口の95％はアフリカ系黒人であるが、キューバは半数以上がヨーロッパ系白人であり、アフリカ系黒人は10％に過ぎない。しかし、米国においては、アフリカ系黒人は、白人と比較した人口比において、コロナによる死亡者数が2倍であったと報道されており、人種差だけで違いを説明できない。

図1‐12‐2には、コロナの流行が始まった２０２０年1月から２０２３年12月までの人口１００万人あたりの累積感染者数を示す。やはり、高接種国は低接種国と比較して、１００倍以上の感染者が見られた。

西浦教授は「わが国のワクチン接種はうまくいったと」評価しているが、はたしてそうだろうか。図1‐10‐4（66ページ）を見ると、アジアの3カ国は、ワクチンの接種開始前には、欧米と比較して圧倒的に死亡者数が少なかったが、ワクチンの接種開始後は、欧米と同様に死亡者数が増加し、とりわけ日本は、２０２２年の8月以降は世界で最もコロナによる死亡者数が多い国になっている。

東アジアやアフリカ諸国は、流行初期には新型コロナに対する交差免疫をもっていた可能性がある。ワクチンを頻回接種するとかえって免疫能が低下することが知られているが、ワクチン接種を進めなかったアフリカ諸国は交差免疫が維持されたのに対し、頻回接種を進めたわが国では交差免疫が損なわれ、世界で最もコロナの感染者数や死亡者数が多い国になってしまったと考えられる。

表1-12-3　東京都におけるオミクロン株に対するコロナワクチンの感染予防効果

年齢（歳）	感染が予防できた人数（95%CI）	人口
0 ～ 9	1,375,249（1,369,273 ～ 1,381,905）	1,027,752
10 ～ 19	1,324,726（1,317,489 ～ 1,331,570）	1,071,637
20 ～ 29	2,264,996（2,250,867 ～ 2,280,054）	1,755,278
30 ～ 39	2,267,999（2,254,956 ～ 2,283,361）	1,884,539
40 ～ 49	2,265,627（2,252,443 ～ 2,280,210）	2,133,393
50 ～ 59	1,530,498（1,518,872 ～ 1,544,057）	2,084,997
60 ～ 69	842,916（835,277 ～ 850,903）	1,386,774
70 ～ 79	630,597（624,516 ～ 637,241）	1,404,390
80 ～	636,801（631,247 ～ 642,524）	1,092,905

BMC Infect Dis. 2023; 748

西浦教授は東京都のデータを用いて、第6波におけるオミクロン株に対するワクチンの感染予防効果についても発表している。表1－12－3は、各年齢群において、1～3回目のワクチンを接種することによって感染を予防できたと推定される人数と人口を示す。0～49歳においては、実際の人口よりも感染を予防できたと推定される人数の方が多い。

日本には、感染症の分野において数理モデルを用いて疫学研究に取り組んでいる研究者は西浦教授をおいて他になく、西浦教授の独壇場である。コロナ感染の対策において果たした役割は大きい。しかし、西浦教授の提唱したモデルによる推定値と実際の値との乖離は甚だしい。西浦理論の妥当性については、各方面からの検証が必要と思われる。

（2023年12月19日、アゴラに掲載）

13 コロナワクチンに重症化予防効果はあるのか？

新型コロナワクチンには感染予防効果は見られないが、重症化予防効果があることから接種する意義があると言われるようになって久しい。しかし、わが国における重症化予防効果を問われても、数字がでてこない。京都大学の福島名誉教授が国に対して、コロナワクチンの重症化および死亡予防効果の開示請求を行ったが、加藤厚労大臣は、データが存在しないことを理由に請求を却下した（資料）。

最近、国立感染症研究所（感染研）の脇田隆字所長は、日本から発表された7つの論文を引用して、ワクチンの重症化予防効果が確認されたと発言している。しかし、7つの論文のなかで、実際に重症化予防効果が記載されているのは、感染研からの論文のみである。重症化予防効果を示すとされる7つの論文には、ワクチンを接種しなければ、感染者数が6330万人、死亡者数が36万人に達したとする西浦論文も含まれている。長崎大学からの論文（*VERSUS* 第9報）は、発症および入院予防効果に関する研究で、重症化予防効果については記載されていない。しかし、脇田所長は引用していないが、*VERSUS* 第8報には、オミクロン株の流行期における重症化予防効果が記載されているので、この2つの研究の結果を以下に紹介する。

2つの論文は、ともに診断陰性例コントロール試験という研究方法が用いられた。感染研からの研究は、2021年8月1日～2022年6月30日までの期間に、呼吸不全で全国の21医療機関に入院

厚生労働省発健1129第７号
令和４年１１月２９日

行政文書不開示決定通知書

LHS研究所
代表理事　福島　雅典 様

厚生労働大臣　　加藤　勝信

令和４年８月１日付け（同月２日受付）の行政文書の開示請求（開第1427号）について、行政機関の保有する情報の公開に関する法律（平成11年法律第42号。以下「法」という。）第９条第２項の規定に基づき、下記のとおり開示しないことと決定しましたので通知します。

記

1　不開示とした行政文書の名称

新型コロナワクチン未接種及びワクチン接種した高齢者について65歳から79歳の年齢層における感染者の重症化率及び死亡率

2　不開示とした理由

上記１の文書については、事務処理上作成又は取得した事実はなく、実際に保有していないため、不開示とした。

資料　コロナワクチンによる重症化予防効果の開示請求

した２２４４人を対象に行われた。２０２１年８月１日から11月30日まではデルタ株流行期、２０２２年１月１日から６月30日まではBA.１・BA.２流行期であった。長崎大学からの研究は、２０２２年７月１日～９月30日までの期間に11医療機関に入院した急性呼吸器感染症を疑う症状を持つ７２７人が対象である。この期間の流行株はBA.５であった。

呼吸器症状を訴えて入院した患者に、ウイルス検査を行って検査陽性（症例）と陰性（対照）に分類し、ワクチンの接種歴に応じてオッズを計算する。有効率は、（１－ワクチン接種者と未接種者のオッズ比）×１００で推定する。診断陰性例コントロール試験は対象症例が少なくて済み費用もかからないのが利点であるが、陽性率が低ければ、オッズ比はコホート研究で用いる相対危険度に近似するが、陽性率が高ければ相対危険度とは乖離する。

表１－13－１には、デルタ株、BA.１・BA.２株流行期、

表1-13-1　診断陰性例コントロール試験によるコロナワクチンの重症化予防効果

ワクチン接種	症例群	対照群	調整オッズ比	予防効果
デルタ株流行期				
未接種	701	32	1	-
2回接種	33	77	0.04	96%
BA.1・BA.2株流行期				
未接種	197	23	1	-
2回接種	73	21	0.58	42%
BA.5株流行期				
未接種	24	137	1	-
2回接種	34	205	0.84	16%
3回接種	19	197	0.43	57%
4回接種	3	50	0.22	78%

表1-13-2　横断研究によるコロナワクチンの重症化および死亡予防効果

	未接種	2回接種	3回接種
デルタ株流行期			
重症患者数	97	12	-
(未) 接種者数	6,156万	5,090万	-
リスク比	-	0.15	-
重症化予防効果	-	85%	-
死亡者数	256	60	-
(未) 接種者数	6,156万	5,090万	-
リスク比	-	0.28	-
死亡予防効果	-	72%	-
BA.1・BA.2株流行期			
重症患者数	62	119	22
(未) 接種者数	3,016万	7,298万	2,157万
リスク比	-	0.79	0.50
重症化予防効果	-	21%	50%
死亡者数	118	330	66
(未) 接種者数	3,016万	7,298万	2,157万
リスク比	-	1.16	0.78
死亡予防効果	-	-16%	22%

筆者作成

BA.5株流行期におけるワクチン2回接種後の重症化予防効果を示す。デルタ株流行期には96％あった予防効果が、BA.1・BA.2株流行期には42％、BA.5株流行期には16％と急速に減少した。しかし、3回目、4回目と追加接種を加えることで、予防効果は57％、78％と回復した。

2つの研究はともに陽性率が高いことから、他の疫学研究法で得られた結果との比較が必要と考えられた。感染研は、2021年2月のワクチン接種開始時から2022年4月までは、各週における重症および死亡者のワクチン接種歴を公表していた。また、デジタル庁は、日々のワクチン接種率を公開していることから、ワクチン（未）接種者の人数を推定することができる。未接種群とワクチン接種群の人数と重症患者数が得られれば、リスク比がわかり、重症化予防効果を算出することが可能である（横断研究）。

感染研の発表によると、デルタ株による感染者数が最も多かった2021年8月23〜29日におけるワクチン2回接種、未接種、接種歴不明群における重症患者の人数は、12人、97人、30人、死亡者の人数は60人、256人、64人であった。8月23日の全人口におけるワクチン未接種率は、49・09％、2回接種率は40・59％であったことから、日本の総人口を1億2540万人として計算すると、未接種人口は6156万人、2回接種人口は、5090万人であった。この結果から、デルタ株の流行期における重症化予防効果は85％、死亡予防効果は72％と算出された。

同様に、BA.1・BA.2株による感染者数が最も多かった2022年2月14〜20日における重症患者数、死亡者数、ワクチン接種人口から計算すると、2回接種群の重症化予防効果と死亡予防効果は、21％、

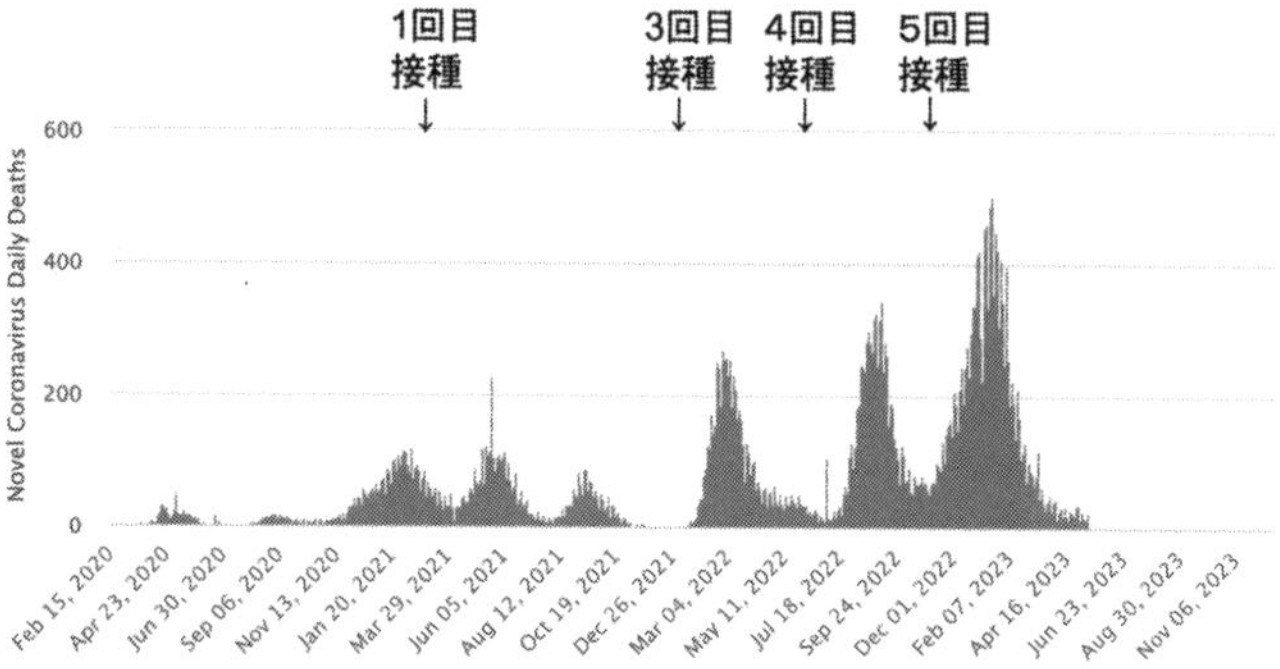

図1-13-1　クチンの接種開始日とコロナ感染による死亡者数の推移
Worldometerの図を改変

△16%であったが、３回目の追加接種をすることで50%、22%に上昇した（表1―13―2）。

横断研究による結果は、診断陰性例コントロール試験の結果と比較して、デルタ株流行期、BA.１・BA.２株流行期ともに、重症化予防効果は10〜20%低く、両者に乖離が見られた。とりわけ、２回接種群の死亡予防効果はマイナスで、未接種群と比較してかえって死亡率が高いという結果が得られた。

表1―13―2から気づくことは、デルタ株流行期、BA.１・BA.２流行期ともに、死亡者数が重症患者数と比較してずっと多いことである。重症患者数と死亡者数は、デルタ株流行期には、１３９人と３８０人、BA.１・BA.２流行期には２０３人と５０４人であった。どんな疾病でも死亡するのは重症患者の一部であるので、通常、死亡者数が重症者数を上回ることは見られない。交通事故死でもＰＣＲ検査が陽性ならコロナ死にカウントされると揶揄されるように、コロナ死の数え方に問題があることを筆者は指摘したことがあるが、感染研の発表する死亡者数には、他の原因で死亡した患者も含まれている可能性が考えられる。

図1－13－1は、ワクチンの接種開始日とコロナ感染による死亡者数の推移を示す。ワクチンを接種することで少なくとも3ヶ月間は予防効果が持続すると言われているが、3回目、4回目、5回目のワクチン接種をする毎に、接種3ヶ月以内に死亡者数のピークが見られ、しかも、そのピークは増大した。

脇田所長は、デルタ株やBA.1・BA.2株に対する診断陰性コントロール試験の結果に基づいて、ワクチンの重症化予防効果が確認されたと発言しているが、診断陰性コントロールの結果は、陽性率が高い場合には、コホート研究などの標準的な研究結果とは一致しないという欠点があり、他の研究方法で得られた結果と比較することが必要である。その意味でも、厚労省が所有しているコロナワクチンの効果に関するデータを開示すべきである。

今回の検討で、ワクチンの変異株によって重症化予防効果が異なることが示されたが、感染研の発表するBA.1・BA.2株以降も、わが国では主な変異株だけでも、BA.5、XBB系統、EG.5系統が出現しており、各変異株に対する重症化予防効果も知りたいところである。

わが国のコロナ対策を検証するにあたっては、ワクチンによる重症化予防効果の確認は最も必要とする事項である。何よりも、ワクチンに重症化予防効果があるのなら、図1－13－1に見られるワクチンの追加接種をするたびに、コロナによる死亡者数のピークが増大する現実をどのように説明できるのだろうか。

（2023年12月27日、アゴラに掲載）

14　コロナ流行初期における日本の低い死亡率をＢＣＧで説明できるか？

コロナウイルスによるパンデミックが始まってから4年間が経過し、この4年間を検証する時期に差しかかっている。最近、政府・分科会会長として、わが国のコロナ対策を主導した尾身茂会長の著書を読む機会があった。分科会内部や政府との1100日間に及ぶ葛藤が記録されており、資料も充実していて読み応えのあるものであった。

コロナによる感染が拡大して医療のひっ迫が懸念されると、緊急事態宣言を発令して感染対策を強化する。医療のひっ迫が軽減されれば、行動制限を緩和し、社会経済を動かす。尾身会長はこれをハンマー&ダンスと称しているが、このような対策をとることによって、わが国は諸外国と比べて死亡数を低く抑えることができたと自負している。

図1-10-4（66ページ）は、6か国における人口100万人あたりのコロナ感染による死亡率を図示したものである。ワクチン接種が開始されるまでは、日本を含めてアジア3カ国と米国や英国との間には、死亡率において100倍の差があった。尾身会長は著書の中で、パンデミック初期の日本では、接触機会の削減やクラスター対策、3密回避などの対策によって、感染者数や死亡者数を低く抑えることができたとして、日本のコロナ対策を評価している。しかし、米国や英国では、ロックダウンによって日本以上に厳しい行動制限をとったことを考えると、日本が行動制限によって、感染者数

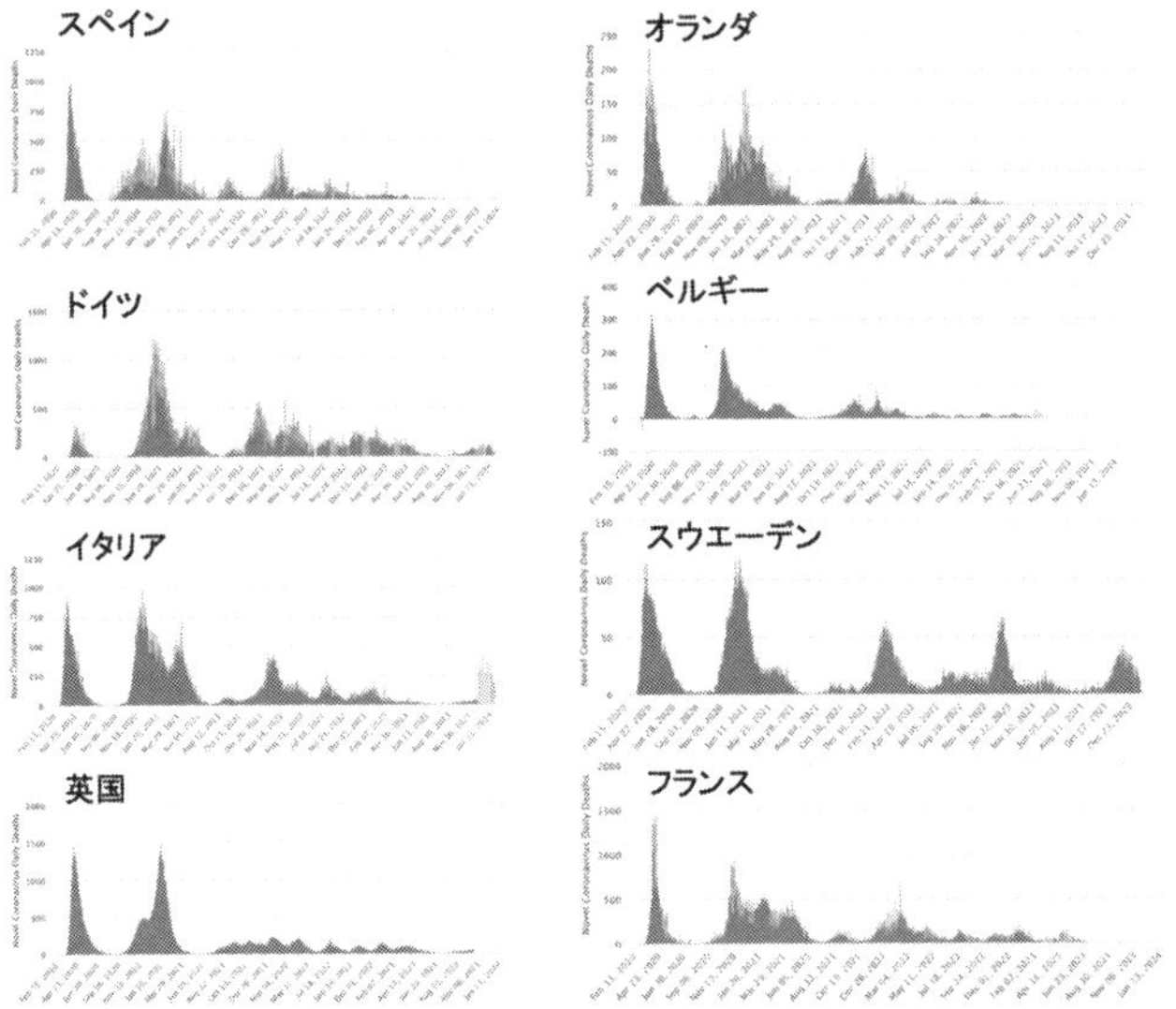

図1-14-1　ヨーロッパ諸国におけるコロナ感染による死亡数の推移
Worldometer

や死亡数を欧米の１００分の１に抑えられたとは思えない。その後、アジアの３か国は、ワクチン接種を始めると欧米と同等の死亡数が見られるようになった。とりわけ日本は、追加ワクチンの接種開始後の一時期、コロナによる死亡数が世界でも最多になっている。

図１－14－１には、ヨーロッパ８か国のパンデミック初期から現在までのコロナ感染による死亡数の推移を示す。２０２０年４月と２０２１年１月に大きなピークが見られ、その後は小さなピークを繰り返して終息に向かっている。

アジア諸国では、２０２０年にはピークは見られていない。２０２２年の中盤以降、アジアの他の国では死亡数が減少しているが、日本のみ増加しており、最大のピークは２０２３年の１月に見られた（図１－14－２）。

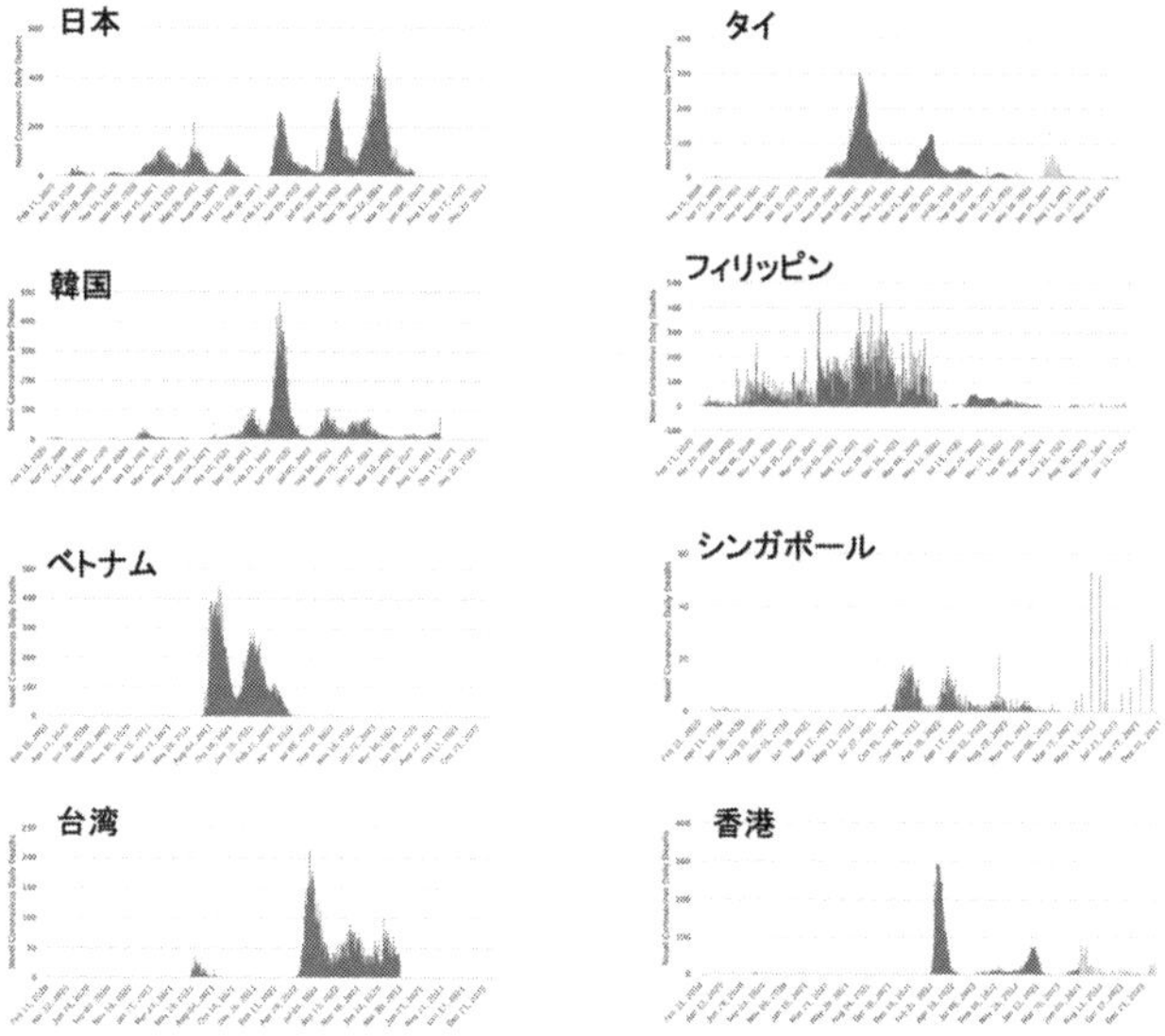

図1-14-2　アジア諸国におけるコロナ感染による死亡数の推移
Worldometer

ワクチンは、標的となる病原体にのみ特異的に予防効果があると考えられていたが、最近の研究では、標的となる病原体以外に対しても非特異的な効果があることが示された。ＢＣＧのような生ワクチンは自然免疫をトレーニングすることで、非特異的な感染予防効果が得られるが、死菌ワクチンでは、標的以外の病原体についてはかえって感染しやすくなることが明らかになった。ｍＲＮＡワクチンでは、追加接種を行うとかえってコロナウイルスにも感染しやすくなると言われている。コロナの流行初期には、欧米と比較して圧倒的に感染頻度が少なかったことを、生ワクチンの非特異的感染予防効果で説明できるだろうか。

実際、コロナによる感染率や死亡率が国によって大きな差が見られる現象を、ＢＣＧ接種の有無で説明しようと多くの研究が行われた。しかし、ＢＣＧの効果があるとする報告と無いとする報告とが混在しており、一致した結論は得られていない。コロナに対してｍＲＮＡワクチンが接種される以前には、ＢＣＧによる無作為割付試験も行われている。

ＢＣＧには何種類かの接種株があるが、よく用いられているのは東京株とデンマーク株である。コロナ感染予防を目的としたＢＣＧによる無作為割付試験では、東京株では予防効果が見られたものの、デンマーク株では見られない。

もともと、米国、カナダ、イタリア、オランダ、ベルギーではＢＣＧを接種していない。多くのヨーロッパ諸国も、ＢＣＧ接種を中止している。一方、アジア、アフリカ、南米諸国では、現在も、ＢＣＧ接種を継続している。

表1-14-1にはパンデミックの始まりからワクチン接種が開始されるまでの期間（２０２０年2月15日～12月31日）における各国のコロナ感染者数と死亡数を示す。ＢＣＧ接種国、とりわけ、東京株を接種したアジア諸国の死亡数は、ＢＣＧ非接種国の10分の1から１００分の1である。

コロナ感染者や死亡数の報告は、その国におけるウイルスの検査回数に大きく影響される。検査回数が少ない国では、実際はコロナ感染死であってもコロナによる死亡とされずに、コロナによる死亡数が低く報告されている可能性がある。日本を含めて東京株を接種したアジア諸国は、ヨーロッパ諸国と比較してウイルス検査回数が少なく、この結果、感染者や死亡数の報告が少ない可能性がある。そこで、コロナによる死亡数に加えて超過死亡を検討に加えた。超過死亡は、見逃されたコロナによ

表1-14-1① BCG接種国におけるコロナ感染者数、死亡数と超過死亡

国名	BCG	ウイルス検査回数（/1,000人）	感染者数（/100万人）	死亡数（/100万人）	超過死亡（/10万人）
日本	東京株	36	1,842	28	-12
台湾	東京株	5	34	0.3	-25
マレーシア	東京株	129	3,355	14	-42
タイ	東京株	23	100	0.8	1
フィリピン	東京株	56	4,192	83	-6
南アフリカ	デンマーク株	115	17,887	488	144
エチオピア	デンマーク株	15	985	15	58
ケニア	デンマーク株	20	1,753	31	49
ルーマニア	デンマーク株	236	31,970	892	197
ラトビア	デンマーク株	484	23,119	352	62

Our World in Data, Worldometer

表1-14-1② BCG非接種国におけるコロナ感染者数、死亡数と超過死亡

国名	BCG	ウイルス検査回数（/1,000人）	感染者数（/100万人）	死亡数（/100万人）	超過死亡（/10万人）
ベルギー	無し	600	55,651	1,645	162
カナダ	無し	471	15,254	402	41
フランス	中止	532	37,661	1,003	85
ドイツ	中止	432	20,650	416	58
イタリア	無し	449	36,763	1,208	197
オランダ	無し	356	46,657	656	99
スイス	中止	378	51,618	886	58
英国	中止	765	37,866	1,402	136
米国	無し	785	61,218	1,096	152
スペイン	中止	481	41,309	1,075	163

Our World in Data, Worldometer

る死亡を含んでおり、より実態を反映していると考えられる。東京株を接種したアジア諸国は日本を含め5カ国中4カ国が、過小死亡を示した。タイの超過死亡も人口10万人あたりわずか1人であったことから、これらの国では実際に欧米諸国と比較してコロナによる死亡が少なかったと考えられる。

図1-14-3では、箱ひげ図を使って、BCG非接種国、東京株接種国、デンマーク株接種国の2020年2月15日から12月31日におけるコロナ感染者数、死亡数、超過死亡の範囲を示す。BCG非接種国、東京株接種国、

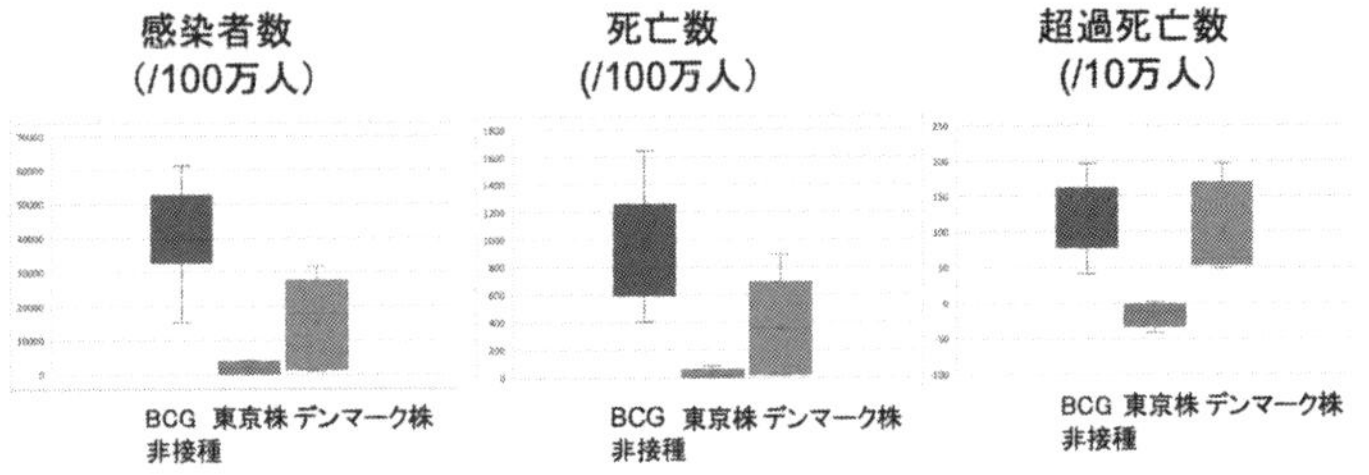

図1-14-3　BCG接種によるコロナ感染者数、死亡数、超過死亡の違い
Our World in Data, Worldometer

デンマーク株接種国の感染者数の平均値は４万４６５人、１９０５人、１万５１０２人でＢＣＧ非接種国と東京株接種国、デンマーク株接種国との間には、統計学的に有意な差が見られた（$p=8.5 \times 10^{-6}$, p=0.009）。死亡数の平均値は、９７９人、25人、３５６人で、同様にＢＣＧ非接種国と東京株接種国、デンマーク株接種国との間には、有意差が見られた（$p=4.0 \times 10^{-5}$, p=0.01）。超過死亡の平均値は１２６人、△17人、１０２人で、ＢＣＧ非接種国と東京株接種国とには有意差が見られたが（$p=4.8 \times 10^{-6}$）、デンマーク株接種国とには有意差は見られなかった（p=0.6）。また、東京株接種国とデンマーク株接種国との間にも有意差が見られた（p=0.01）。

そもそも、緊急事態宣言のみで、ロックダウンを行った国と比較して死亡率が１００分の１になるとは考えにくい。低い死亡率は、日本のみでなく東京株を接種したアジア諸国に共通している。２０２０年における低い感染率や死亡率を、社会的な側面のみでなく生物学的な側面からも検討すべきである。同時に、２０２０年には欧米諸国に対し１００分の１以下の死亡率が、２０２２年には逆転した原因を明らかにすべきであろう。

（２０２４年２月27日、アゴラに掲載）

15 〝ファクターX〟が失われた原因は？

コロナウイルスの流行初期には、日本は感染者や死亡数が少なく、〝ファクターX〟と呼ばれる日本人特有の未知の要因が存在すると言われていた。図1－10－4（66ページ）は、世界6か国における人口100万人あたりのコロナによる死亡数を図示したものである。日本のみならずアジア3カ国の死亡数は、流行初期の2020年には、米国や英国の100分の1以下であったが、ワクチン接種を開始したところ、2022年の後半になると、日本と米英の死亡数は逆転している。

政府・分科会会長としてわが国のコロナ対策を主導した尾身会長は著書の中で、わが国の死亡数が2022年に増加した理由を、次のように説明している。

「2022年には、感染力が極めて強いオミクロン株が主流となり感染制御が困難になった。さらに、感染対策を緩めたため高齢者を中心に死亡数が増加した。今後も死亡数は増えると予想されるが、これまでのところは比較的低く抑えられている」

2022年に流行した株は世界共通であり、欧米では感染対策をいち早く緩めている。欧米では死亡数が減少したのに、日本の死亡数が2022年の後半になって激増した理由については、尾身会長の説明では納得し難い。

図1－10－4を見ると、日本、台湾、ベトナムにおけるコロナの感染者や死亡数が、米英と比較して

表1-15-1① ヨーロッパにおけるワクチン接種回数とコロナ感染者、死亡数

国名	ワクチン接種回数(/100人)	ウイルス検査回数(/1,000人)	感染者数(/100万人)	死亡数(/100万人)	超過死亡(/10万人)
イタリア	245	3,796	410,156	2,278	3,050
英国	224	7,213	337,892	2,212	2,260
ドイツ	231	1,553	447,995	1,874	2,720
オランダ	227	1,753	456,682	766	2,220
ポルトガル	274	3,884	519,404	2,154	2,600
ベルギー	254	2,955	359,615	1,543	1,330
スイス	194	2,331	463,240	1,068	1,750
デンマーク	255	11,043	525,441	1,305	1,230
スウェーデン	245	1,735	230,844	1,606	1,160
フランス	238	768	584,830	1,677	1,460
ノルウェー	224	2,056	262,975	927	1,470
スペイン	222	1,866	256,419	1,600	1,830

Our World in Data, Worldometer

極めて少数であったが、ワクチン接種開始後は共通して増加している。3カ国のワクチン接種回数は米英を凌いでおり、ワクチンを打つほどコロナに感染し易くなることを示す研究も報告されている。そこで、ファクターXが失われた理由を、ワクチン接種にある可能性を考え、世界各国におけるワクチン接種回数と感染者、死亡数との関係を検討した。

表1-15-1には、ヨーロッパ、アジア、アフリカ、南米の各12カ国におけるワクチン接種回数、ウイルス検査回数、感染者数、死亡数、超過死亡を示す。検討期間は、ワクチン接種が始まった2020年12月1日から2023年4月30日までとした。**図1-15-1**に示すように、4大陸間で感染者数と死亡数に大きな差が見られる。

しかし、コロナ感染者数や死亡数はウイルス検査回数に大きく影響される。実際、今回検討した48カ国のデータを用いて、ウイルス検査回数と死亡数との相関を検討したところ、正の相関が見られた。検査回数が少ない国では、実際はコロナ感染死であっても、コロナによる死亡と診断されずに、死

表1-15-1② アジアにおけるワクチン接種回数とコロナ感染者、死亡数

国名	ワクチン接種回数（/100人）	ウイルス検査回数（/1,000人）	感染者数（/100万人）	死亡数（/100万人）	超過死亡（/10万人）
日本	310	429	272,941	589	1,800
韓国	250	1,667	601,086	655	1,360
台湾	283	293	437,567	812	1,350
ベトナム	271	862	116,888	436	3,750
マレーシア	214	1,678	145,884	1,069	1,550
タイ	199	318	65,854	472	2,330
シンガポール	261	-	339,167	284	1,140
香港	277	6,595	38,462	1,790	2,010
フィリピン	164	240	32,251	519	2,540
インド	156	610	24,817	274	4,030
パキスタン	144	118	4,918	94	2,410
インドネシア	161	217	22,762	527	3,820

Our World in Data, Worldometer

亡数が少なく報告されている可能性がある。そこで、より実態を反映していると考えられる超過死亡を検討した。ワクチンの接種回数と超過死亡には相関は見られず、少なくとも、ワクチン接種を増すことで超過死亡が減少することはなかった（図1－15－2）。

感染者や死亡数と同様に、ワクチンの接種回数やウイルス検査回数も4大陸間で大きな差が見られた。ヨーロッパ諸国は、ワクチンの接種回数、ウイルス検査回数はともに多く、アフリカ諸国はともに少ない。アジア諸国は、ウイルス検査回数は少ないがワクチン接種回数は多い。日本は、ワクチンの接種回数は48カ国中3番目であるが、ウイルス検査回数は26番目であった。南米は、ワクチン接種回数やウイルス検査回数の多い国と少ない国が混在していた。そこで、ワクチンの接種回数と感染者数、死亡数の関係を検討するにあたって、48カ国を合わせて検討するのは困難と考え、アジア12カ国を対象に検討した。

図1－15－3にはアジア12カ国におけるワクチン接種回数と

表1-15-1③　アフリカにおけるワクチン接種回数とコロナ感染者、死亡数

国名	ワクチン接種回数(/100人)	ウイルス検査回数(/1,000人)	感染者数(/100万人)	死亡数(/100万人)	超過死亡(/10万人)
南アフリカ	65	400	54,333	1,333	4,220
モロッコ	145	313	24,213	275	1,300
チュニジア	107	368	8,420	2,091	4,030
エジプト	101	109	3,543	159	2,260
カメルーン	17	100	3,515	54	1,730
ガーナ	67	75	3,519	33	2,010
ウガンダ	56	55	3,002	68	3,100
ケニア	44	69	4,709	76	2,470
セナガル	17	65	4,091	92	1,990
エチオピア	44	42	3,089	46	3,770
ナイジェリア	54	24	890	9	2,210
ボツワナ	121	884	118,187	1,025	3,060

Our World in Data, Worldometer

表1-15-1④　南米におけるワクチン接種回数とコロナ感染者、死亡数

国名	ワクチン接種回数(/100人)	ウイルス検査回数(/1,000人)	感染者数(/100万人)	死亡数(/100万人)	超過死亡(/10万人)
ブラジル	226	331	143,497	2,443	3,320
アルゼンチン	254	809	188,215	2,004	3,630
メキシコ	175	118	50,432	1,644	3,110
チリ	320	1,801	241,460	2,295	2,610
コロンビア	174	679	96,887	2,034	2,770
キューバ	393	470	98,659	749	5,330
パナマ	201	1,493	193,539	1,227	2,180
エクアドル	220	161	47,715	721	2,350
ドミニカ共和国	145	309	45,757	182	380
パラグアイ	142	389	104,428	2,616	3,800
ペルー	262	859	102,961	3,616	3,820
ハイチ	5	18	2,131	54	1,460

Our World in Data, Worldometer

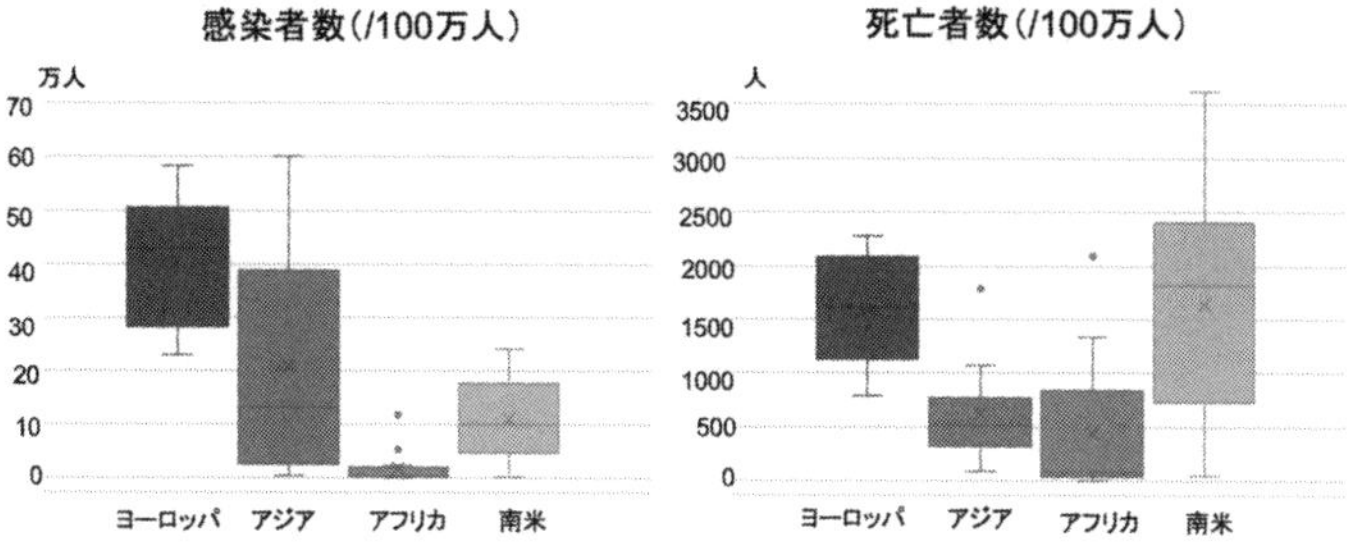

図1-15-1　4大陸間におけるコロナ感染者、死亡数の比較

Worldometer

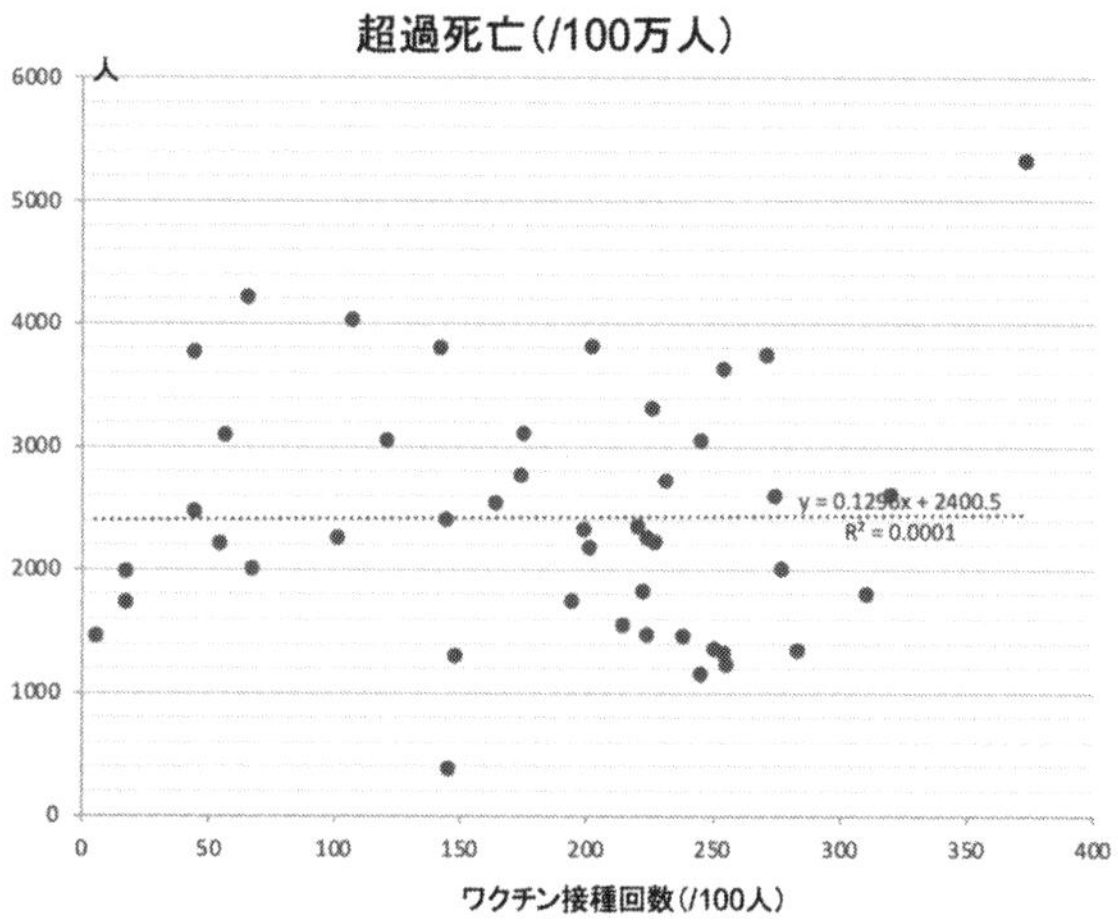

図1-15-2　ワクチン接種回数と超過死亡

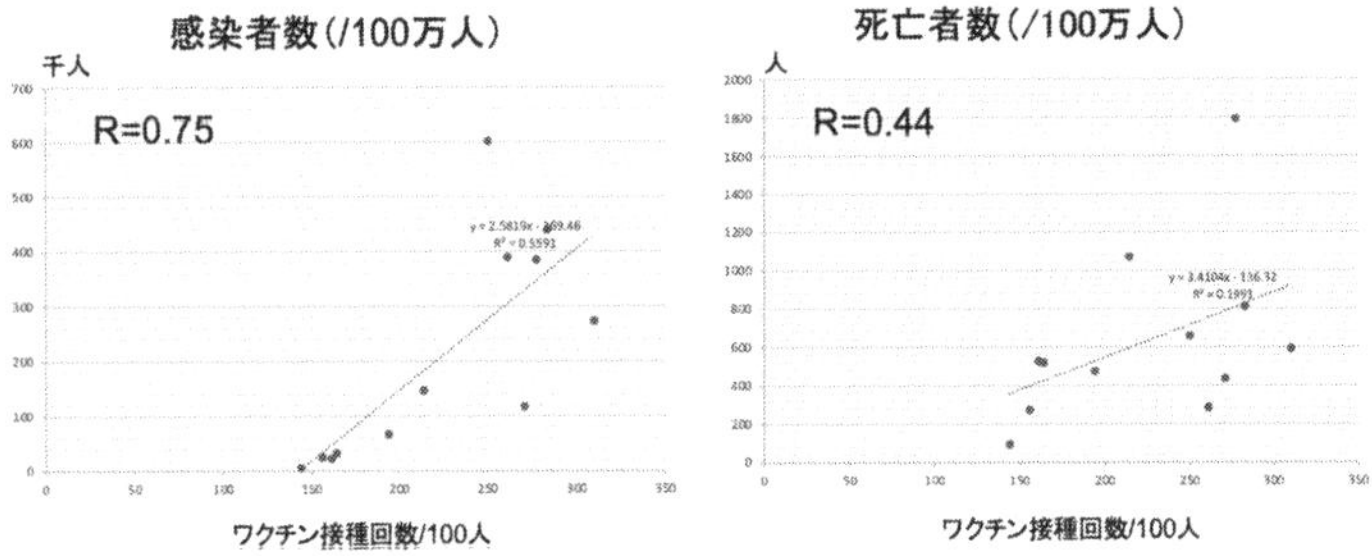

図1-15-3　アジア諸国におけるワクチン接種回数と感染者数、死亡数

感染者数、死亡数との関係を示す。ワクチン接種回数と感染者数、死亡数とにはそれぞれ相関係数0・75、0・44と正の相関が見られた。すなわち、ワクチンをたくさん打った国の方が、感染者や死亡数が多いことを示している。日本は、ヨーロッパのどの国よりもワクチン接種回数が多く、アジア諸国の中でもトップである。今回の検討は、2023年4月30日までであるが、日本はその後も6回目、7回目と追加接種を進めている世界で唯一の国である。

2020年に存在したファクターXが失われた理由は、その後のワクチン接種である可能性が示された。今回の検討は、世界各国間におけるワクチンの接種回数と感染者数、死亡数の関係から得られた結果である。今回の結果を確認するには、日本人におけるワクチン接種回数と感染者数、死亡数との関係を検討する必要がある。

2022年8月までは、厚労省からワクチンの接種回数と感染率との関係を示すデータが公開されていた（表1−4−1、28ページ）。この時点ですでに、ワクチンを2回接種すると未接種者よりもコロナに感染しやすくなることが示されている。翌月からは、データの公開は中止された。それから、すでに1年半経過し、ワクチンの接種も7回と回を重ねている。日本のワクチン行政を検証するにあたって、ワクチン未接種者と接種者における感染率と死亡率を比較したデータは必須であるが、残念ながら公開されていない。

（2024年2月29日、アゴラに掲載）

16 対照的なコロナ対策をとったキューバとハイチのその後

キューバ、ハイチ、ドミニカ共和国はカリブ海に浮かぶ隣接した島国である。キューバの人口は1120万人、ドミニカ共和国は1130万人、ハイチは1170万人と、3カ国の人口規模はほぼ同じである。キューバはヨーロッパ系人種が72%を占めるが、ハイチはアフリカ系が95%、ドミニカ共和国は73%が混血である。65歳以上の高齢者はキューバでは16%を占めており、ハイチの5%、ドミニカ共和国の7%と比較すると高齢者が多い（図1−16−1）。

筆者は先に、コロナウイルスへの感染や死亡率は、BCG接種歴やコロナワクチンの接種率と密接に関係することを報告した。表1−16−1には、キューバ、ハイチ、ドミニカにおけるウイルス検査回数、コロナワクチンの接種回数とコロナ感染者数、死亡数を示す。

3カ国はともにBCG接種を継続しているが、ワクチンの接種率は3カ国間で大きく異なる。キューバの総接種回数は、100人あたり393回と世界でもトップであるが、一方、ハイチの総接種回数は5回と国民のほとんどがワクチンを接種していない。ドミニカ共和国はキューバとハイチの

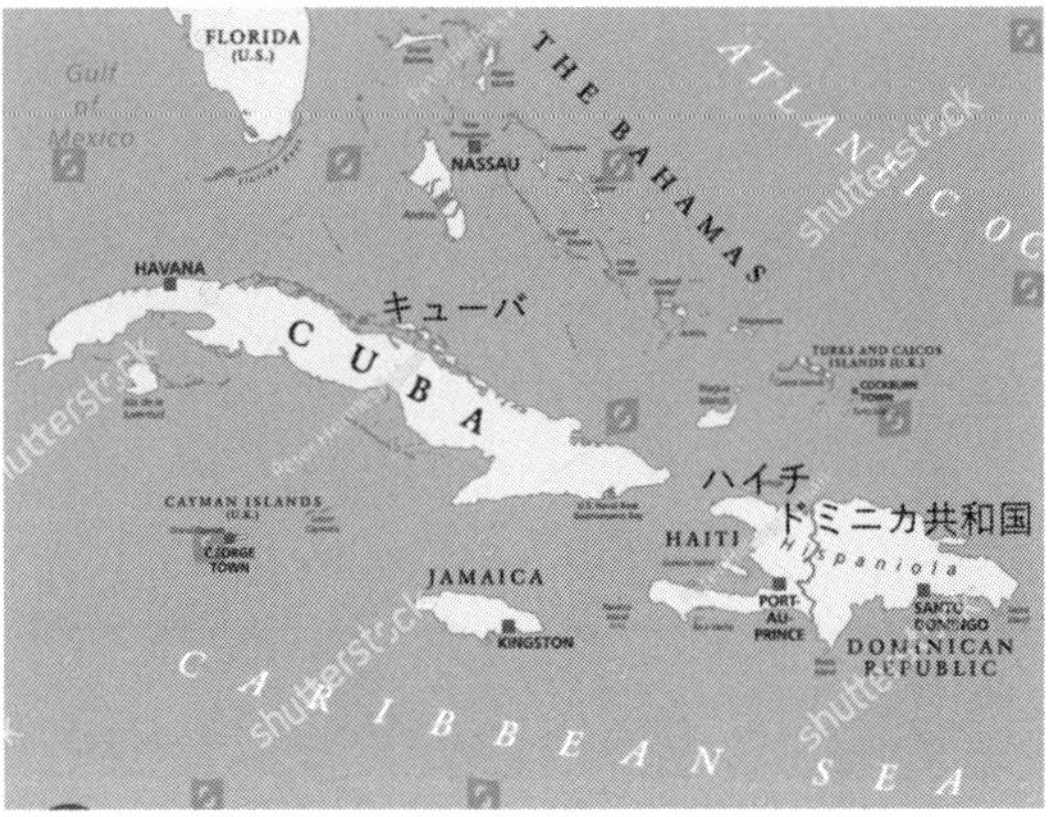

アフロモール

図1-16-1　キューバ、ハイチ、ドミニカ共和国の位置関係

表1-16-1　カリブ海に浮かぶ３か国におけるワクチン接種回数とコロナ感染者数・死亡数

国名	ウイルス検査 回数(/1,000人)	ワクチン接種 回数(/100人)	感染者数（/100万人）		死亡数（/100万人）	
			～2020.12.31	～2023.4.30	～2020.12.31	～2023.4.30
キューバ	470	393	1,059	99,398	13	762
ドミニカ共和国	309	145	15,241	58,496	214	388
ハイチ	18	5	856	2,925	20	74

Our World in Data, Worldometer

中間で、総接種回数は１４５回であった（図１‐16‐２）。

パンデミックの始まりからワクチン接種が開始される前までの人口１００万人あたりの感染者数は、キューバが１０５９人、ハイチが８５６人と、ＢＣＧ接種を継続した他の国と同様に、ＢＣＧ接種を中止した欧米諸国と比べて極端に少なかった。死亡数もキューバが13人、ハイチが20人であった。３カ国におけるＢＣＧ株の種類についての情報は得られていないが、ドミニカ共和国は感染者数が１万５０００人、死亡者数が２１

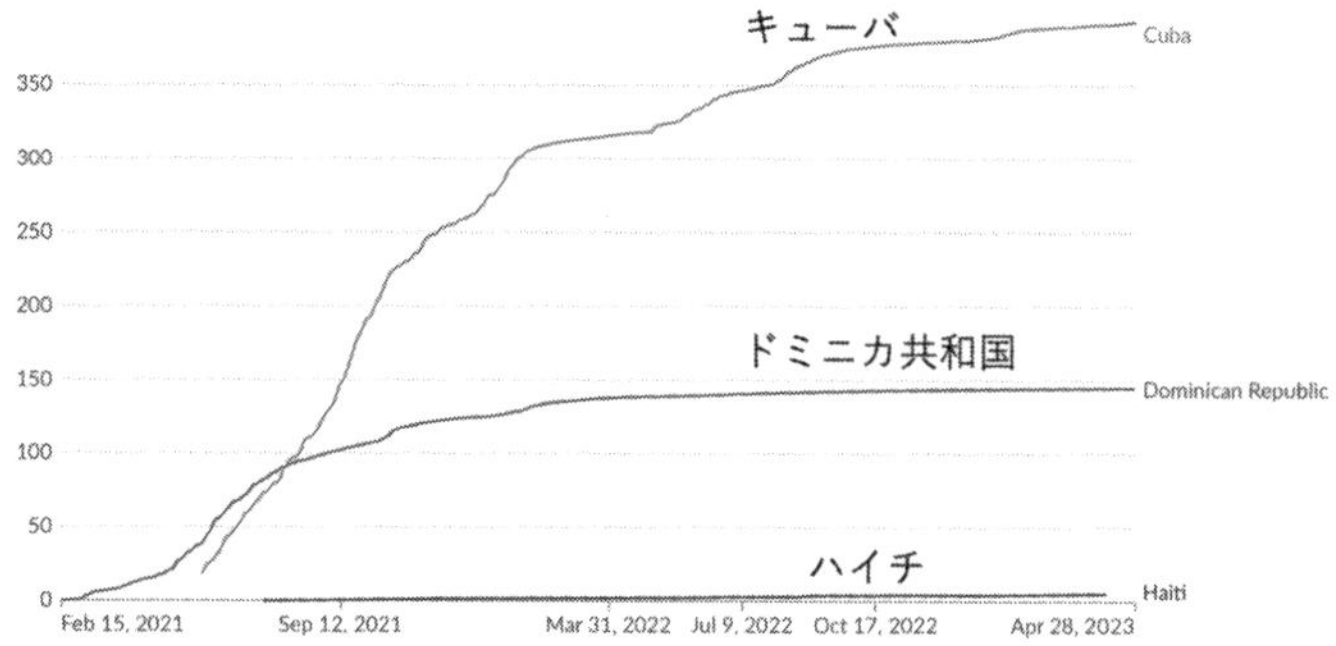

図1-16-2　カリブ３か国のコロナワクチン累積接種回数

Our World in Data

4人とキューバやハイチの10倍であることから、デンマーク株などの効力が低いＢＣＧ株であった可能性が高い。

一方、ワクチンを接種開始後、２０２３年４月末までのキューバにおける感染者数は10万人で、ハイチの３０００人と比較して実に30倍であった。ドミニカ共和国は、５万８００人でその中間にあたる（図１―16―３）。死亡数も、キューバと比較してハイチは10分の１、ドミニカ共和国は２分の１であった。キューバ、ハイチ、ドミニカ共和国の間でコロナウイルスへの感染率や死亡率で大きな差が見られた理由として、ワクチン接種率のほか、高齢化率や人種差も考えられる。しかし、65歳以上の高齢者の割合がほぼ等しいハイチとドミニカ共和国には大きな差が見られている。また、米国では黒人が他の人種と比較してコロナウイルスへの感染率や死亡率が高いことから、人種差でも説明できない。

ハイチではウイルス検査が普及しておらず、コロナと診断されずに死亡したケースが多いことも考えられる。キューバにおけるコロナウイルスの検査回数は、１０００人あたり４

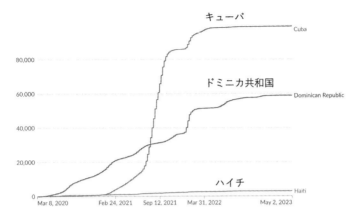

図1-16-3　人口100万人あたりのコロナウイルス累積感染者数
Our World in Data

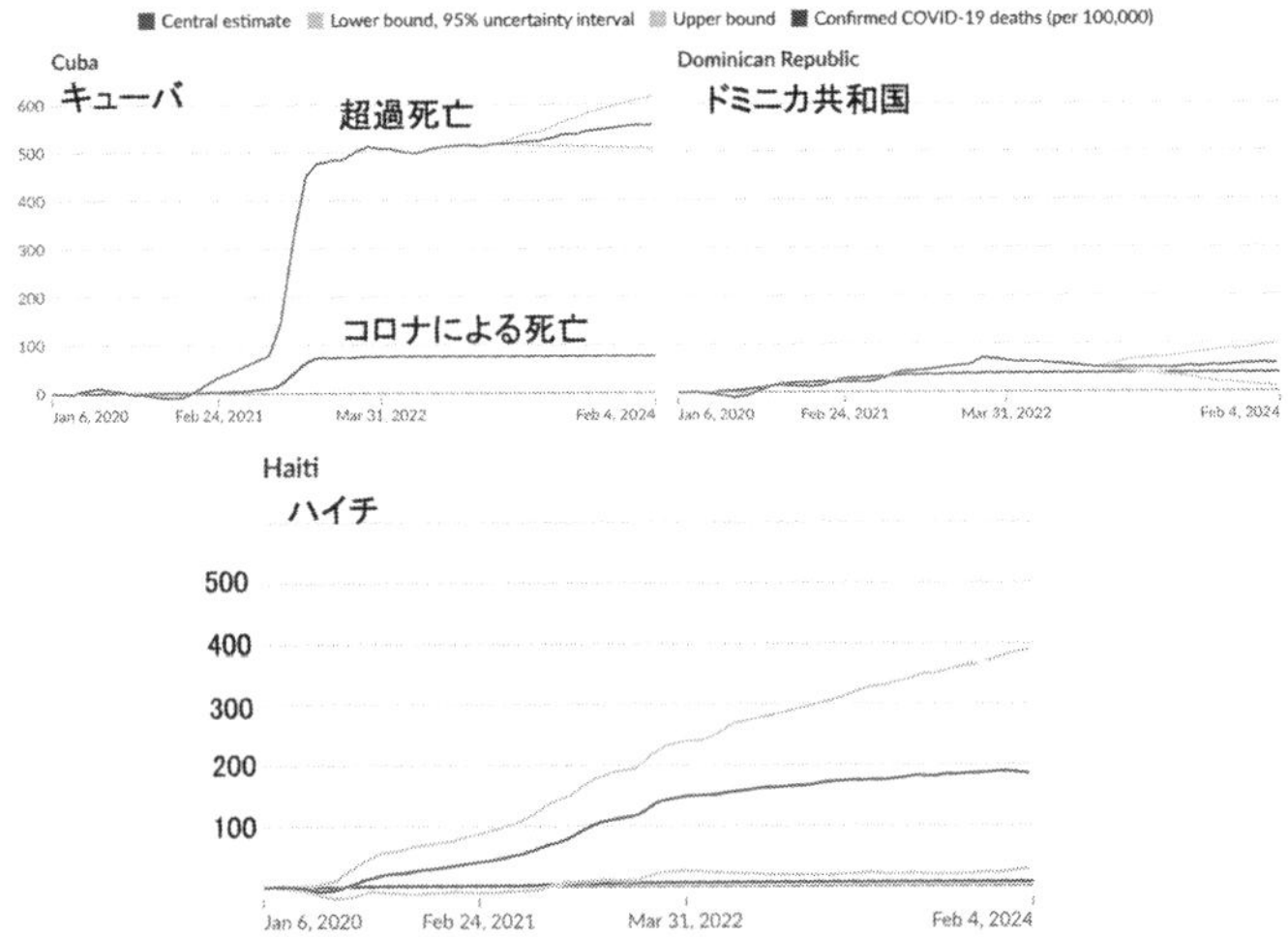

図1-16-4　人口10万人あたりの累積超過死亡
Our World in Data

70回であったが、ハイチでは18回に過ぎなかった。ドミニカ共和国の検査回数は309回で、キューバとは大きな差は見られないが、感染者、死亡数はキューバの半数であった。

コロナ感染者や死亡数の報告は、その国におけるウイルスの検査回数に大きく影響される。検査回数が少ない国では、実際はコロナ感染死であってもコロナによる死亡とされずに、コロナによる死亡数が低く報告されている可能性がある。超過死亡は、見逃されたコロナによる死亡を含んでおり、より実態を反映している。

コロナ流行下における2020年1月1日から2023年4月末までの人口10万人あたりの累積超過死亡はキューバが525人、ハイチが176人で、ドミニカ共和国が50人であった（図1−16−4）。ワクチンの接種回数がキューバの10分の1であるハイチの超過死亡は、キューバの3分の1であった。ドミニカ共和国のワクチン接種回数はキューバの3分の1であったが、超過死亡は10分の1であった（図1−16−4）。

カリブ3カ国の比較から、BCG接種によるコロナウイルスへの非特異的な感染予防効果が、その後の頻回のワクチン接種によって失われた可能性がある。わが国も頻回のワクチン接種を推進したキューバと同じ経過である。日本が、パンデミック初期には欧米と比較して圧倒的にコロナウイルスの感染者数・死亡数が少なかったにもかかわらず、ワクチン接種を推進した後は、世界一の感染者数を記録するようになった理由を、ワクチン接種との関係から検討することも必要である。

（2024年3月1日、アゴラに掲載）

17　7回目コロナワクチン接種がわが国にもたらしたものは？

世界を見渡してみても、コロナワクチンを7回も接種しているのは日本だけである。7回目接種は2023年9月末から開始されたが、2024年2月末までに1700万人が接種を受けている。この間のコロナ感染者数の推移を示すが、累積のコロナ感染者数は、740万人に達する（図1−17−1）。

2023年5月にコロナ感染が5類へ移行してから、メディアは海外の感染状況を、ほとんど報道しなくなった。日本は7回目のワクチン接種後、JN.1株による10波に見舞われたが、海外の感染状況はどうであろうか。Worldometerのサイトから、各国における最近の感染状況を知ることができる。

図1−17−2には日本が7回目ワクチン接種を開始した9月以降における米国、ドイツ、英国、タイ、オーストラリアの感染状況を示す。日本以外の国では、2023年になってからは、ワクチンの追加接種はほとんど行われていない。日本のみ、新たに出現したJN.1株の流行に見舞われている。

これまでわが国では、コロナワクチンの接種を開始すると、必ずコロナの流行が続いて起きている。6回目接種は2023年5月20日から始まったが、9波のピークが3ヶ月後に観察された。今回も例外ではない。7回目接種の開始から4ヶ月後の2024年1月末に10波のピークが訪れた。9波による死亡数のピークは8月の2864人であり、8波のピーク時の死亡数と比較して3分の1であった。10波による死亡数はまだわからない（図1−17−3）。

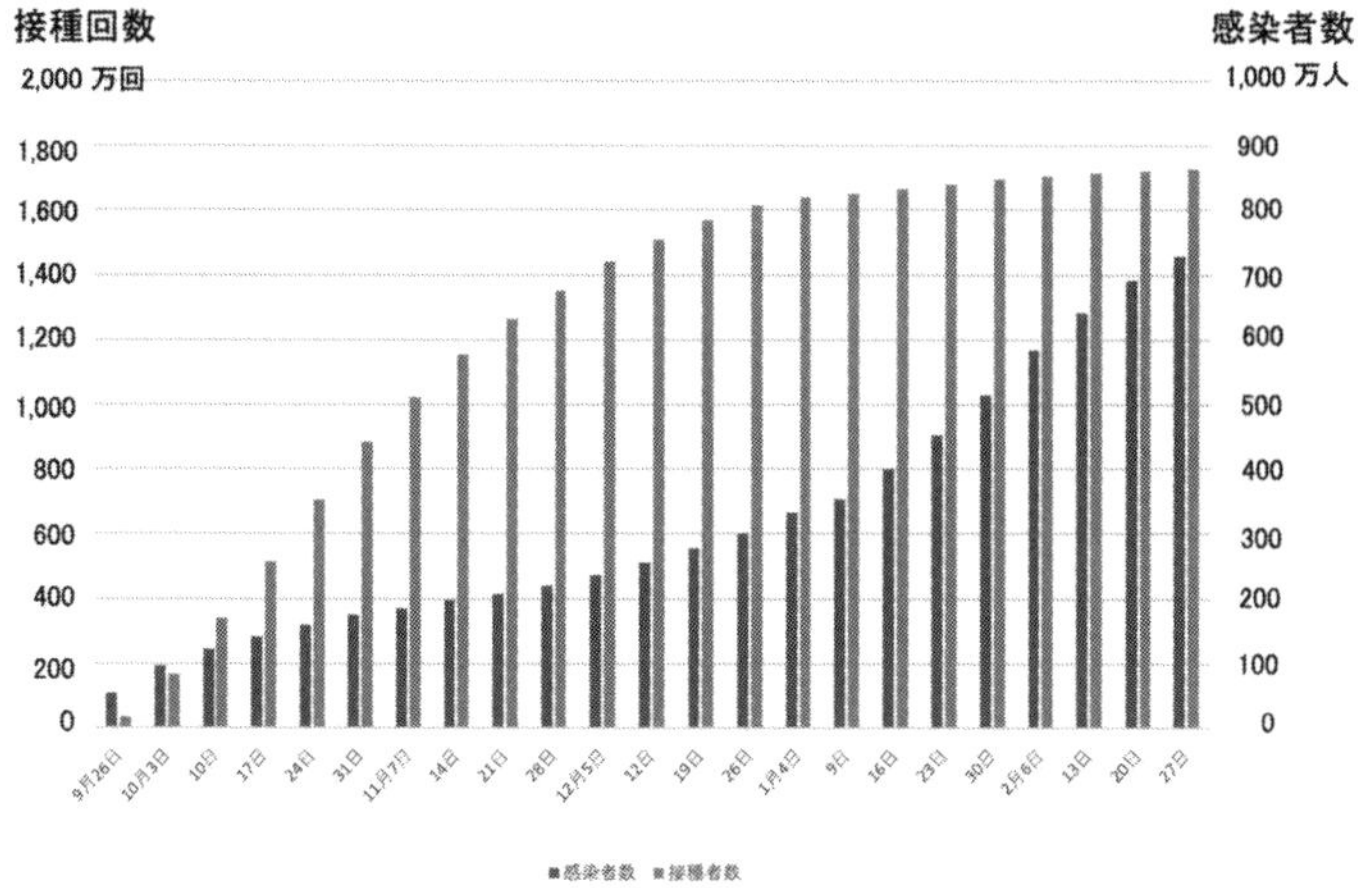

図1-17-1　7回目ワクチン接種後におけるコロナウイルス累積感染者数の推移

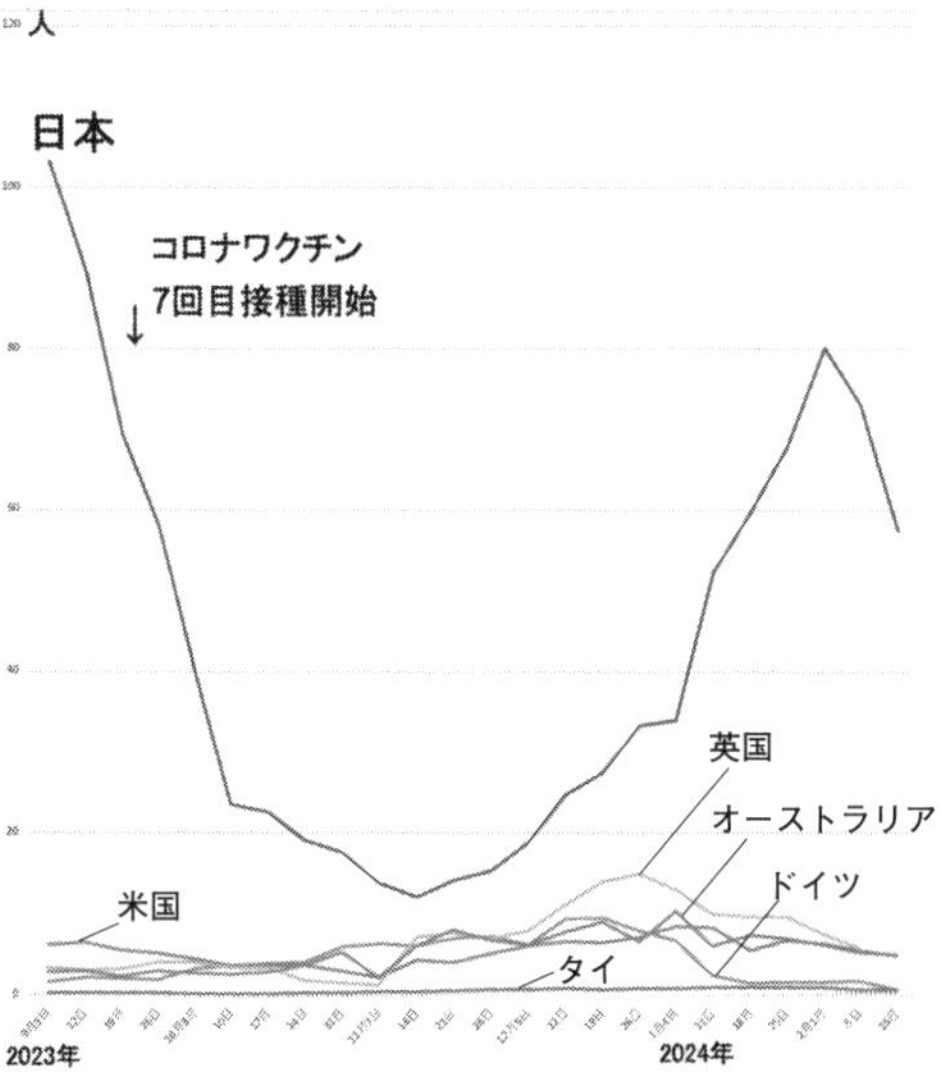

図1-17-2　2023年9月以降における各国の人口10万人あたりのコロナ感染者数

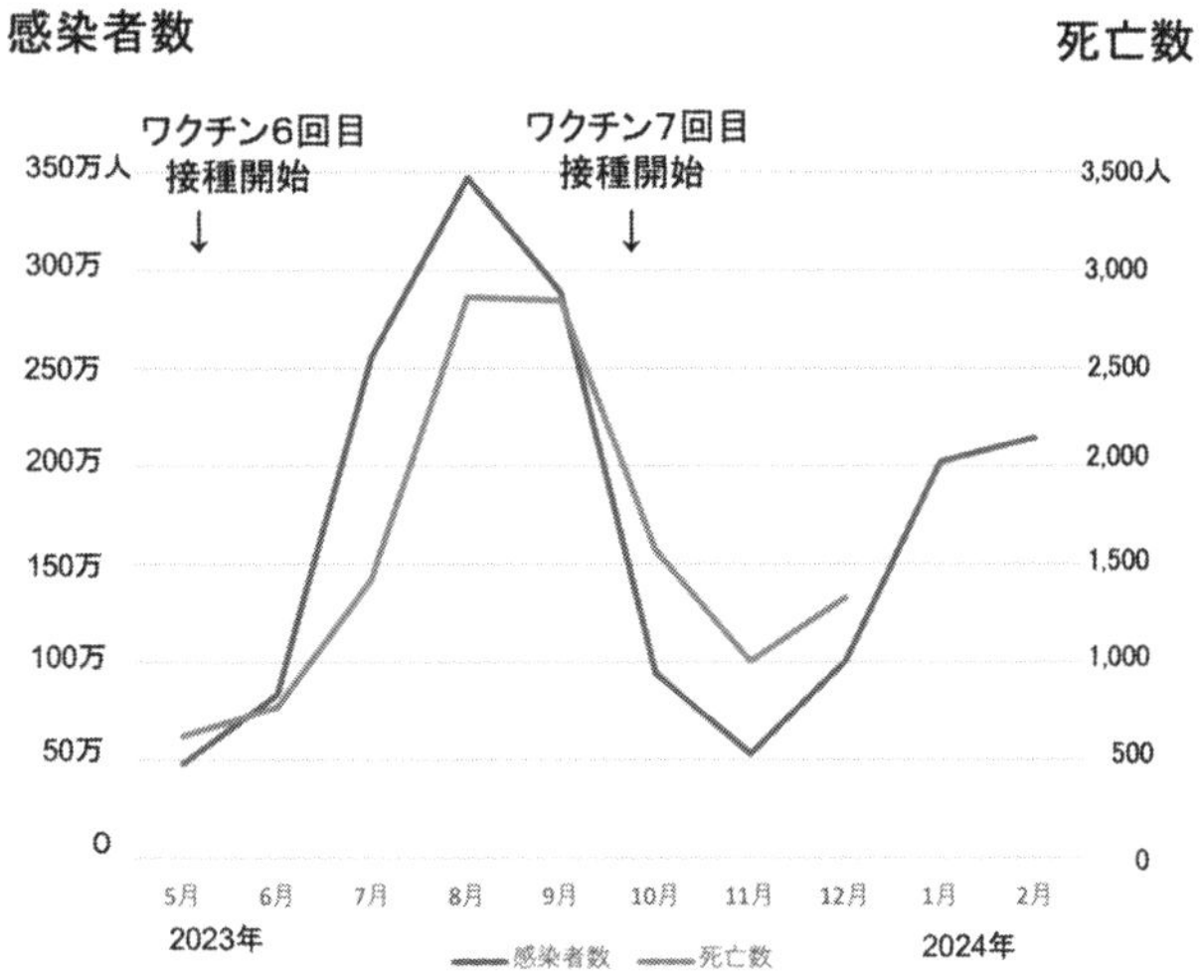

図1-17-3　５類へ移行した後のコロナ感染者、死亡数の推移

２０２０年3月以降に、わが国を襲ったコロナの流行は10波を数える（表1－17－1）。２０２０年に経験した従来株による流行は、その後に経験した流行と比較すると〝さざ波〟に例えられるレベルである。ワクチン接種を繰り返したにもかかわらず、回を追うごとに感染者、死亡数は増加し、7波、８波では、感染者数は１０００万人、死亡数も1万人を超えている。

コロナワクチンに感染予防効果がないことは明白である。日本では、コロナワクチンは感染を防ぐことはできないが、重症化予防効果に意味があるとして追加接種が行われてきた。従来株やアルファ株では2～5％あった致死率が、オミクロン株の出現により季節性インフルエンザ並みの０・1％まで下がったことを、ワクチンの効果と主張する意見もある。英国のデータでは、オミクロン株の出現を契機に、ワクチン接種群も未接種群も

表1-17-1　各流行波におけるコロナ感染者数、死亡数と致死率

流行波	流行株	期間	感染者数	死亡数	致死率
1波	従来株	2020年3月−5月	1.6万	773	4.7%
2波	従来株	2020年7月−9月	6.5万	536	0.8%
3波	アルファ株	2020年12月−2021年2月	28.4万	5,692	2.0%
4波	アルファ株	2021年4月−6月	32.2万	5,813	1.8%
5波	デルタ株	2021年7月−9月	90.4万	3,421	0.4%
6波	BA.1/.2	2022年1月−3月	483万	9,435	0.2%
7波	BA.5	2022年7月−9月	1,193万	12,128	0.1%
8波	BA.5	2022年11月−2023年1月	1,017万	18,597	0.2%
9波	XBB株	2023年7月−9月	916万	7,119	0.1%
10波	JN.1株	2023年12月−2021年2月	517万	-	-

コロナワクチン←1/2回目接種（3波と4波の間）
←3回目接種（5波と6波の間）
←4回目接種（6波と7波の間）
←5回目接種（7波と8波の間）
←6回目接種（8波と9波の間）
←7回目接種（9波と10波の間）

コロナ感染による致死率は激減している。日本で見られた致死率の低下も、ワクチンの効果ではなく、毒性の低いオミクロン株の出現によると思われる。

5類への移行後は、メディアがコロナの話題を取り上げることはめっきり減り、コロナ感染は終息したような感がある。しかし、9波の感染規模は、これまで最大の死亡数を数えた8波に匹敵する。10波においても、その規模は6波に等しい。

わが国では、ワクチン接種を開始すると、必ず続いてコロナの流行波に見舞われている。世界の大勢はワクチン接種を中止しており、コロナの流行も見られていない。わが国では今後、コロナワクチンを定期接種に導入することが予定されているが、世界の大勢とは外れた道を選択する理由を、厚労省は説明すべきである。

（2024年3月8日、アゴラに掲載）

第2章　コロナワクチンによる副反応

1　コロナワクチン後遺症の実態は？　厚労省研究班と後遺症患者会報告の比較

コロナウイルス感染罹患後の後遺症とともに、コロナワクチン接種後に遷延する症状（ワクチン後遺症）が問題となっている。両者の症状は共通するものが多い。表2―1―1は、筆者に紹介されたワクチン後遺症患者の一覧である。

中・高校生もいるが、それ以外は全員が中年女性である。血小板減少症のように、一つの臓器に限られた症状を示す場合もあるが、多くは一臓器に止まらず、多彩な症状がみられるのが特徴である。症状は重篤で、寝たきりや8〜10kgの体重減少が見られた症例もある。成人は休職を余儀なくされ、中・高校生も休学や退学している。

脱毛が主訴の1人を除いて、症状はワクチン接種から3週間以内に出現した。接種翌日から強い炎症反応が見られ、39℃の弛張熱が2ヶ月間も持続した症例や、頭髪が完全に抜け落ちるなど特異な症

表2-1-1　新型コロナワクチン後遺症患者の臨床像

症例	年齢	性	接種回数	主症状	発症日	持続期間	異常検査値	その他	
1）	15	男	2	微熱	2週後	＞16ヶ月		帯状疱疹	不登校
2）	12	女	1	倦怠感	2週後	＞12ヶ月	IgG,M高値	舌苔	
3）	17	男	1	倦怠感	1日後	＞13ヶ月		慢性疲労症候群	休学
4）	18	女	2	倦怠感	2週後	＞14ヶ月		休学	
5）	44	女	2	出血斑	1週後	＞17ヶ月	血小板1万	10kg体重減少	
6）	59	女	1	寝たきり	2週後	＞13ヶ月		胸水	
7）	48	女	2	倦怠感	1週後	＞16ヶ月		慢性疲労症候群	
8）	51	女	2	胸部圧迫感	2日後	＞15ヶ月	期外収縮	生理過多	
9）	37	女	1	発熱	1日後	＞13ヶ月	炎症反応高値	8kg体重減少	
10）	55	女	2	筋肉痛	2週後	＞12ヶ月			
11）	46	女	2	胸痛	3週後	＞14ヶ月	自己抗体陽性	期外収縮	
12）	40	女	2	脱毛	14週後	2ヶ月		コロナ感染	

筆者作成

状を示した症例も見られた。倦怠感が強く、２人は慢性疲労症候群と診断された。脱毛のみで全身症状が見られなかった１人を除いて、全員が症状の持続期間は1年を超えていた。

コロナワクチン後遺症で検索すると、厚労省ホームページには以下のような掲載がある。

Q：ワクチン接種後に遷延する症状（いわゆる後遺症）が生じるのでしょうか。

A：現時点においては、ワクチンが原因で後遺症が起きるという知見はありませんが、実態を把握する研究に取り組んでいます。研究班の調査結果では、症状の持続期間が31日以上の事例を含めて、現時点で懸念を要するような特定の症状や疾病報告の集中はみられず、多くの事例で症状は軽快あるいは回復しています。

厚労省のホームページにある説明と筆者が経験した症例とは随分様相を異にする。研究班の調査は、全国の専門的な医療機関に調査票を送付して、医師から提供のあった140人の情報を分析したものである。研究は「新型コロナワクチン追加接種並びに適応拡大にかかわる免疫持続性及び安全性調査研究班」に属する分担研究班「新型コロナワクチン接種後の遷延する症状に係る実態調査」（分担研究者、国立国際医療研究センター、大曲貴夫国際感染症センター長）が実施した。なお、研究事務局支援として株式会社アクセライズの名前が付記されている。

アクセライズは民間の医薬品業務受託機関（CRO）で、ホームページには業務内容として、臨床研究の企画、研究事務局支援、データマネージメント、解析、論文作成の受託が紹介されている。2021年度には、「新型コロナワクチン追加接種並びに適応拡大にかかわる免疫持続性及び安全性調査研究班」に12億2千万円の研究費が国から交付されているので、受託費用はその研究費で賄われたと想像される。

新型コロナワクチン後遺症患者の会も、320人の会員を対象に厚労省研究班とほぼ同じ内容のアンケート調査を行っている。今回、患者会から筆者に調査結果の活用を目的にデータの提供があった。研究班の調査と異なる点は、会員に対する事前調査で得られた情報をもとに124の症状を抽出し、患者本人あるいは保護者からそれぞれの症状の有無を確認している点である。このような工夫で、症状を漏れなく拾い上げることが可能となった。また、後遺症症状をワクチン接種後に持続的あるいは

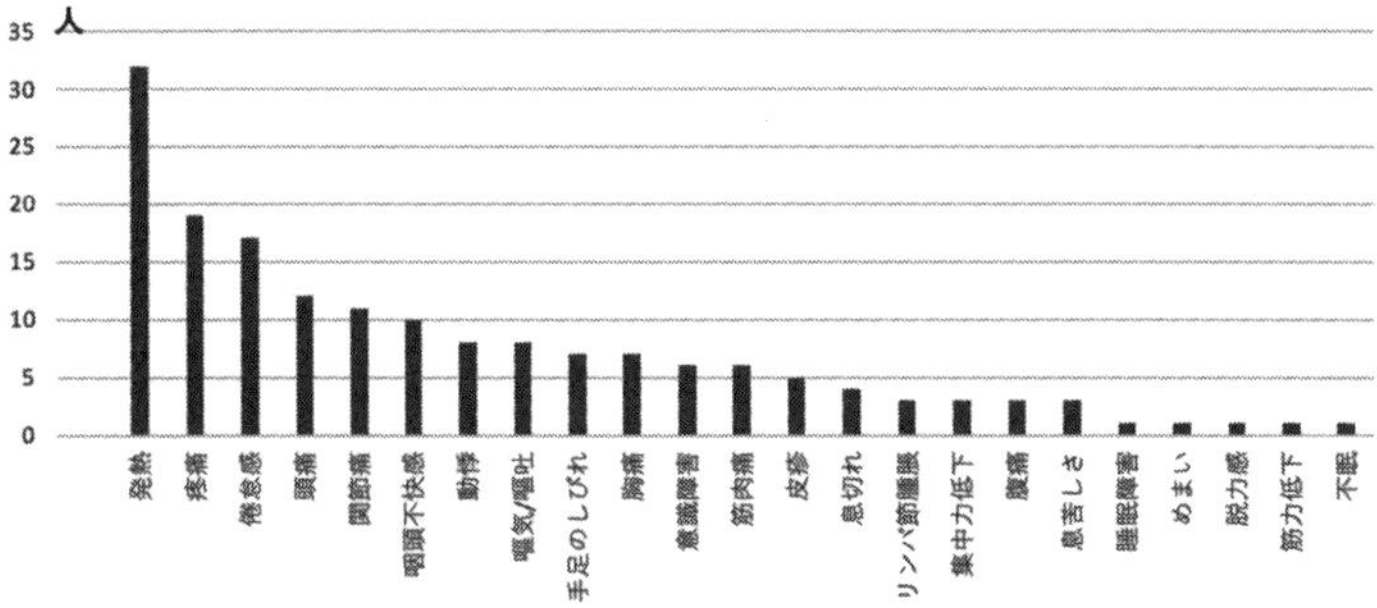

図2-1-1　ワクチン接種後生活に最も支障ある症状
2023年7月28日開催第94回厚生科学審議会資料

断続的に1ヶ月以上続く場合と定義し、数日で消失した症状やワクチン接種前からあった症状は含んでいない。Google formで作成したアンケートフォームをメールで送付したので、調査費用はかかっていない。すべて会員の手弁当である。

研究班の調査では、後遺症の症状として26症状が挙げられており、それぞれの症状の有無を医師がチェックするようになっている。さらに、日常生活で最も支障をきたした症状を記載する欄が設けられている。報告書には、最も支障をきたしたものとして79の症状が記載されているが、図2―1―1には、その中で頻度の高い症状を示す。最も頻度が高いのは発熱・疼痛であった。

89人については症状の持続期間が記載されているが、7日以内が47人、28日以内が59人と大部分を占め、1年間以上症状が続いたのは6人に過ぎなかった。6人についても、その後に軽快あるいは回復しており、未回復であるのは3人に過ぎない（図2―1―2）。

患者会の報告ではのべ7551の症状が報告されており、1人あたり平均24の症状を抱えていた。頻度が高い症状は倦怠感、疲

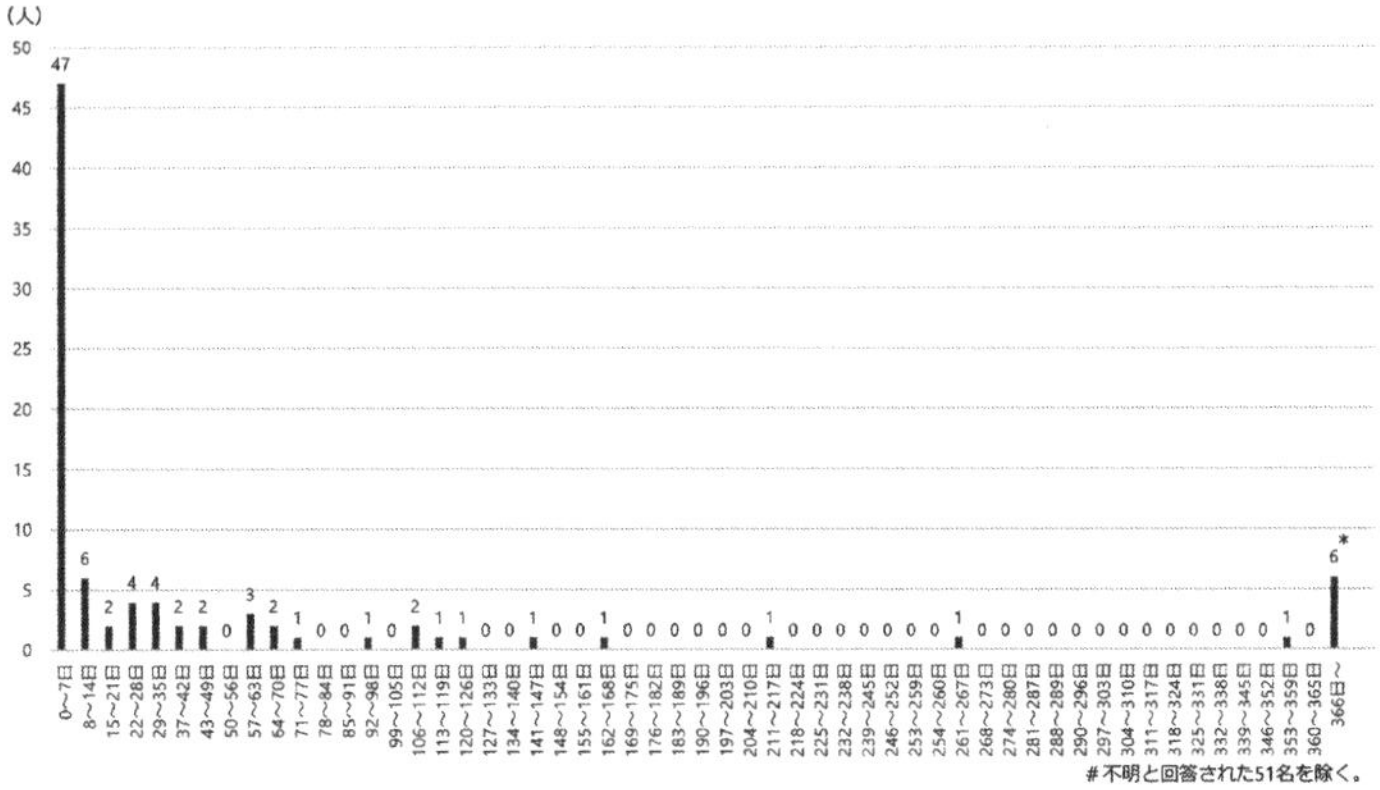

図2-1-2　最も支障ある症状の持続期間

2023 年 7 月 28 日開催第 94 回厚生科学審議会資料

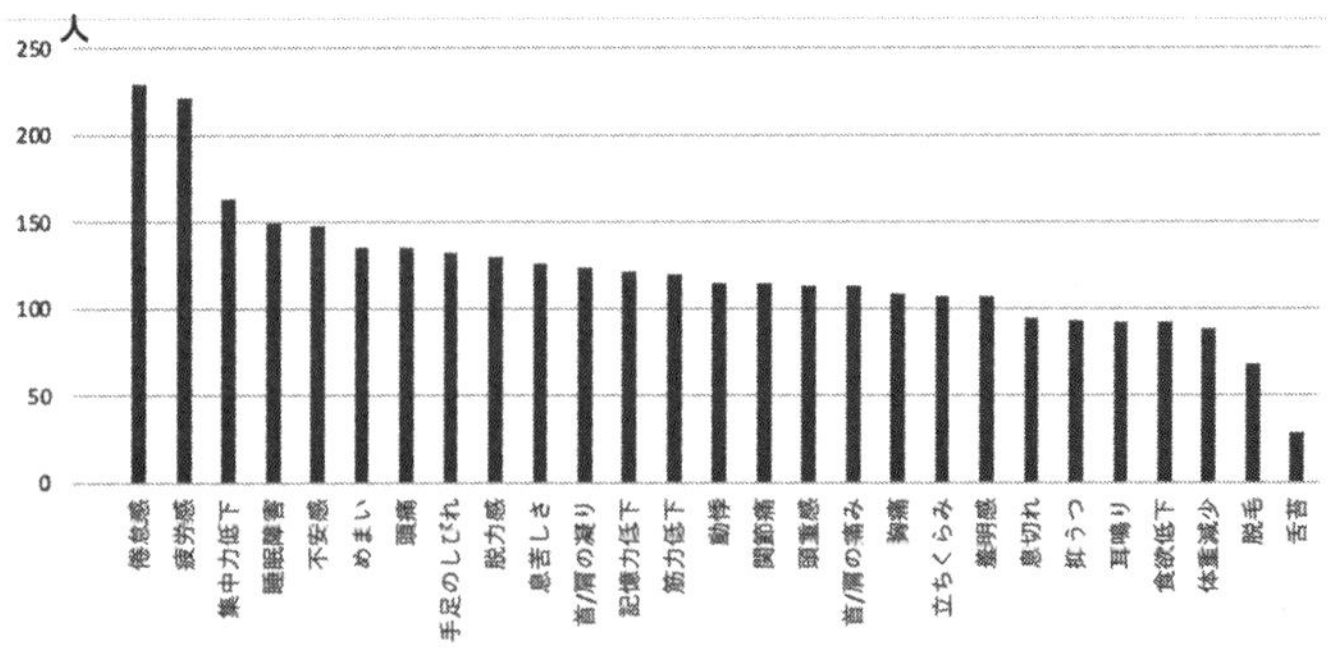

図2-1-3　コロナワクチン後遺症でみられる症状

新型コロナワクチン後遺症患者の会提供

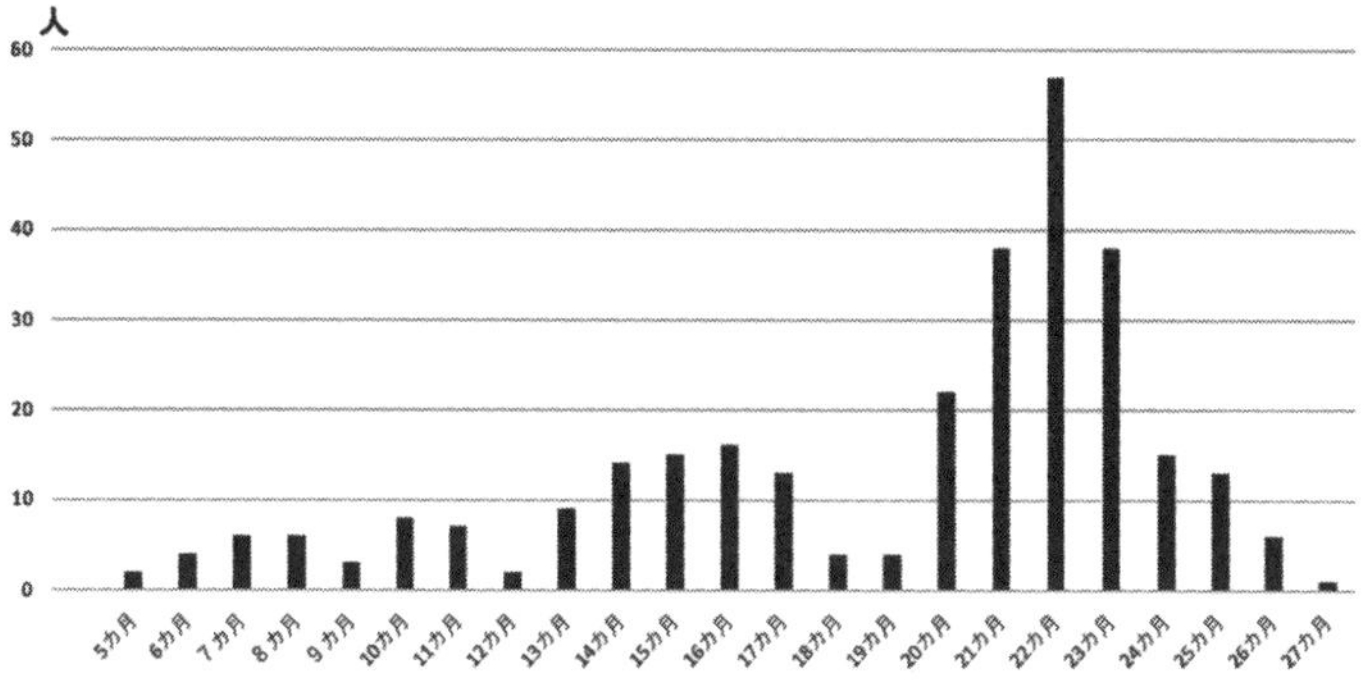

図2-1-4　コロナワクチン後遺症の持続期間
新型コロナワクチン後遺症患者の会提供

労感、集中力の低下、睡眠障害であった。特異な症状として、筆者の検討でも見られた脱毛が68人、舌苔が28人にみられた(図2―1―3)。

患者会の報告では、完治したのは４人(１・３％)に過ぎず、改善傾向の１３１人(40・９％)を加えても半数以下であった。89人(27・５％)については悪化傾向であった。図2―1―4に、完治していない３１６人のうち症状の持続期間が判明した３０３人における症状の持続期間を示す。２６７(88・１％)は１年以上、35人(11・６％)は2年以上症状が続いている。持続期間の判定は２０２３年7月の時点なので、今後、更に延びることが予想される。

研究班の報告と患者会の報告とでは、症状の頻度、持続期間、転帰に大きな違いがみられた。研究班の報告では、ワクチン接種直後にみられる発熱、注射部位の痛み、頭痛などを含むのに対して、患者会の報告では、症状が接種後1ヶ月以上続く場合のみを取り上げたことによる。研究班の症例の66％は、症状の持続期間が28日以内であるので、患者会の後遺症とする定義か

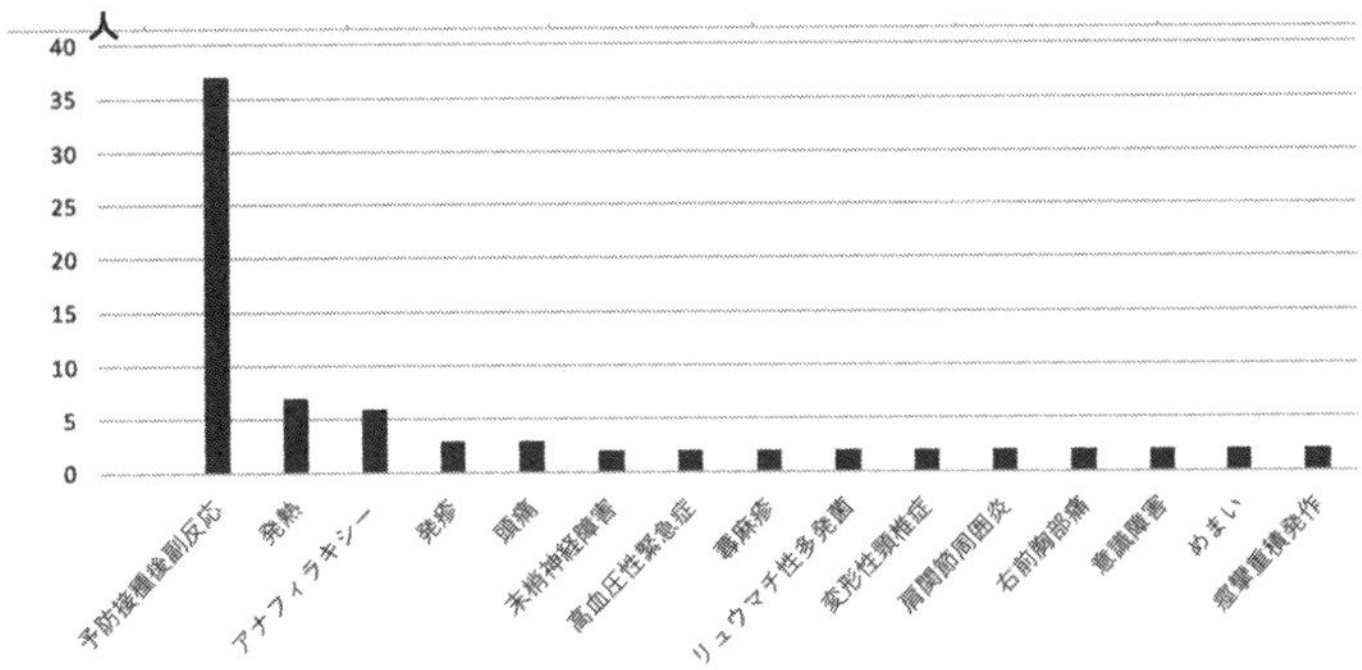

図2-1-5　ワクチン接種後の症状に対する確定病名
2023年7月28日開催第94回厚生科学審議会資料

らは外れることになる。筆者の検討でも、ワクチン後遺症の特徴は症状が多彩であることであった。研究班の報告よりも、1ヶ月以上続いた症状を漏れなく記載した患者会の報告が、よりワクチン後遺症の実態を反映していると考えられる。

研究班の報告書には79種類の確定病名が記載されていたが、そのうち2人以上の診断がある15種類の病名を示す（図2−1−5）。予防接種後副反応、発熱、アナフィラキシー、発疹、頭痛と続くが、医師の立場からすると、確定病名に発熱、発疹、頭痛を含んでいることに違和感がある。確定病名にはICD（国際疾病分類）10コードが記載されているが、R00〜R99は症状、徴候および異常臨床所見・異常検査所見で他に分類されないものを示すコードで、病名ではない。発熱：R509、発疹：R21、頭痛：R51など報告された79種類の病名のうち、21種類にはRコードが付けられていた。

アナフィラキシーはワクチン接種直後に発症する副反応であり、ワクチン後遺症に含むことに違和感がある。また、病名が痙攣重複発作と記載されていたが、重積発作の間違いかと思わ

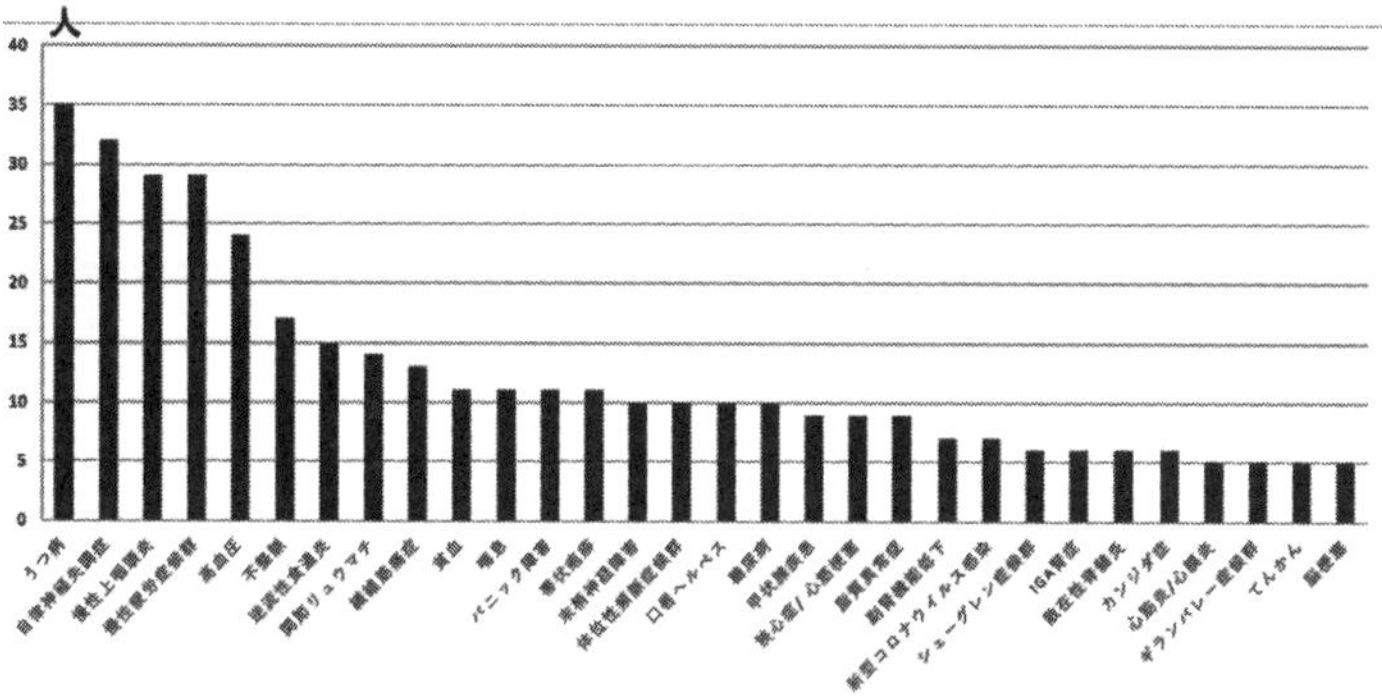

図2-1-6　コロナワクチン後遺症に対する診断名
新型コロナワクチン後遺症患者の会提供

れる。重積という言葉は、一般には聞き慣れないかもしれないが、医師であれば間違えることはあり得ない。

医師から患者会会員が診断を受けた病名のうち、5人以上を含む病名を示す（図2－1－6）。研究班の報告と異なり、症状は含まれていない。うつ病、自律神経失調症、パニック障害など心の病とする診断が多い。長期間続く多彩な症状に対して、筋痛性脳脊髄炎／慢性疲労症候群、線維筋痛症、体位性頻脈症候群（POTS）などの病名が付けられている。関節リウマチ、甲状腺炎、シェーグレン症候群、血小板減少性紫斑病などの自己免疫疾患もみられる。多発性神経炎、散在性脳脊髄炎、ギラン・バレー症候群、顔面神経麻痺など、これまでもワクチン接種後副反応と知られている神経疾患が含まれている。帯状疱疹、口唇ヘルペス、カンジダ感染などは免疫能の低下を示唆しているかもしれない。比較的稀な病名としては、副腎機能低下（7人）、IgA腎症（6人）がある。

厚労省のホームページには、「研究班の調査結果に基づき、現時点ではワクチン後遺症として懸念を要するような特定の症状や疾病の報告の集中は見られず、転帰についても多くの事例で軽快または回復していることが確認された」と説明されているが、筆者の経験や患者会の報告とは大きな隔たりがある。とりわけ研究班の報告は、ワクチン接種直後にみられた副反応を含んでおり、28日間以上症状が持続した症例は30人に過ぎない。新型コロナワクチン後遺症患者の会の報告を参考に、症例を増やして再検討すべきである。

武見厚労大臣は、2023年12月5日の定例記者会見で、ワクチン後遺症についての質問に次のように答えている。「研究班の報告では、懸念を要する特定の症状や疾病の集中は見られなかった。現時点では、問題は起きていない」。国としては、コロナワクチン後遺症の存在を認めたくないようである。医師から見て、問題点の多い研究班の報告が、その目的に利用されているようである。

（2023年10月21日、アゴラに掲載）

2　コロナワクチンの接種により、日本のがん死亡は増加したか？

SNS上では、コロナワクチン接種後にがんの進行が加速したとか、知り合いが進行がんを発症し短期間で死亡したといった情報が溢れており、〝ターボがん〟なる造語も拡散している。コロナワクチンの接種によってがん死亡が増加したか否かは、国民にとって関心の的である。しかし、まだワクチン接種が始まって2年足らずであり、ワクチン接種によってがんによる死亡が増えたかを見極める

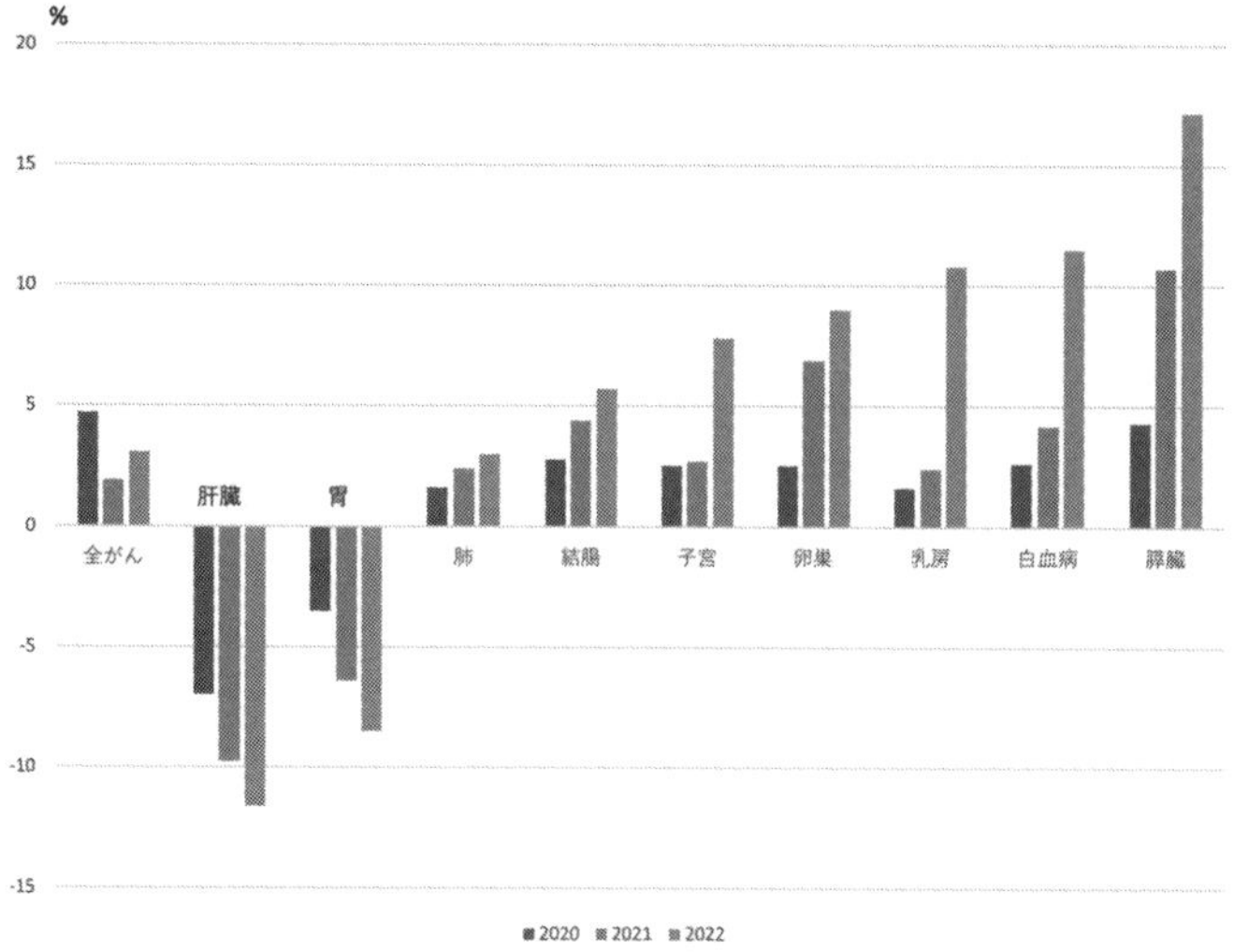

図2-2-1　コロナ流行前と流行後におけるがんによる死亡数の変化

には、中・長期の観察が必要である。

　コロナワクチンは、一種の遺伝子治療である。過去を振り返れば、がん、とりわけ白血病の発症は、遺伝子治療における最大の懸念事項であり、コロナワクチンが遺伝子治療であることを考慮すれば、この問題に触れないわけにはいかない。全国を対象にした人口動態統計やがん登録を用いて、がん死亡の推移を注視する必要がある。

　つい最近、２０２３年6月2日に、２０２２年の人口動態統計が公表された。この統計には年次の総死亡数のほか、個々の死因における死亡数が含まれている。がんについても、総数のほか、胃がん、肺がん、白血病といった個々のがんの死亡数も記載されている。ワクチン接種前後を比較することで、ワクチン接種が個々のがんによる死亡数の増減に影響を与えたかを知ることが可能である。

　図２-２-１は、２０２０年、２０２１年、２０

22年のがんによる死亡数と、2016年から2019年のがん死亡の平均との差を算出して、平均に対する割合をグラフ化したものである。4年間のがんによる年間総死亡数の平均は、37万4083であるが、2020年、2021年、2022年の死亡数は、それぞれ、39万1545、38万1505、38万5787であった。平均との差は、1万7462、7422、1万1704であり、その差の平均に対する割合は、4・7%、1・9%、3・1%であった。

わが国でコロナの流行が始まったのは2020年以降であり、コロナワクチンの接種は2021年からである。ワクチン接種のがん死亡に与える影響は、2020年と2021年、2022年を比較することで知ることができるが、ワクチン接種の普及と発症から死亡までの期間を考慮すると2022年の死亡数がより重要である。

ワクチン接種前の2020年と比較して、接種後の2021年、2022年の全がんの死亡数は減少しており、コロナワクチンの接種ががん死亡を増加させたという結果は得られていない。とりわけ2020年、2021年、2022年の肝がんの減少率は、△7・0%、△9・8%、△11・8%、胃がんの減少率は△3・5%、△6・4%、△8・5%と著しい。

しかし、個々のがんのなかには、子宮がん、卵巣がん、乳がん、白血病、膵臓がんのようにワクチンの接種開始後、とりわけ、2022年に死亡数が増加したがんもある。

図2-2-2は、ワクチン接種後に死亡数が増加した5種のがんについて、過去10年間の死亡数の推移を示す。膵がん、卵巣がんは一貫して死亡数は増加しているが、乳がん、子宮がん、白血病は、2

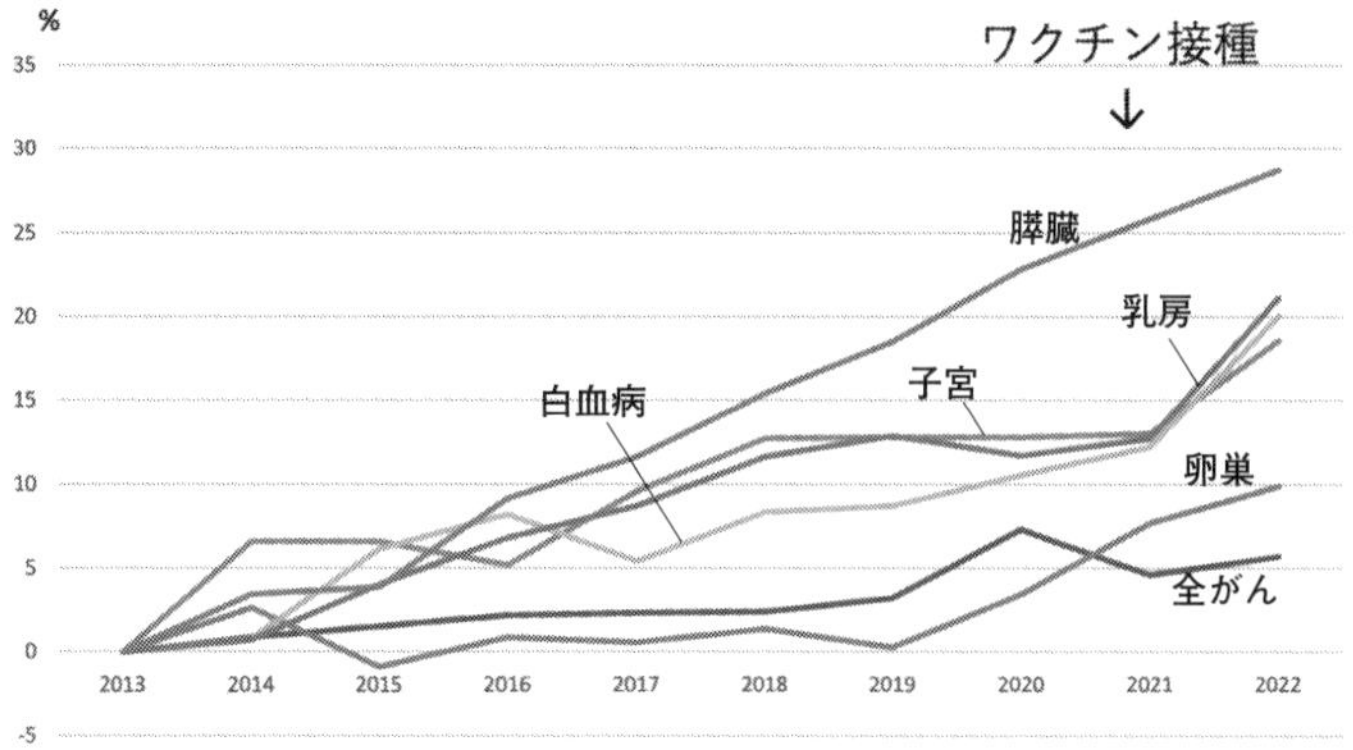

図2-2-2　過去10年間におけるがんによる死亡数の推移

０２１年と比較して２０２２年に急峻な増加が見られる。２つのグラフからは、子宮がん、乳がん、白血病の死亡数はコロナワクチン接種開始後に増加したように見えるが、コロナワクチンによって、子宮がん、乳がん、白血病死が増加した理由を説明できるだろうか？

コロナワクチンの接種によって体内に産生されたスパイクタンパクは、細胞表面にあるＡＣＥ２受容体と結合するが、最近の研究によると、スパイクタンパクはエストロゲン受容体とも結合し、転写を活性化することが判明した。乳がん細胞株の培養液に、エストロゲンの一種であるエストラジオールを添加すると乳がん細胞は増殖するが、選択的エストロゲン受容体拮抗薬であるラロキシフェンを添加すると増殖は阻害される。スパイクタンパクも同様に、培養液に添加すると、乳がんの細胞株は増殖し、ラロキシフェンの添加により増殖は阻害される。エストロゲン受容体は乳がんのほか、子宮がんや卵巣がんにも発現している。このことから、ワクチンを接種して体内にスパイクタンパ

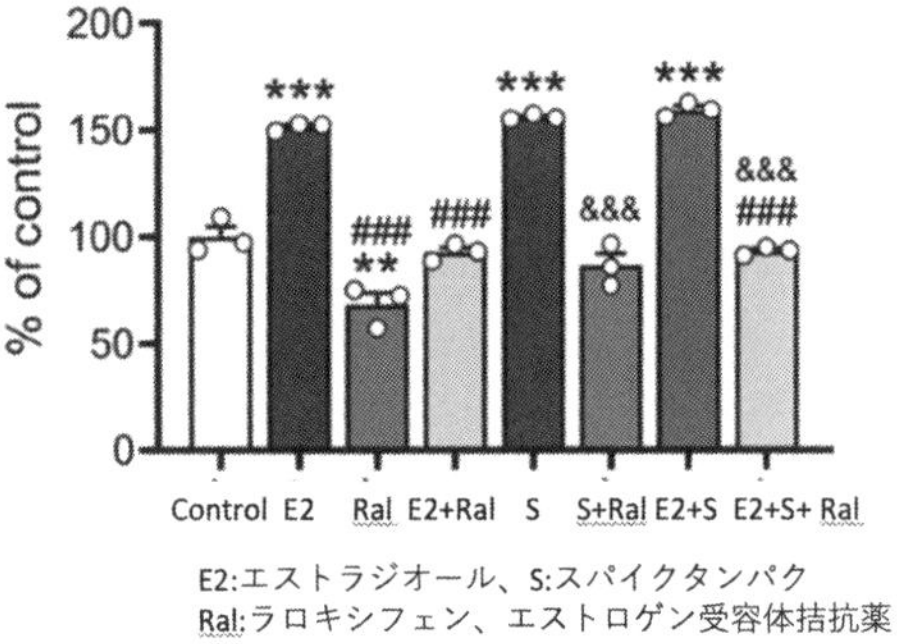

図2-2-3　スパイクタンパクは乳がん細胞株の増殖を促進する

クが産生されると、乳がんや子宮がん、卵巣がんの進行を早める危険性がある。昨年末に発表された基礎的論文で指摘された懸念が、実際の臨床データで裏付けられたことになる。

表2−2−1には、先天性免疫不全症などの遺伝性疾患に対する遺伝子治療における白血病発生のリスクを示す。遺伝子治療の発展には、がん化のリスクを軽減し、安全な遺伝子導入技術を開発することが最も重要である。遺伝子治療の開発初期には、遺伝子導入にレトロウイルスベクターが用いられたが、30〜100%と極めて高頻度に白血病を発症した。導入遺伝子がヒトの遺伝子に組み込まれる際に、挿入部位の近傍にあるがん遺伝子を活性化したことががん化の原因と考えられる。より安全とされるレンチウイルスベクターによる遺伝子治療を受けた67人の副腎白質ジストロフィーの患者からも、3人に骨髄異形成症候群が発症した。

　現在、コロナワクチンについて研究者の間で最も関心を集めているのは、コロナワクチンへのプラスミドDNAの混入の疑いである。mRNAとは異なり、DNAはヒトの遺伝子に組み

表2-2-1　遺伝子治療にともなう白血病発生のリスク

対象疾患	ベクターの種類	症例数	白血病を発症した例数	白血病の病型	白血病の発症時期
重症複合型免疫不全症	レトロウイルス	20	6	急性リンパ性白血病	2～14年後
ウイスコットアルドリッチ病	レトロウイルス	10	6	急性リンパ性白血病	1.5～5年後
慢性肉芽腫症	レトロウイルス	2	2	骨髄異形成症候群	5ヶ月後
副腎白質ジストロフィー	レンチウイルス	67	3	骨髄異形成症候群	14, 26, 92ヶ月後

込まれる可能性がある。ｍＲＮＡワクチンの製造工程ではプラスミドが原料となるが、最終工程でプラスミドを除去することが必要で、その混入は基準値以下でなくてはならない。ファイザー社およびモデルナ社のワクチンサンプルを次世代シークエンサーで遺伝子解析を行ったところ、欧州医薬品庁（ＥＭＡ）の基準値を上回るプラスミドの混入が見られた。とりわけ、ファイザーのｍＲＮＡワクチンから、ＤＮＡ腫瘍ウイルスのプロモーター配列が見つかったが、この配列はヒトゲノムに取り込まれると近傍遺伝子の転写活性を高める働きがある。もし、がん遺伝子の上流に組み込まれると、がん遺伝子を活性化して発がんリスクが高まる。

これまで、遺伝子治療後の発がんは血液細胞に限られており、今回、エストロゲン受容体が関係する婦人科系腫瘍と並んで、白血病の増加が見られたのは気になるところである。遺伝子治療後の白血病の発症時期が、０・５～14年後の広範囲であることから、今後も長期間の観察が必要である。

今回の検討では、思いのほかワクチン接種後の早期から、一部のがんによる死亡数の増加が観察された。乳がん、子宮がんの増加は、今回の結果が得られる以前から懸念されていたことである。とりわけ、エストロゲン受容体の発現が見られる婦人科系腫瘍の既往歴がある場合には、スパイクタンパクが血液中に持続的に検出される場合には再発リスクが高まる可能性がある。エストロゲン受容体拮抗薬が再発リスクを軽減できるかを検討することも考慮する必要がある。

（2023年6月8日、アゴラに掲載）

3　2023年になってわが国のがん死亡は増えたのか？

昨年（2023年）は例年になく、がんで亡くなった知人の訃報を受け取る機会が多かった。SNS上では、コロナワクチンの影響だと騒がしいが、実際のところはどうだろうか。

国立感染症研究所（感染研）は、全ての原因を含む超過死亡のほか、死因別の超過死亡も発表している。図2-3-1は、コロナの流行が始まった2020年1月から2023年6月までの、がんによる超過死亡を示す。2022年12月までは、超過死亡を示す週が多かったのが、2023年に入ると、途端に過小死亡を示す週が多くなっている。2023年は、日本のがん死亡は減ったのだろうか。

人口動態統計には、昨年の7月までのがんによる死亡者数が報告されている。2023年7月までのすべてがんによる死亡数は、ほぼ、前年と同様に推移しており、過小死亡を示すほどの減少はみられていない（図2-3-2）。

郵便はがき

料金受取人払郵便

神田局
承認

1163

差出有効期間
2025年10月
31日まで

101−8791

507

東京都千代田区西神田
2-5-11出版輸送ビル2F

㈱花 伝 社 行

お名前《ふりがな》

お電話

ご住所（〒　　　　　　　）
（送り先）

◎新しい読者をご紹介ください。

お名前《ふりがな》

お電話

ご住所（〒　　　　　　　）
（送り先）

読者カード

このたびは小社の本をお買い上げ頂き、ありがとうございます。今後の企画の参考とさせて頂きますのでお手数ですが、ご記入の上お送り下さい。

書 名

書についてのご感想をお聞かせ下さい。また、今後の出版物についての意見などを、お寄せ下さい。

購読注文書◎

ご注文日　　年　月　日

書　　名	冊　数

金は本の発送の際、振替用紙を同封いたしますのでそちらにてお支払いください。
おご注文は TEL03-3263-3813 FAX03-3239-8272
た、花伝社オンラインショップ https://kadensha.thebase.in/
も受け付けております。（送料無料）

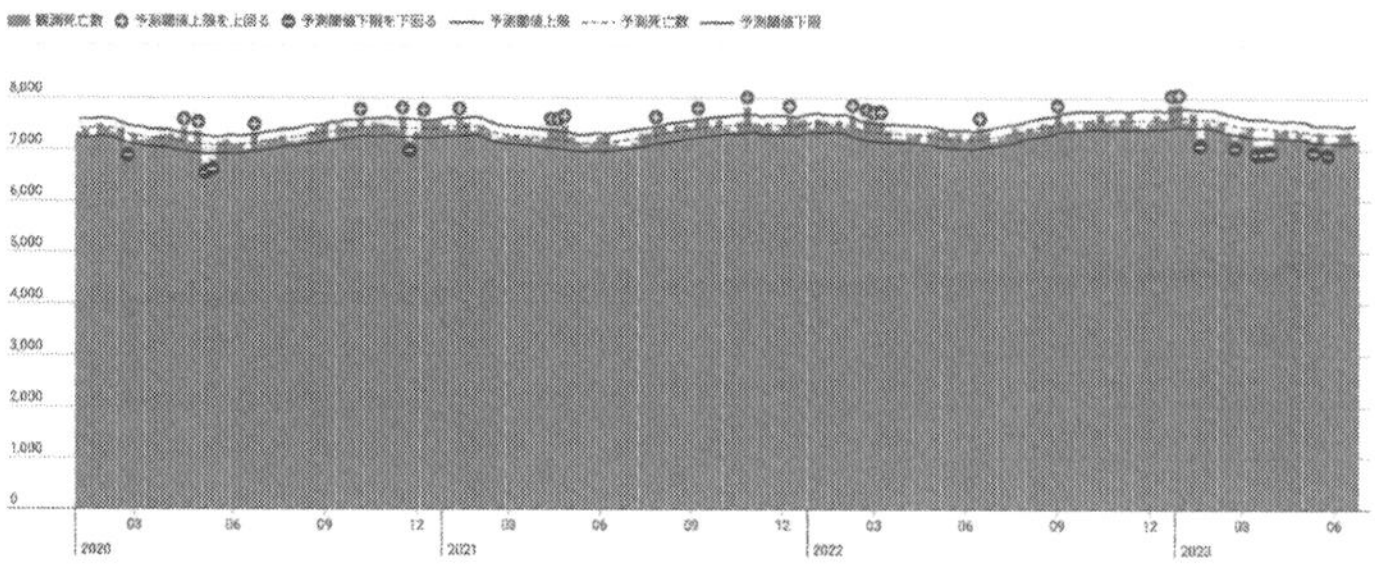

図2-3-1　日本におけるがんによる超過死亡の推移

国立感染症研究所

感染研の発表では、全死亡についても、２０２３年に入ると一転して超過死亡はみられなくなったが、そのカラクリは、予測死亡数の嵩上げにある。がんによる超過死亡についても、同様なことが見られるかを検討したところ、全死亡と同様に、２０２３年のがんによる予測死亡数は２０２２年と比較して多く見積もられていた（図2-3-3）。

人口動態統計には、総数のほか、個々のがんの死亡数も記載されている。図2-3-4は、２０２０年、２０２１年、２０２２年のがんによる死亡数と、２０１６年から２０１９年のがん死亡の平均との差を算出して、平均に対する割合を示したものである。わが国でコロナの流行が始まったのは２０２０年以降であり、コロナワクチンの接種は２０２１年からである。ワクチン接種ががん死亡に与える影響は、２０２０年と２０２１年、２０２２年を比較することで推測できるが、ワクチン接種からの期間を考慮すると、２０２２年との比較が重要である。全てのがんを対象とした場合には目立った変化はないが、個々のがんでは、２０２０年と比較して、２０２２年に増加したがんと減少したがんが見られた。とりわけ、卵巣がん、

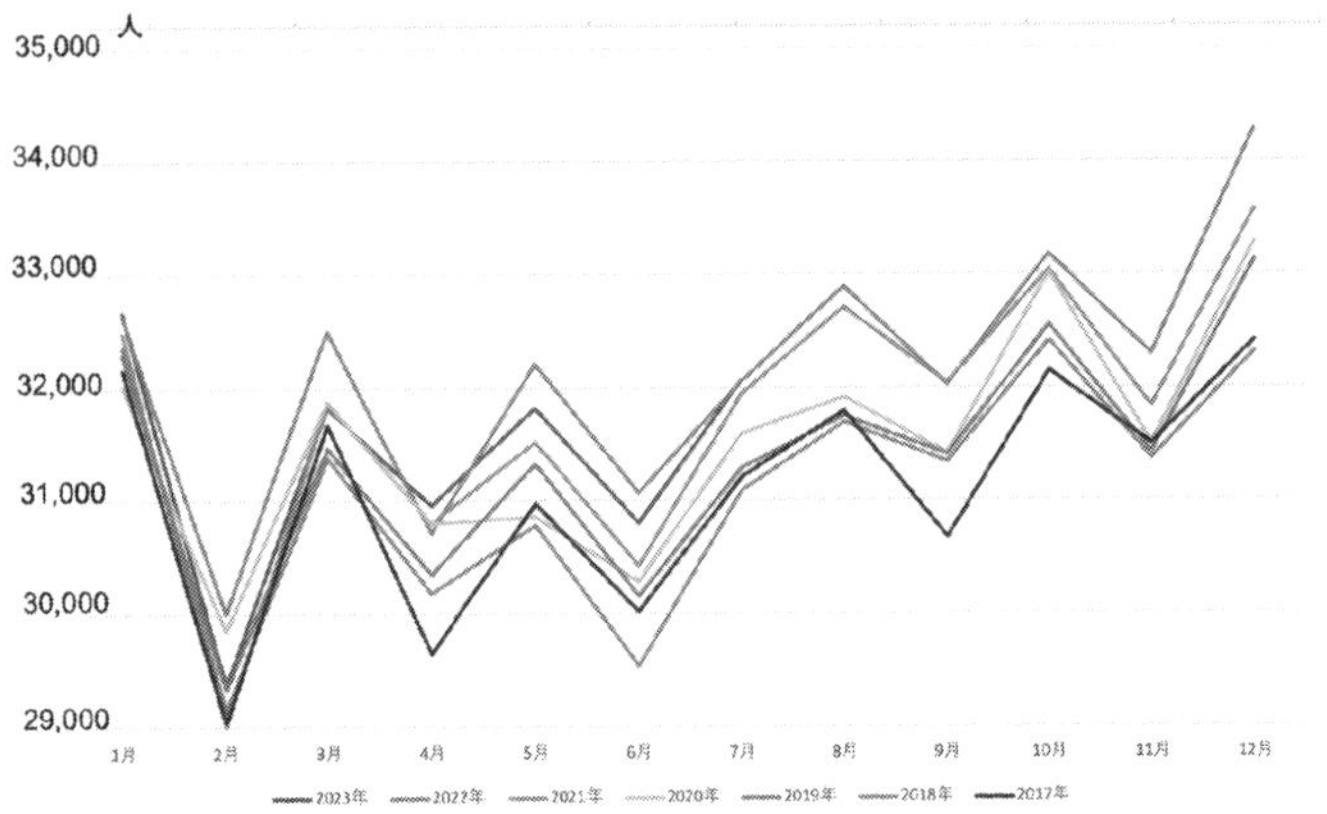

図2-3-2　2017年から2023年における月別のがんによる死亡数の推移
人口動態統計

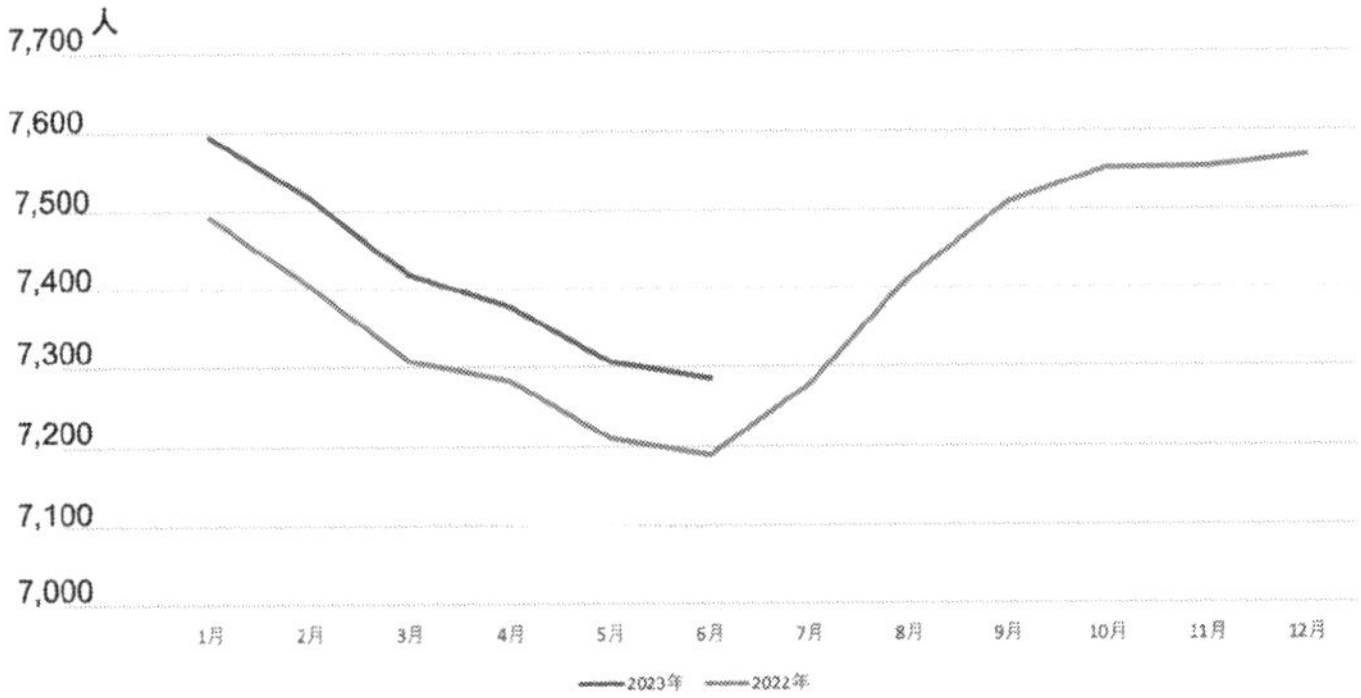

図2-3-3　2022年と2023年の予測死亡数の比較
国立感染症研究所

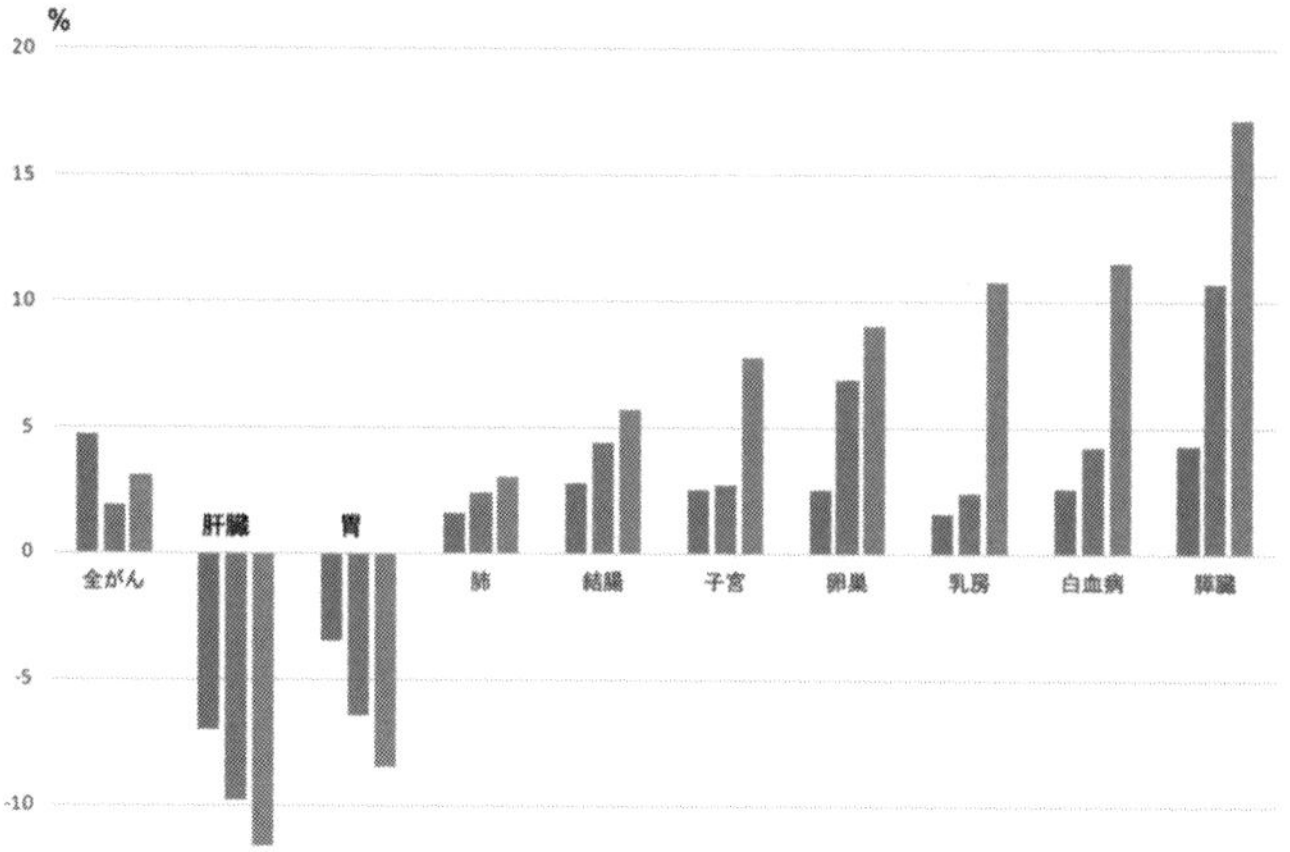

図2-3-4　新型コロナウイルスの流行前後におけるがんによる死亡数の変化
人口動態統計から筆者作成

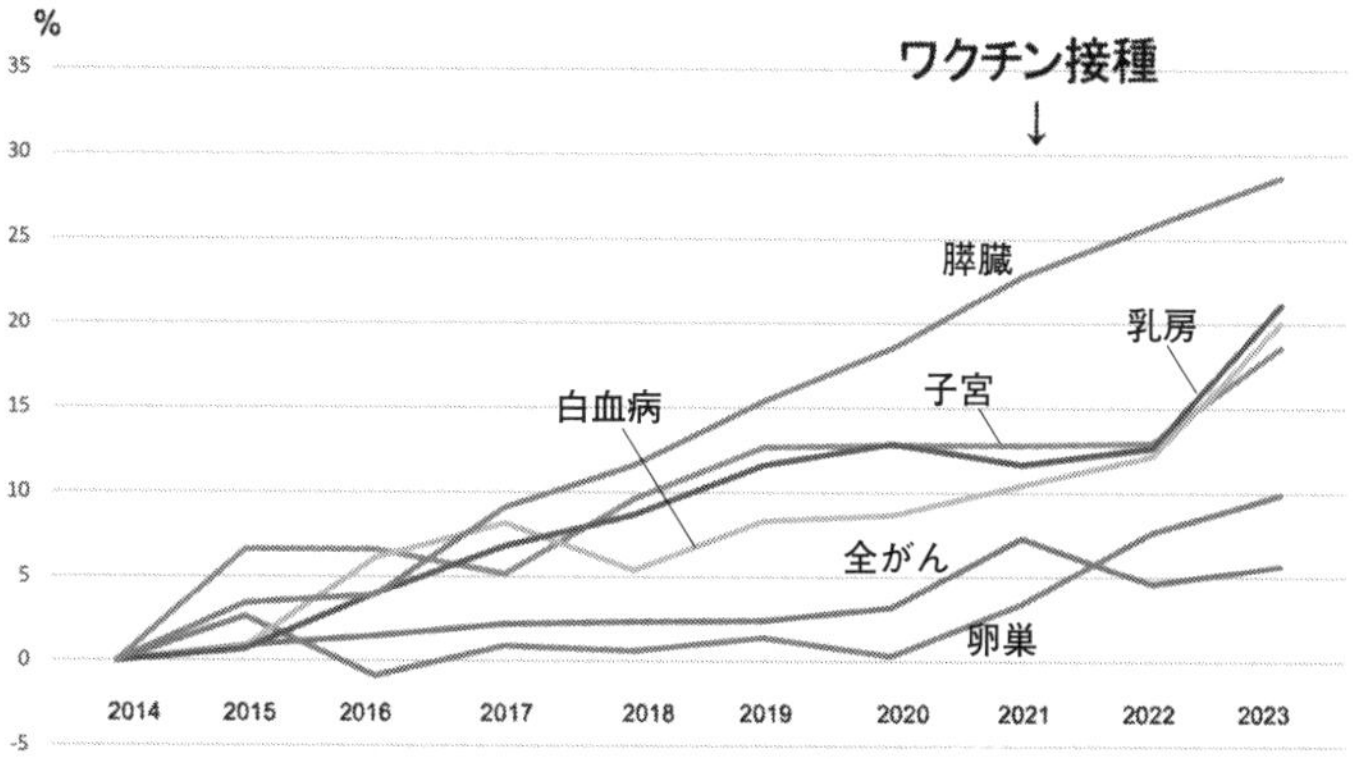

図2-3-5　過去10年間におけるがんによる死亡数の推移
人口動態統計から筆者作成

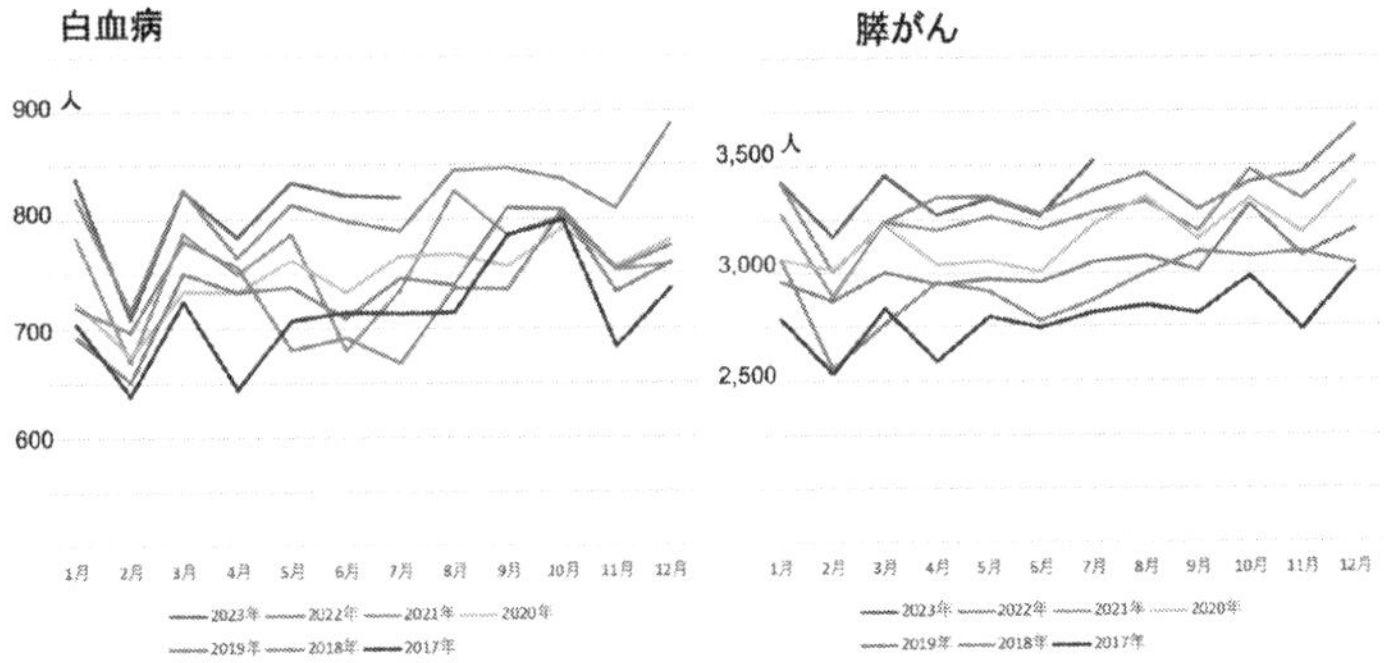

図2-3-6　白血病と膵がんによる死亡数の月別推移

人口動態統計

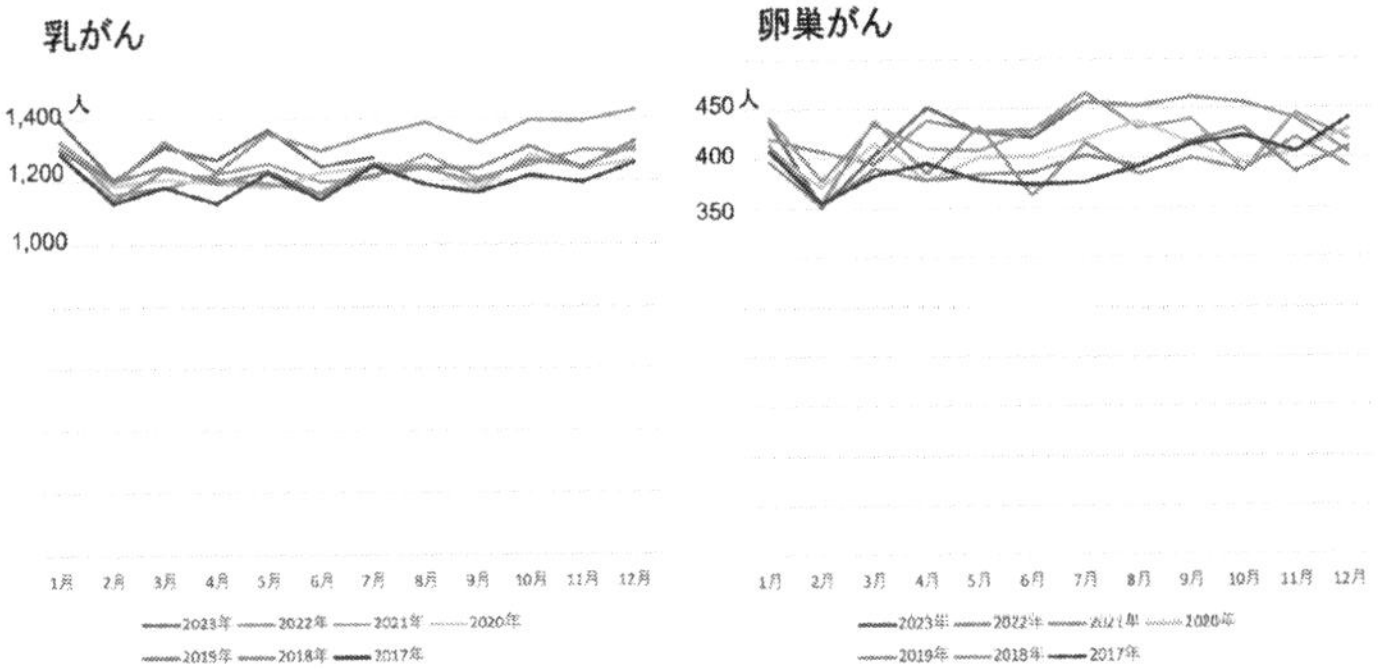

図2-3-7　乳がんと卵巣がんによる死亡数の月別推移

人口動態統計

乳がん、白血病、膵がんにおいて増加が、胃がんと肝がんについて減少が目立つ。

図2-3-5には、全がんに加えて、ワクチン接種後に死亡数が増加した5種のがんについて、過去10年間の死亡数の推移を示す。膵がん、卵巣がんについては、一貫して死亡数は増加しているが、乳がん、子宮がん、白血病では、2022年には、それまでの傾向とは逸脱して急峻な増加が見られた。

次に、増加が顕著であった5種のがんについて、2017年から2023年7月までの死亡数の推移を月別に示した。図2-3-6には、白血病と膵がん、図2-3-7には乳がんと卵巣がんの推移を示す。4種のがんとも、2023年は2022年とほぼ同様に推移し、2020年と比較して各月ともに増加を示した。

2023年のがんによる死亡数は、筆者が先に示した2022年とほぼ同じ傾向を示した。高齢化とがん治療の進歩によって、がんによる死亡数は大きく影響を受ける。上記の結果を確認するために、今後さらに、年齢調整死亡数や厳密な統計学的解析を加えた検討を予定している。

（2024年1月22日、アゴラに掲載）

4　年齢調整してもコロナワクチン接種後にがん死亡は増えているか？

コロナワクチン接種後に、がん患者やがんによる死亡が増えたという情報が飛び交っている。筆者自身も厚労省の発表する人口動態統計を分析して、ワクチン接種前と比較して、乳がん、子宮がん、白血病などのがんが2022年に増加したことを指摘した。しかし、この分析は粗死亡数を用いた結果である。がんのように高齢になるほど死亡率が高くなる疾患においては、年齢調整した死亡率を用いることで、高齢化の影響を除いてより正確に年次比較することが可能である。

わが国では、2015年の人口構成を基準に、各種がんにおける年齢調整死亡率が厚労省から発表されている。そこで、このデータを用いて、ワクチン接種前後の各種がんの年次変化を検討した。

図2−4−1は全てのがんを対象に、2014年を0とした場合における過去10年間の年齢調整死亡数の推移を示す。男性、女性とも医療の進歩を反映してか一貫して減少しているが、2022年の女性のみが前年と比較して増加した。

図2−4−2は、2020年、2021年、2022年の各種がんの年齢調整死亡数と、2017年から2019年の年齢調整死亡数の平均との差を算出して、平均に対する割合をグラフ化したものである。全がんを対象とした場合は、男性、女性ともにワクチン接種前の2020年と比較して、接種後の2021年、2022年の死亡数は減少していた。とりわけ、2022年における胃がんの年齢

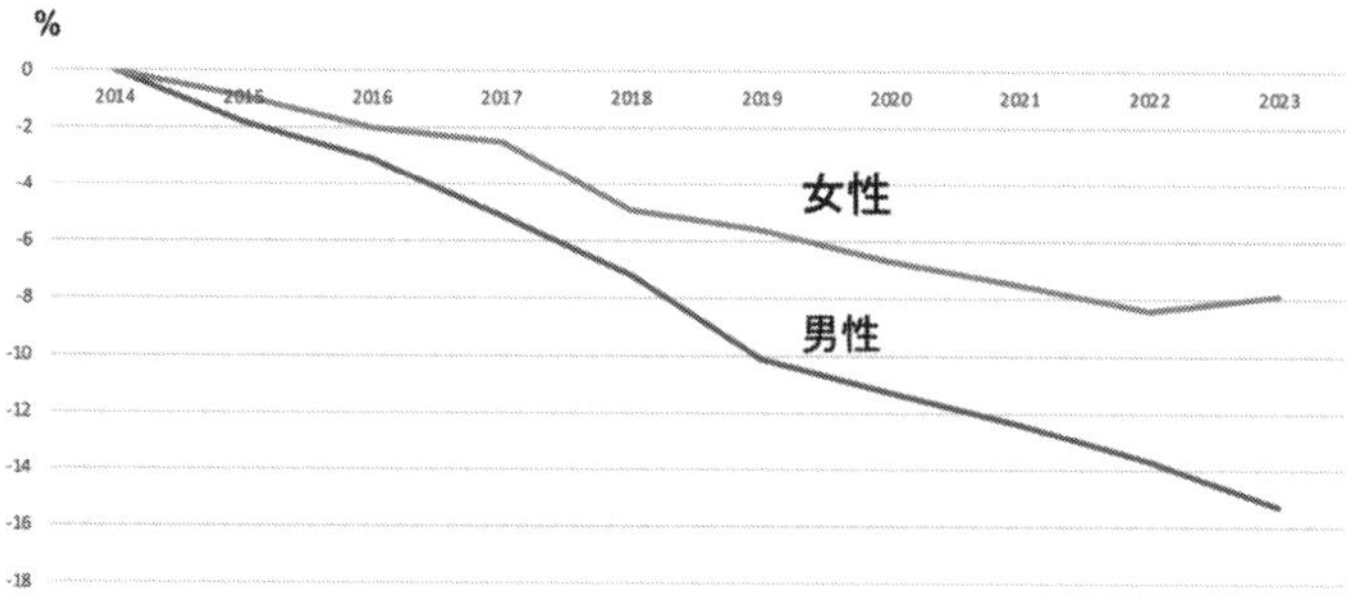

図2-4-1　全がんにおける年齢調整死亡数の推移

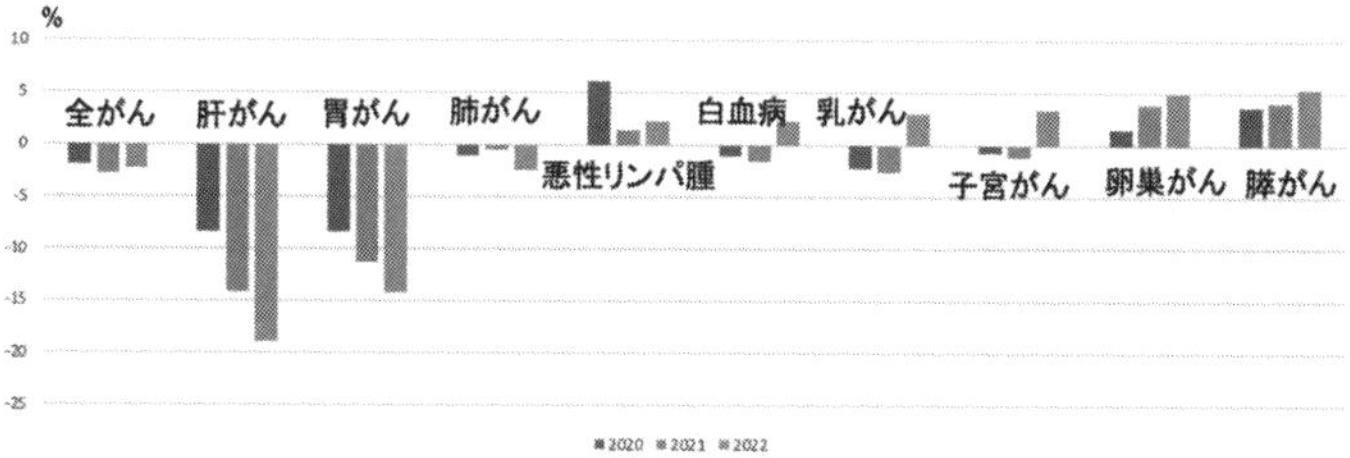

図2-4-2　コロナウイルスの流行前後における各種がんの年齢調整死亡数の変化

調整死亡数の減少は男性で△15・8%、女性では△14・3%と著しい。肝がんでも同様に2022年の年齢調整死亡数は男性で△15・0%、女性で△19・0%と減少した。しかし、がんの種類によっては、白血病、膵がん、乳がん、子宮がん、卵巣がんのようにワクチン接種後、とりわけ、2022年に年齢調整死亡数が増加したがんもある。

図2-4-3は、増加が見られた5種類のがんにおける2014年を0とした場合における過去10年間の年齢調整死亡数の年次推移を示す。膵がんは一貫して増加しているが、白血病、乳がん、子宮がん、卵巣がんは2021年以降、とりわけ2022年に急峻な増加が見られた。この結果は、粗死亡率で得られた結果と

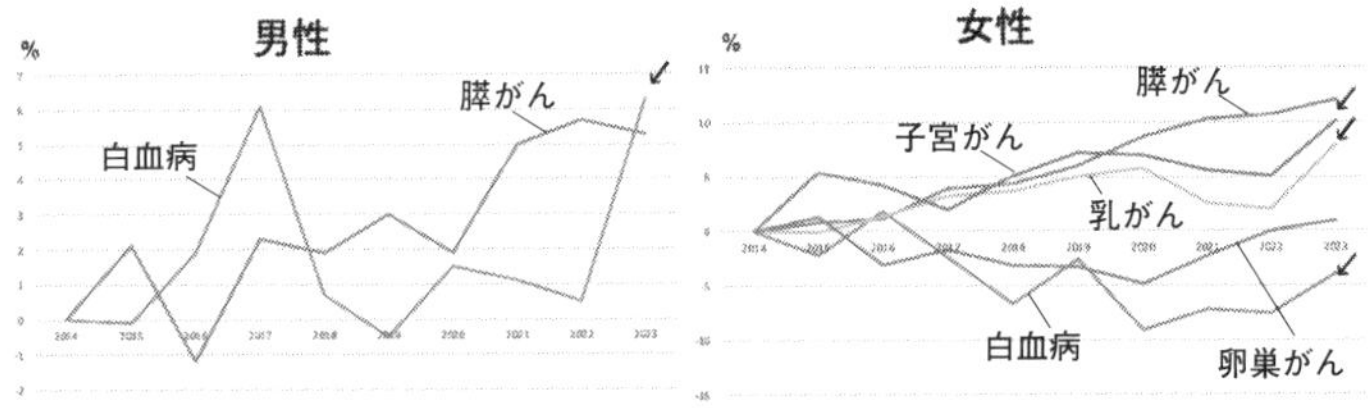

図2-4-3　過去10年間における５種類のがんの年齢調整死亡数の年次推移

同様であった。

次に各種類のがんについてコロナ流行前後における新規発症数の変化を検討した。発症数の把握は、国立がん研究センターが毎年発行している院内がん登録の全国集計を用いた。このデータには年齢調整は行われていない。また、院内がん登録には白血病などの血液がんは含まれていない。

図2－4－4は、死亡数と同様に、2020年、2021年、2022年の各種がんの新規発症数と2017年から2019年の新規発症数の平均との差を算出して、平均に対する割合をグラフ化した。全がんの新規発症数は、コロナの流行前と比較して、2022年は4・9％増加したが、胃がん、喉頭がん、肝臓がんは、5％以上減少した。一方、乳がん、子宮体がん、膵がん、前立腺がんは10％以上増加した。

そこで、10％以上増加した4種類のがんについて、過去6年間の新規発症数の推移を検討した（図2－4－5）。院内がん登録の全国集計には、白血病などの血液がんは含まれていないので、日本血液学会が行う血液疾患症例登録を用いて過去5年間の血液がんの新規発症数の推移についても検討した。

膵がんを除いて、2020年の固形がんの新規発症は減少したが、2021年、2022年には、もとの傾向に戻っている。コロナワクチン接種

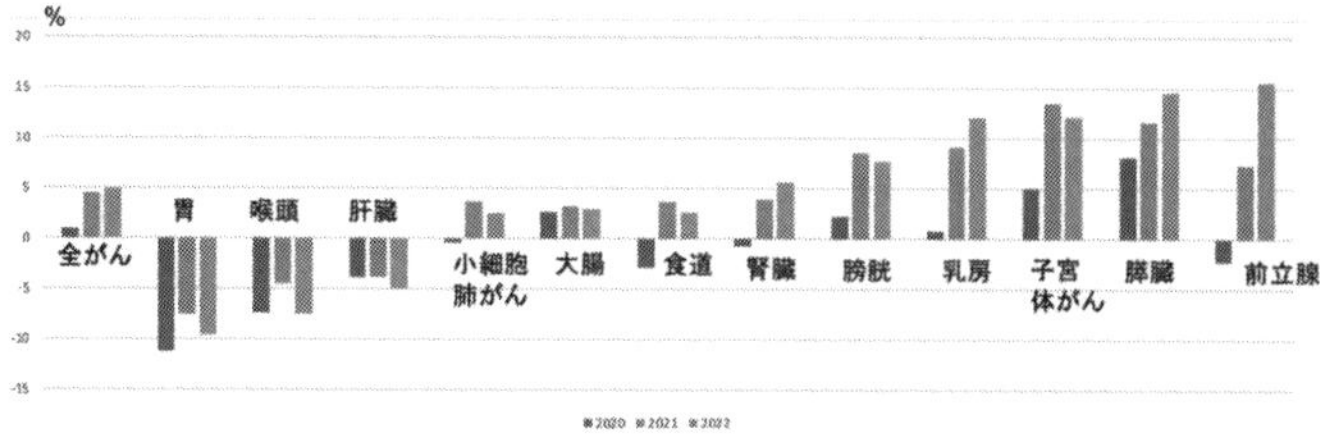

図2-4-4　コロナウイルスの流行前後における各種がんの新規発症数の変化

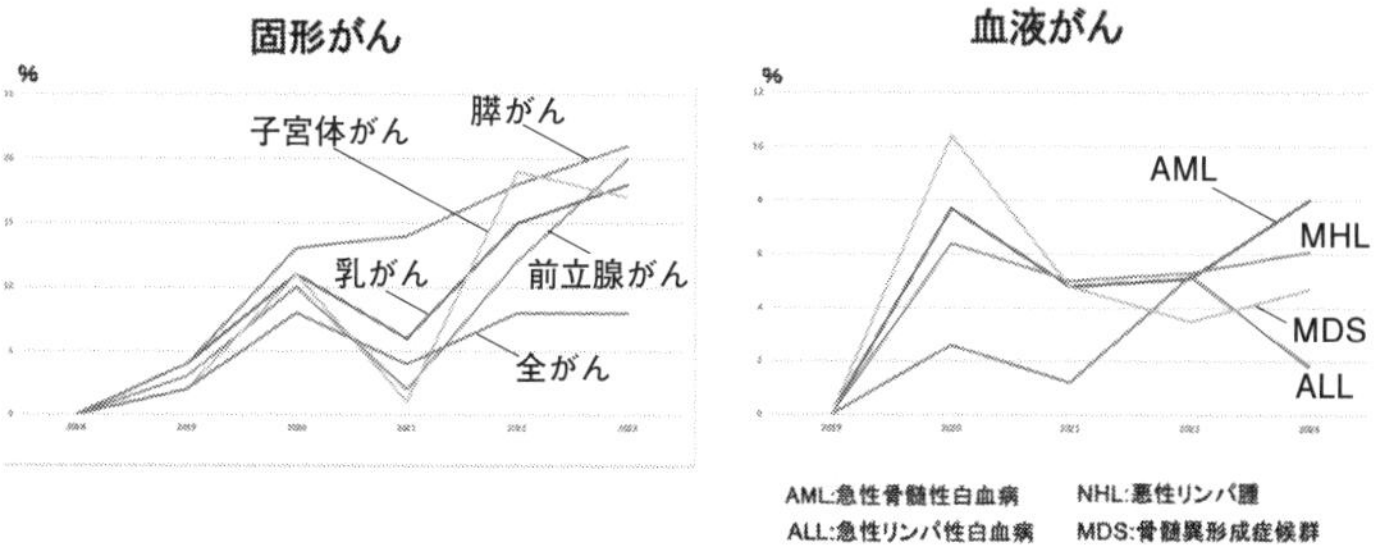

図2-4-5　各種がんにおける新規発症数の年次推移

前における２０２０年の新規発症数と２０２２年の発症数を比較することで、ワクチンのがんの発症数に与える影響を見ることができると考えたが、２０２０年の発症数は、それまでのトレンドと比較して大きく減少しているので、たんに、２０２０年と２０２２年を比較することでは、ワクチンの影響を見ることはできないと思われる。

　がんによる死亡の増加には発症数の他、病期の進んだがん（いわゆるターボがん）の増加、医療へのアクセスなど、いくつかの要因が関係すると考えられ、これらの点についても検討が必要である。

5　コロナワクチン接種後にがん死亡は増えているのか？ ロジスティク回帰分析で求めた予測死亡数からの検討

コロナワクチン接種後のがんによる死亡数の変化については国民の関心も高い。国立感染症研究所の発表によれば、日本では、2022年にみられたがんによる超過死亡は、2023年になると一転して過小死亡となっている。

筆者はこれまで、人口動態統計に公表された粗死亡数及び年齢調整死亡数を用いて、2016年から2019年のがん死亡数の平均と2020年、2021年、2022年のがん死亡数の平均との差から、がんによる超過死亡を検討した。その結果、特定のがんにおいて、ワクチン接種開始後に超過死亡が発生していることを見出した。

今回は、ロジスティク回帰分析で得られた予測死亡数から求めた各種がんの超過死亡を検討した。死亡率の評価は、高齢化の影響を排除するために年齢調整死亡率を用いて行った。予測死亡率と95％予測死亡区間は、パンデミック前の2010年から2019年までの死亡数からロジスティク回帰分析を使って求めた。

全がんを対象とした年齢調整死亡数は、2020年が34万5248人、2021年が34万5625人、2022年が34万4114人であった。超過死亡数、超過死亡率は、2020年が△1379人、△0・4％、2021年が3870人、1・1％、2022年が7162人、2・1％であった。そ

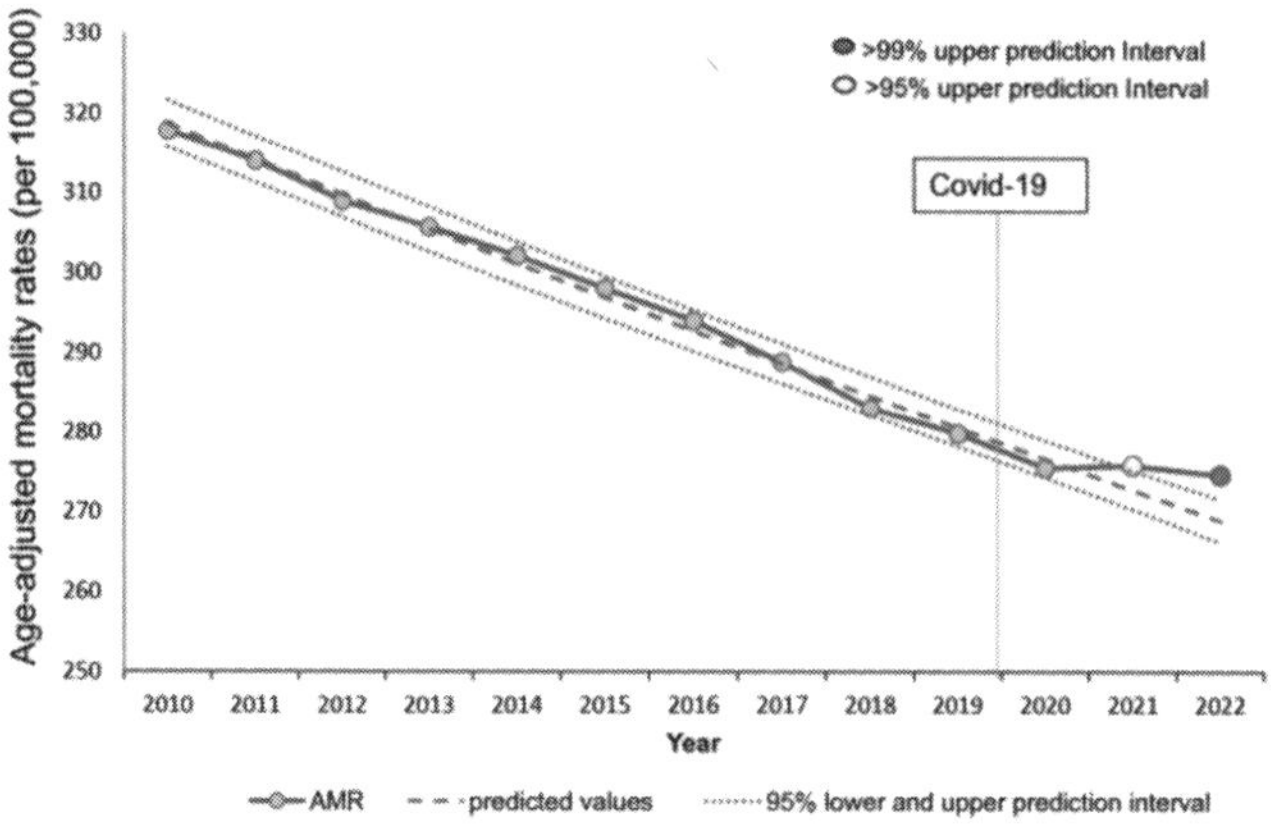

図2-5-1　人口10万人あたりの全がんを対象にした年齢調整死亡率の推移
宜保美紀氏作図

の結果、2021年の死亡率は、95%予測死亡区間を、2022年は99%予測死亡区間をも上回っており、超過死亡の存在が確認された（図2-5-1）。

表2-5-1には、全種類のがんに加え、個々のがんにおける2020年と2022年の年齢調整死亡数、超過死亡数、超過死亡率を示す。卵巣がん、白血病、前立腺がん、膵臓がんにおいて、2022年の死亡率は、95%予測死亡区間から逸脱していた。一方、乳がん、子宮がん、胃がん、肝がん、肺がんの死亡率は95%予測死亡区間内であった。

図2-5-2には、超過死亡がみられた卵巣がん、白血病、前立腺がん、膵臓がんの2010年から2022年までの年齢調整死亡率の経年的推移を示す。卵巣がんの死亡率は、2019年までは低下傾向であったが、2020年から増加傾向に転じ、2021年、2022年には99%予測死亡区間を上回った。白血病、前立腺がんの年齢調整死亡率も2021年から上昇傾

表2-5-1　パンデミック下における各種がんの年齢調整死亡数、超過死亡数、超過死亡率

	死亡数		超過死亡数		超過死亡率	
	2020	2022	2020	2022	2020	2022
全がん	345,248	344,114	-1,379	7,162	-0.4%	2.1%*
卵巣がん	4,732	4,989	114	442	2.5%	9.7%*
白血病	8,280	8,868	-16	656	-0.2%	8.0%*
前立腺がん	10,775	10,835	131	604	1.2%	5.9%*
膵臓がん	34,590	35,593	296	688	0.9%	2.0%*
乳がん	14,089	15,109	-558	122	-3.8%	0.8%
子宮がん	6,568	6,877	-73	168	-1.1%	2.5%
胃がん	38,388	35,940	-199	286	-0.5%	0.8%
肝がん	15,810	15,303	-255	43	-1.6%	0.3%
肺がん	68,721	68,292	-352	1,003	-0.5%	1.5%

宜保美紀氏作成

向に転じ、前立腺がんは２０２１年と２０２２年、白血病は２０２２年に95％予測死亡区間を上回った。一方、膵がんの年齢調整死亡率は、２０１０年から一貫して上昇しており、２０２０年には95％予測死亡区間を、２０２１年、２０２２年には99％予測死亡区間を上回った。

肺がん、胃がん、大腸・直腸がん、肝臓がんの年齢調整死亡率は、長期的に低下傾向であったが、２０２１年からは、95％予測範囲内であるが上昇傾向に転じている（図2-5-3）。

乳がんの年齢調整死亡率は、２０１０年以降上昇傾向であったが、２０２０年と２０２１年は、一転して低下した。しかし、２０２２年には、95％予測範囲内ではあるが急激な上昇がみられた。死亡率を月毎に検討すると、２０２２年３月から上昇傾向に転じ、６月、８月は95％予測範囲内から逸脱した（図2-5-4）。

日本では多くのがん種において、年々、年齢調整死亡率は低下傾向であったが、コロナワクチンの接種が開始され

図書出版 **花伝社**

——自由な発想で同時代をとらえる——

新刊案内

進藤榮一著作集

《地殻変動する世界》第3巻
アメリカ・黄昏の帝国——帝国の光芒

進藤榮一 著

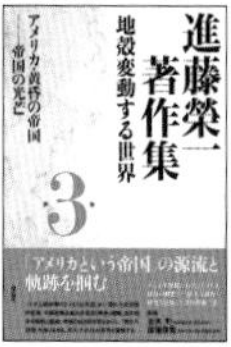

5,500円(込) A5判上製
ISBN978-4-7634-2110-4

日本を代表する国際政治学者、その全生涯にわたる仕事を明かす決定版。

「アメリカという帝国」の源流と軌跡を掴む。ベトナム戦争後のアメリカの光芒、9・11 後の大米帝国の変貌、米西戦争以来の米国流「戦争」戦略、日米戦争の開戦と敗戦。帝国の光と影を明らかにし、「歴史の終焉」を論じながら、ポストアメリカの世界を展望する。解説：古矢 旬（北海道大学・東京大学)、渡邊啓貴(東京外国語大学)

海賊たちの黄金

死の王の旗の下に

デイヴィッド・レスター 作／絵
マーカス・レディカー 作、笠井俊

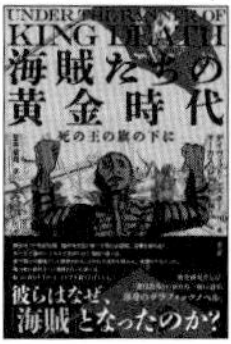

1,980円(込) A5判
ISBN978-4-7634-

彼らはなぜ、「海賊たのか？

舞台は 18 世紀民地支配と海上盛期。掠奪を繰りの王の旗のシンれられた海賊の多くは、最下層の労て酷使されることからの逃走を試みたちだった。権力者に抵抗すべく海た彼らは、船上に自分たちのユート上げていく。歴史研究を元に「悪役たな一面に迫る、渾身のグラフィック

裏切られた未来

インターネットの30年

川本裕司 著

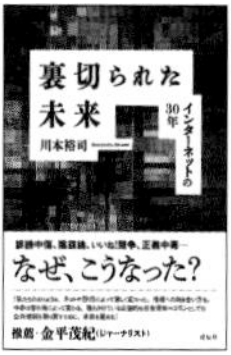

1,870円(込) 四六判並製
ISBN978-4-7634-2111-1

誹謗中傷、陰謀論、いいね!競争、正義中毒…
なぜ、こうなった?

発足当時にあった“自由なつながりへの希望”は、なぜ裏切られてしまったのか？私たちはインターネットで本当に「賢く」なったのか？ウェブの誕生からの 30 余年を鳥瞰し、その光と影を検証する。
推薦：金平茂紀(ジャーナリスト)

世界覇権と日本の

日本の“宗主国”アメリカを操る
秘密結社、イルミナティの筋書き

中村 明 著

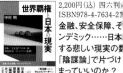

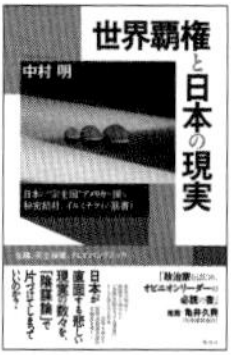

2,200円(込) 四六判
ISBN978-4-7634-2

金融、安全保障、そンデミック……日本する悲しい現実の数「陰謀論」で片づけまっていいのか？

長年の取材と研究かれた「金融支配のモデル国家」とした日本——世界を動かす国際金家の目論見を暴く！
推薦：亀井久興(元衆議院議員)
「政治家をはじめ、オピニオンリー必読の書」

平・記事掲載情報

新聞　書評掲載　2024年1月13日

撃』　中村悟郎 著

頭から続く描写は、戦場の恐ろしさを生々しく伝える。1979年、中越戦争を取材した
トナム北部の最前線で中国軍の一斉射撃に遭って逃げ惑った。九死に一生を得
先に」と追い越していったばかりの同業者は撃ち抜かれてしまう。＜中略＞
身代わりのように亡くなった記者と遺族を思えば、一部始終を書き残すまでに長い
った。＜中略＞
題にあるように、ロシアが侵略を始めたことも筆を執らせた。

田宏樹）

新聞　書評掲載　2024年2月25日

包括ケア」の落とし穴』　濱田孝一 著

護問題の一段の深刻化は、現在8000万人と巨大な人口の団塊世代が全員85歳以
2035年から始まる。85歳以上になると6割が要支援以上、4人に1人が重度要介護
からだ。＜中略＞この厳しい見通しの中、異様や介護を支える主体は25年をめどと
包括ケア」の名の下に国から地方自治体に移行する。この制度はバラバラだった
護などのサービスを中学校区規模の地域の状況に応じてきめ細かくかつ包括的
的で国が旗を振ってきたものだ。
だがこの主体の変更は居住する自治体によって住民の負担がさらに増え、受ける
が低下する可能性を生じさせると著者は警告する。＜中略＞有効な手を打たない
綻や人材確保難で医療介護の運営に大きな支障をきたすなどの危機的事態が生
体が増加しかねない。
本書は例をみない高齢化社会に直面する日本の行く末について警鐘を鳴らす1冊
者：佐藤義雄　住友生命保険特別顧問）

論時報　書評掲載　令和6年4月号

の嫌煙権運動45年史』　渡辺文学 著

たばこは当たり前。信号機のある交差点路上は、たばこの吸い殻で満ちていた。今で
フェの喫茶店内には、たばこの煙が充満し、新幹線、電車、バスの中でも、たばこは吸
の行為は"おもてなし"だと信じて疑わなかった。
ような時代に1日60本のたばこを吸う著者がある出来事で1年間免許停止になる。そ
こ、必要悪だと自認して来た喫煙をやめるため、禁断に踏み切った。＜中略＞
には、著者の45年の活動内容が網羅されている。それは、我が国の「たばこ問題」の
あって、禁煙社会への歩みを明かす貴重な１冊である。類書はない。

伝社ご案内

には、最寄りの書店または花伝社まで、電話・FAX・メール・ハガキなどで直接お申し込み下さい。
から直送の場合、送料無料）
花伝社オンラインショップ」からもご購入いただけます。　https://kadensha.thebase.in
社の本の発売元は共栄書房です。
社の出版物についてのご意見・ご感想、企画についてのご意見・ご要望などもぜひお寄せください。
企画や原稿をお持ちの方は、お気軽にご相談ください。

065　東京都千代田区西神田2-5-11 出版輸送ビル2F
03-3263-3813　FAX　03-3239-8272
info@kadensha.net　ホームページ　https://www.kadensha.net

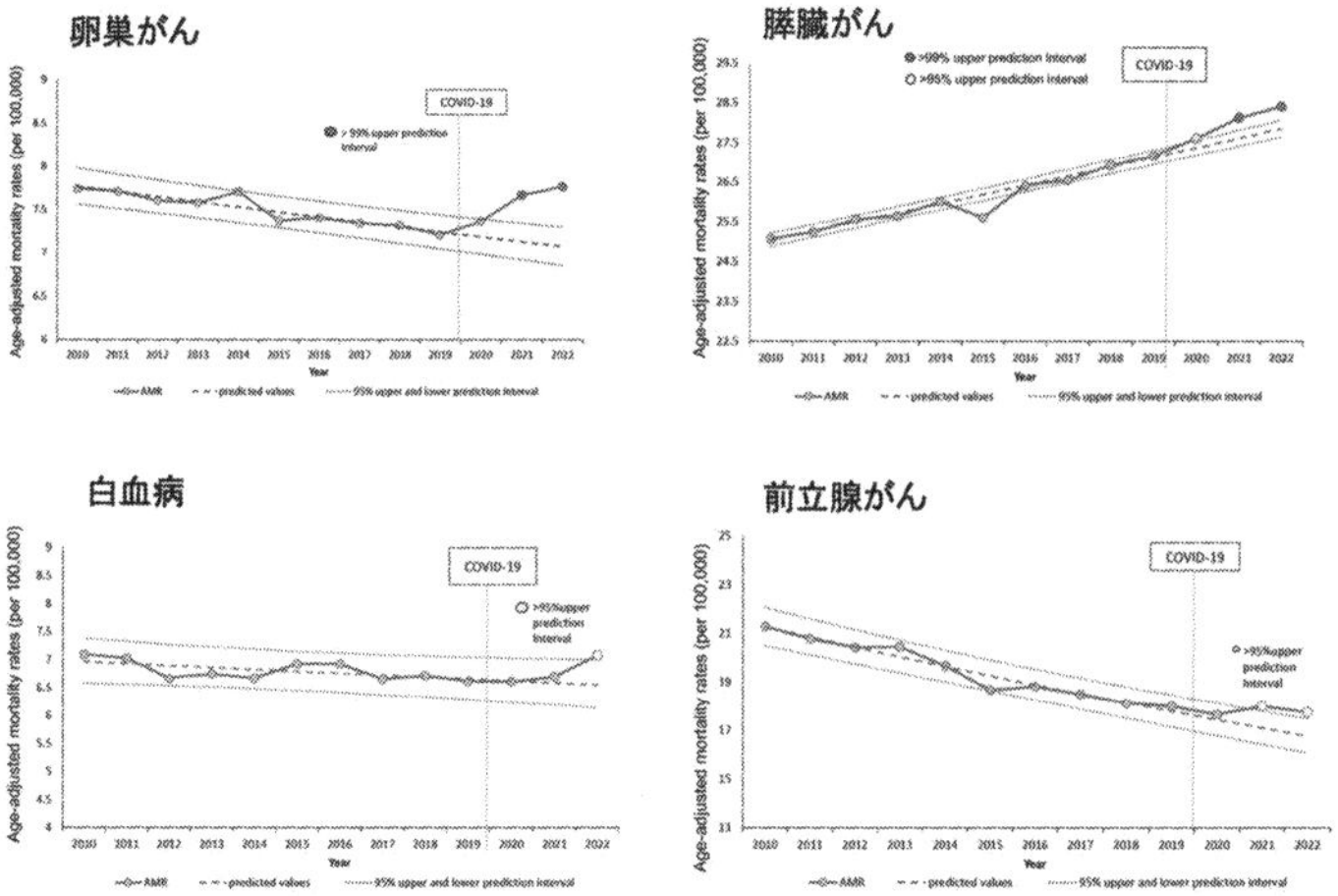

図2-5-2　超過死亡がみられたがんにおける年齢調整死亡率の推移
宜保美紀氏作図

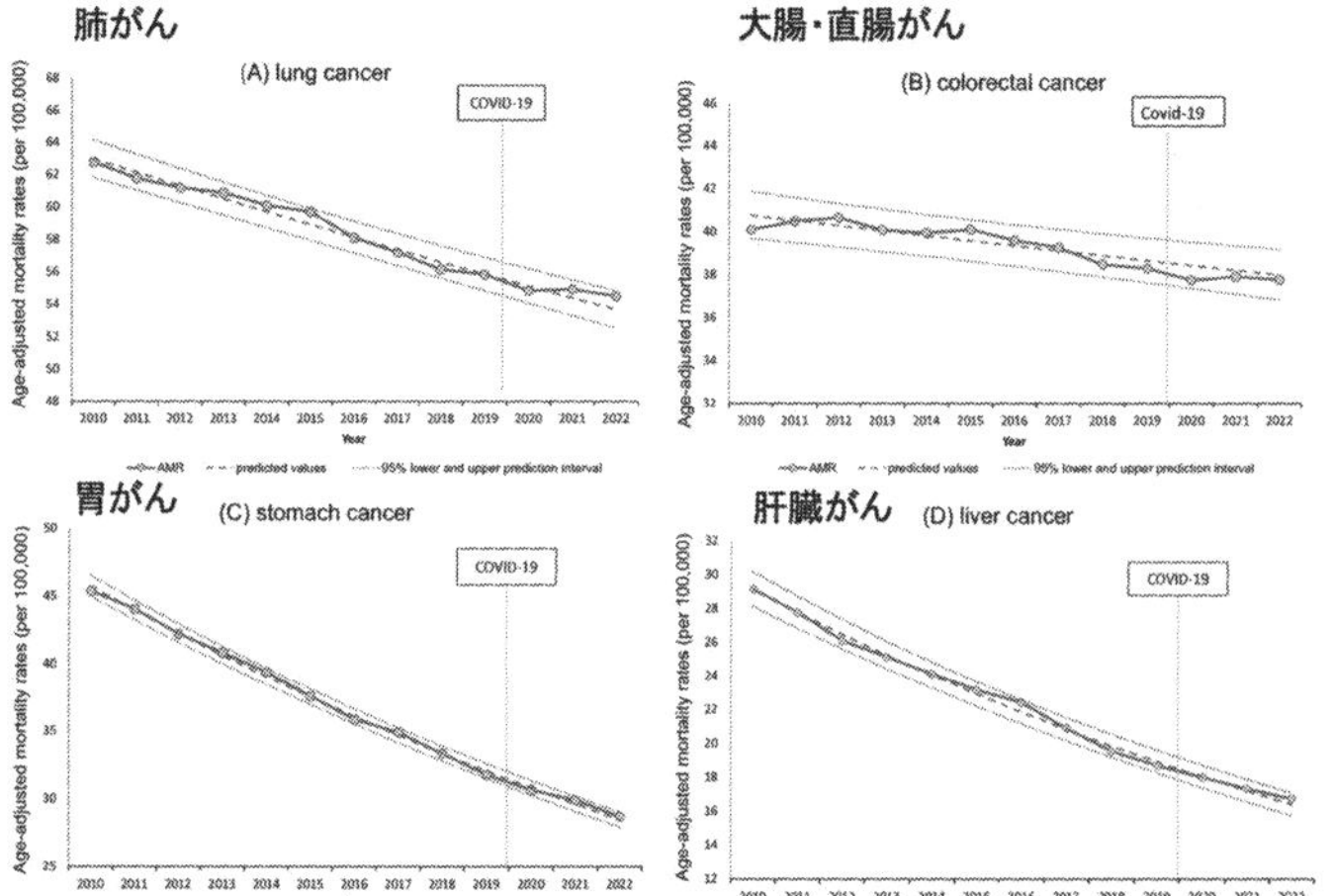

図2-5-3　例数が多いがんにおける年齢調整死亡率の推移
宜保美紀氏作図

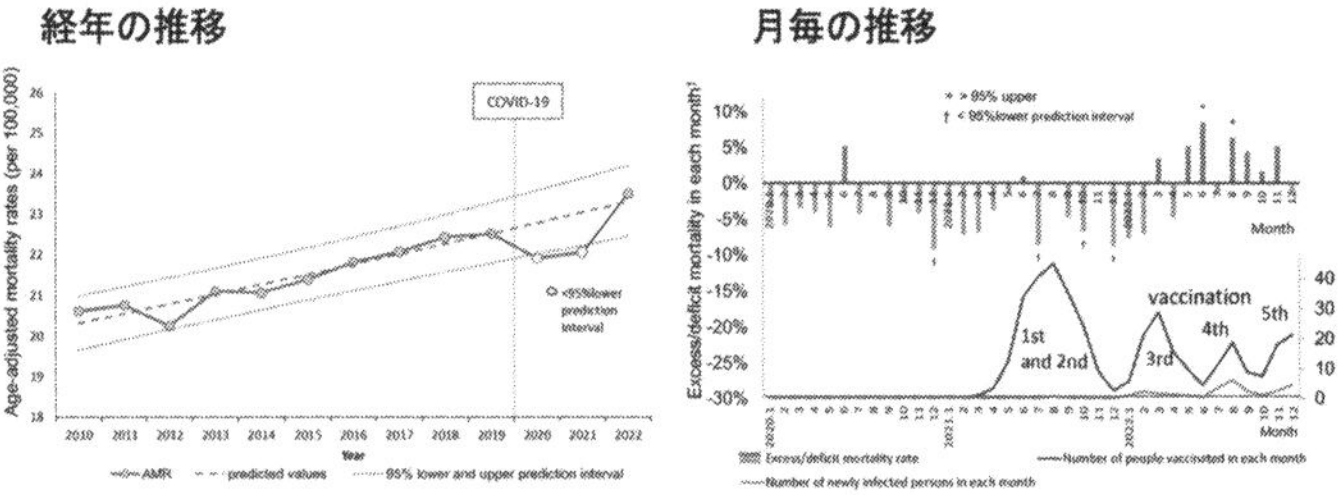

図2-5-4　乳がんにおける年齢調整死亡率の経年及び月毎の推移
宜保美紀氏作図

た２０２１年から上昇傾向に転じている。２０１２年以降、年齢調整死亡率が年々上昇していた膵がんにおいてはさらに上昇し、２０２１年、２０２２年には99％予測範囲内を上回った。全がんとしても、２０２０年までの年齢調整死亡率は予測範囲内であったが、２０２１年は95％の確率で、２０２２年には99％の確率で予測範囲を上回った。

コロナワクチン接種開始後の、わが国のがん死亡の動向が議論されているが、年齢調整死亡率に厳密な統計学的解析を加えた結果、一部のがんの死亡率は上昇したと結論付けられる。

（２０２４年４月12日、アゴラに掲載）

6　コロナワクチン後遺症：自己免疫疾患は増加したか？

厚労省の見解では、ワクチンが原因で遷延する症状（いわゆる後遺症）が起こるという知見はないとされている。しかし、ワクチン後遺症患者の会の調査では、血小板減少性紫斑病、急性散在性脳脊髄膜炎、ギラン・バレー症候群など、以前からワクチン接種後の発症が知られている自己免疫疾患の発生が散見される。

コロナワクチンの作用は、スパイクタンパクに対する抗体を産生して感染防御することであるが、産生された抗体が、脳や筋肉などヒトの組織抗原と交差反応することが、すでに日本でワクチン接種が開始される以前に報告されている。

２０２２年の3月にファイザー社は、敗訴によりコロナワクチンに関する副反応の解析結果を開示した。この文書には、48種類の自己抗体の出現と38種類の自己免疫疾患の発症する可能性が記載されている。自己免疫疾患は、血液、消化器、脳神経、呼吸器、循環器、腎臓、内分泌、皮膚、筋肉、耳鼻科領域、眼科領域と多種類の臓器に及んでいる。

現時点において、日本では、コロナワクチン接種後の自己免疫疾患は増えているのだろうか。10月27日に公表されたワクチン接種後の副反応リストには、神経、血液、消化器、皮膚などの多臓器にわたる自己免疫疾患が記載されている（表2−6−1）。

表2-6-1　コロナワクチンの接種後に発症した自己免疫疾患

疾患名	症例数
神経疾患	
ギラン・バレー症候群	317
急性散在性脳脊髄炎	100
血液疾患	
血小板減少性紫斑病	184
自己免疫性溶血性貧血	20
消化器疾患	
自己免疫性肝炎	34
皮膚・粘膜疾患	
全身性エリテマトーデス	20
シェーグレン症候群	12
皮膚筋炎	14
その他	
抗好中球細胞質抗体陽性血管炎	30
副腎機能低下症	45

2023年10月27日開催、第98回厚生科学審議会資料

この発生頻度を、インフルエンザワクチンと比較してみた（表2–6–2）。コロナワクチンの総接種回数は、すでに3億8千万回に達しているので、接種回数をそろえるためにインフルエンザワクチンは、過去7年間の報告数とした。製造販売業者からの報告数で比較してみると、

表2-6-2　コロナワクチンとインフルエンザワクチン接種後に見られた自己免疫疾患

	コロナワクチン		インフルエンザワクチン	
	医療機関	製造販売業者	医療機関	製造販売業者
総接種回数	3億8,360万回		3億7,850万回	
ギラン・バレー症候群	180	317	24	17
急性散在性脳脊髄炎	65	100	29	12
血小板減少紫斑病	92	184	10	3

厚生科学審議会資料

コロナワクチン接種後はインフルエンザワクチン接種後と比較して、ギラン・バレー症候群で18倍、急性散在性脊髄炎で8倍、血小板減少性紫斑病では60倍の発生頻度であった。

これまでに、コロナワクチン接種後に2200人以上の死亡例の報告があるが、血小板減少性紫斑病、自己免疫性溶血性貧血、血栓性血小板減少症、後天性凝固因子欠乏症などの自己免疫性血液疾患で15人が亡くなっている（表2–6–3）。死亡とワクチン接種との因果関係はすべて評価できないとされ、γ判定となっている。血栓性血小板減少症では、血小板第4因子抗体が陽性ならコロナワクチンとの因果関係がある

表2-6-3　ワクチン接種後の死亡報告に見られた自己免疫疾患；血液疾患

No	年齢	性	接種日／死亡日	接種回数	診断	自己抗体
F97	78	女	2021/5/14、5/23	1	後天性凝固因子欠乏症	
F230	90	男	2021/5/24、6/6	1	自己免疫性溶血性貧血	
F371	72	男	2021/5/27、6/16	1	血小板減少性紫斑病	
F381	93	男	2021/6/9、6/20	2	血栓性血小板減少症	
F716	85	男	2021/6/15、6/28	2	血小板減少性紫斑病	
F815	80	男	2021/6/25、7/19	2	血小板減少性紫斑病	
F872	73	男	2021/7/16、7/27	2	血小板減少性紫斑病	
F957	25	女	2021/7/13、8/3	2	血栓性血小板減少症	
F976	83	女	2021/6/11、7/23	1	血栓性血小板減少症	血小板第４因子抗体
F1044	82	女	2021/7/19、8/12	2	エバンズ症候群	
F1090	88	女	2021/5/1、6/9	1	血栓性血小板減少症	
F1607	92	女	2022/2/16、4/10	3	血小板減少性紫斑病	抗血小板抗体
M12	47	男	2021/8/3、8/9	2	血栓性血小板減少症	血小板第４因子抗体
M13	57	男	2021/6/23、8/9	1	自己免疫性溶血性貧血	
M102	24	女	2022/2/4、2/21	3	血栓性血小板減少症	

表2-6-4　ワクチン接種後の死亡報告に見られた自己免疫疾患；神経疾患

No	年齢	性	接種日／死亡日	接種回数	診断	自己抗体
F796	71	男	2021/6/15、7/18	1	ギラン・バレー症候群	
F1230	47	女	2021/8/31、9/28	2	急性散在性脳脊髄炎	
F1287	70	男	2021/7/29、9/1	1	自己免疫性脳炎	
F1294	76	女	2021/7/6、9/3	1	視神経脊髄炎	抗体アポクリン４抗体
F1504	85	女	2022/6/15、7/14	2	ギラン・バレー症候群	
F1823	64	女	2022/9/22、5/28	4	ギラン・バレー症候群	
M174	88	男	2022/2/28、5/10	3	ギラン・バレー症候群	

表2-6-5　ワクチン接種後の死亡報告に見られた自己免疫疾患；皮膚・血管系疾患

No	年齢	性	接種日／死亡日	接種回数	診断	自己抗体
F955	88	男	2021/7/10、7/29	1	ANCA 関連間質性肺炎	抗好中球細胞質抗体
F1155	69	男	2021/6/27、7/17	2	抗 ARS 抗体症候群	抗 ARS 抗体
F1173	86	女	2021/9/1、9/12	1	ANCA 関連血管炎	抗好中球細胞質抗体
F1189	88	女	2021/5/25、6/19	1	急性間質性肺炎	抗 ARS 抗体
F1394	74	男	2021/10/31、12/10	1	ANCA 関連血管炎	抗好中球細胞質抗体
F1418	91	男	2021/6/7/、6/30	2	ANCA 関連糸球体腎炎	抗好中球細胞質抗体
F1612	62	女	2022/2/11、4/9	3	皮膚筋炎	抗 MDA5 抗体
F1625	69	女	2022/3/15、4/13	2	皮膚筋炎	抗 MDA5 抗体
F1641	76	男	2021/6/29、2022/3/7	3	ANCA 関連血管炎	抗好中球細胞質抗体
F1650	63	男	2022/4/5/、6/3	3	間質性肺炎	抗好中球細胞質抗体
F1778	75	男	不明	不明	皮膚筋炎	抗 MDA5 抗体
M163	71	女	2021/7、2022/4/13	2	皮膚筋炎	抗 MDA5 抗体

すべて 2023 年 10 月 27 日開催、第 98 回厚生科学審議会資料

とされるが、２人の血栓性血小板減少症による死亡事例は血小板第４因子抗体が陽性であるにもかかわらず、γ判定とされている。

表2-6-4には、ギラン・バレー症候群や急性散在性脳脊髄炎で死亡した７人を示すが、ワクチン接種との関係は評価できないとされ、すべてγ判定である。

皮膚・血管系の自己免疫疾患でも12人が死亡している（表2-6-5）。全例に、何らかの自己抗体が検出されており、なかでも抗ＭＤＡ５抗体や抗ＡＲＳ抗体が検出された皮膚筋炎や抗好中球細胞質抗体が検出された血管炎が目につく。ワクチン接種との因果関係については、全例がγ判定である。

コロナワクチン接種後に死亡した事例について、接種から死亡までの日数を図2-6-1に示す。血液疾患ではワクチン接種後１月以内に死亡する事例が多く、神経や皮膚疾患では１月以降に死亡する事例が多くみられるが、それぞれの病気の特性を反映していると考えられる。筆者は血液病の専門医であるが、他に原因が見当たらず、ワクチン接種後６週間以内に発症した血小板減少性紫斑病はワクチンに起因するとしている。ワクチンに起因する血小板減少性紫斑病も他の原因による血小板減少性紫斑病を区別する検査手段はないので、ワクチン接種後の経過時間でワクチン起因性血小板減少性紫斑病と診断しているのが実情である。

今回まとめてみて気づいたことは、自己免疫疾患による死亡事例の多くが、２０２１年にワクチンを接種されており、とりわけ、５月から７月に接種した事例が多いことである（図2-6-2）。

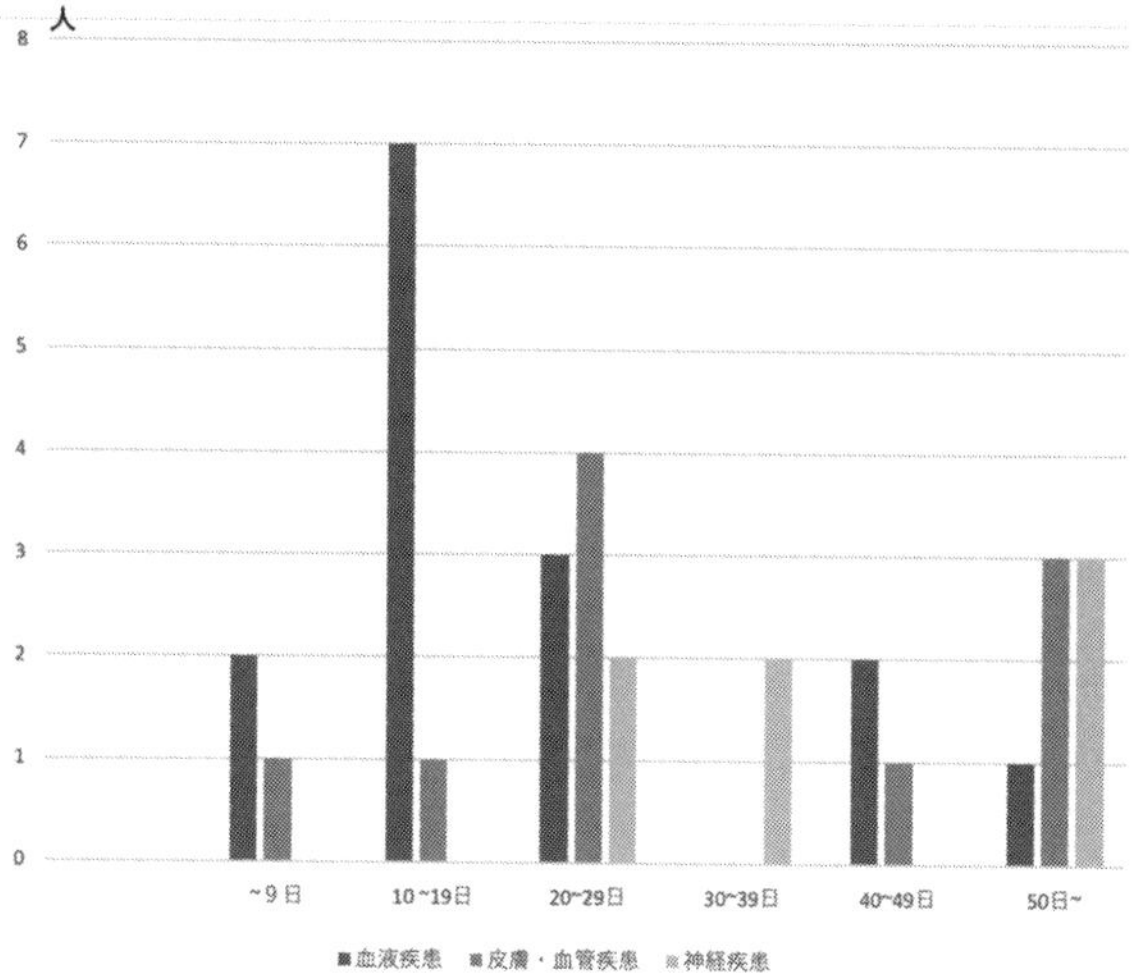

図2-6-1　コロナワクチン接種後に死亡した自己免疫疾患；接種から死亡までの日数

2023年10月27日開催、第98回厚生科学審議会資料

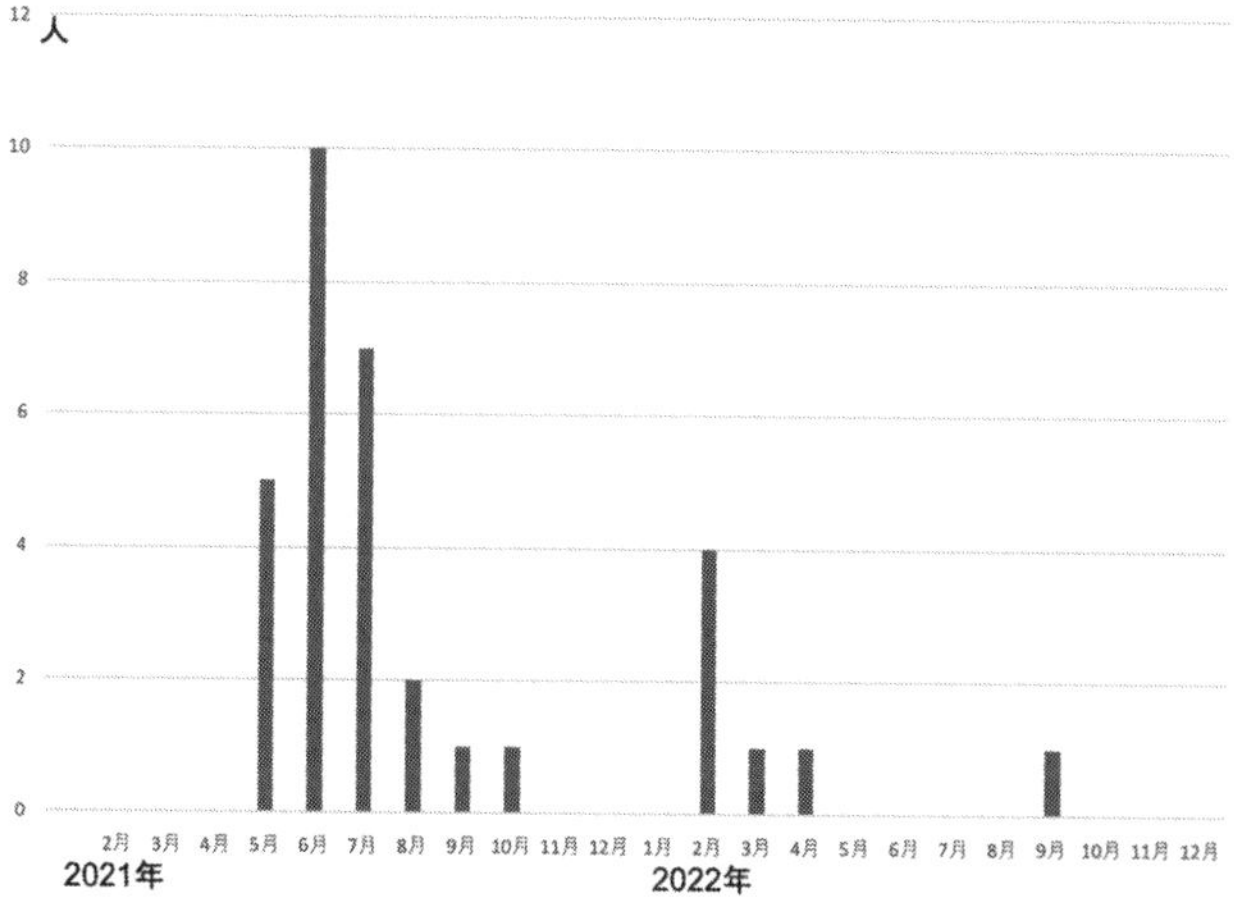

図2-6-2　コロナワクチン接種後に死亡した自己免疫疾患患者のワクチン接種時期

2023年10月27日開催、第98回厚生科学審議会資料

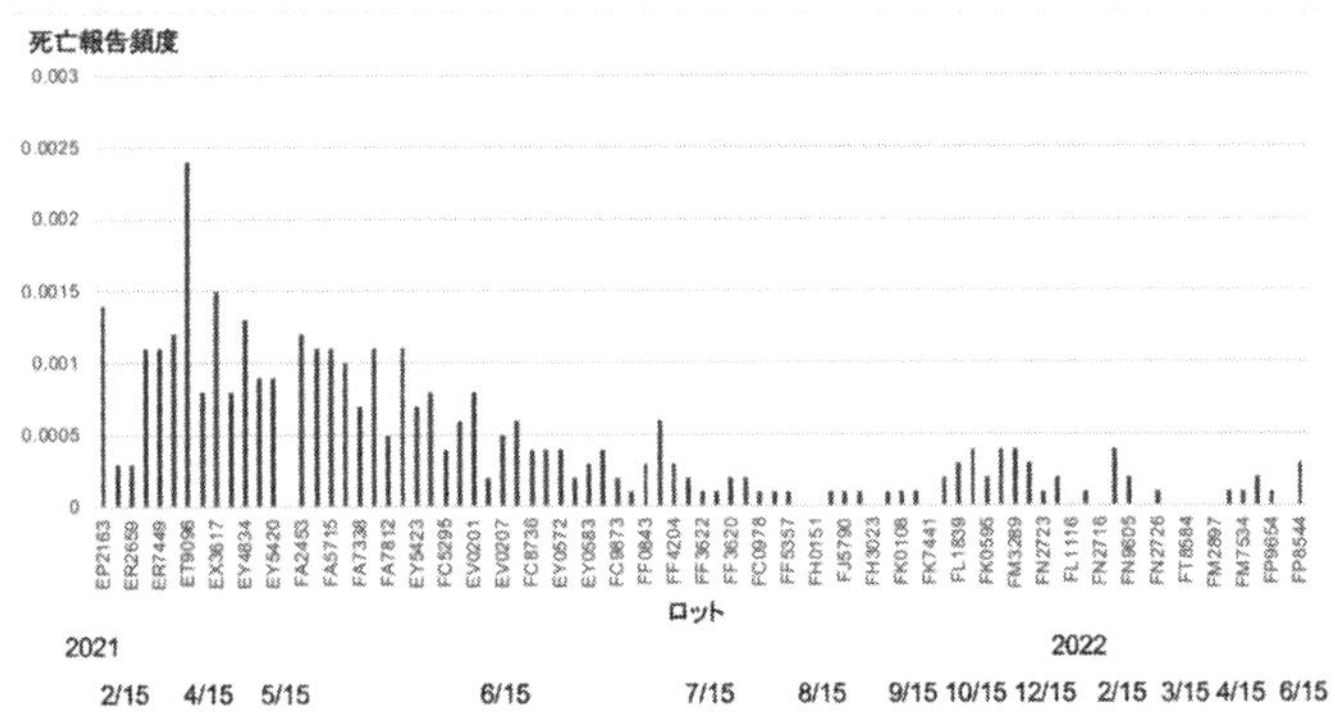

図2-6-3　コロナワクチンの納入時期による死亡発生頻度の違い

2023年10月27日開催、第98回厚生科学審議会資料

コロナワクチンのロットによって死亡例の発生頻度が異なることが知られているが、２０２１年の４月から５月に納入されたロットの発生報告頻度が高い。自己免疫疾患による死亡が２０２１年の５月から７月に多いことは、この時期に危険なロットが納品されていることと関係していると思われる（図２―６―３）。

自己免疫疾患の診断には自己抗体の検出が大変重要である。現在知られている自己抗体を網羅的に検査すれば、自己免疫疾患の早期診断ができる可能性がある。そこで、10人のワクチン接種後に遷延する症状を訴えた患者を対象に、２４５種類の自己抗体の検出を試みた。１人は血小板減少性紫斑病を発症していたが、残りの９人は自己免疫疾患とは診断されていない。10人のうち７人から複数の自己抗体が検出されたが、５人の健常人からは自己抗体は検出されなかった（図２―６―４）。今回の結果の意味づけについては、自己抗体が検出された患者が今後自己免疫疾患を発症するのか、あるいは検出された自己抗体が一時的なものでいずれ消失するのか見極め

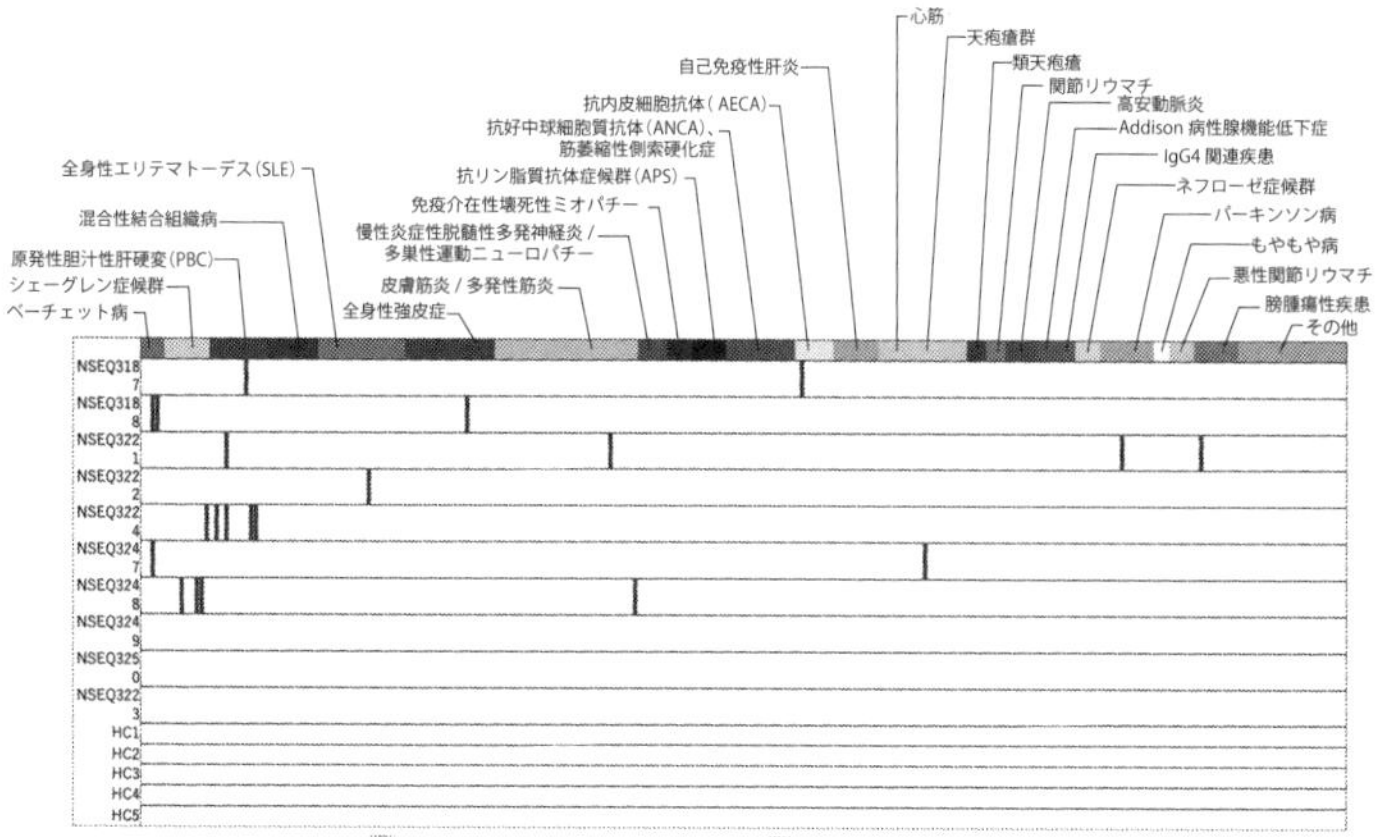

図2-6-4　ワクチン後遺症患者における自己抗体の出現

筆者作成

ることが必要と考えている。

　厚労省の見解では、ワクチン後遺症が存在するという知見はなく、死亡例についてもコロナワクチン接種との因果関係は評価できないとされている。後遺症のなかでも自己免疫疾患に関しては、①インフルエンザワクチンと比較して10倍を超える発生頻度が見られること、②ワクチン接種時期と発症までの期間に集積性が見られること、③発生時期が２０２１年の５~７月に集中していること、④遷延する症状が見られる患者から高頻度に自己抗体が検出されること、をどう説明するのだろうか。

　実際に患者の診察にあたる臨床医の立場からは、自己免疫疾患を含めワクチン後遺症患者は確実に存在すると考えられる。

（２０２３年12月8日、アゴラに掲載）

7　ｍＲＮＡワクチン接種後にみられる自己免疫疾患の増加：新規発症機序の可能性

ファイザーやモデルナ製のコロナワクチンは、人類初のｍＲＮＡワクチンということでその安全性が懸念されるが、ｍＲＮＡは短期間で分解されるので安全性についての問題はないと説明されている。最近、この説明に疑問を投げかける研究結果が報告されている。

デンマークからは、ワクチン由来のｍＲＮＡが、接種後最長28日間血液中に存在することが報告された。次世代シーケンサーを用いてＲＮＡシーケンスを行うと、ｍＲＮＡの配列情報を網羅的に読み取ることができる。ヒトのＲＮＡばかりでなく、ウイルスやワクチン由来の遺伝子配列情報をも読み取ることが可能である。検討した１０８人のうち、10人の血中からワクチン由来の全長あるいは部分的な遺伝子配列が検出された。この結果、ワクチンが接種されると、10人に１人はワクチンが分解されずに一定期間血中に残ることが判明した。

この結果は、ワクチン由来のｍＲＮＡが注射された筋肉のみでなく全身の臓器に運搬されることを意味する。実際、ファイザー社の資料には、マウスの筋肉に注射すると、注射された筋肉部位の他に、肝臓、脾臓、副腎、卵巣からもワクチン由来のｍＲＮＡが検出されたことが記載されている。各臓器の細胞に取り込まれたｍＲＮＡはリボゾームでスパイクタンパクを産生し、産生されたスパイクタンパクは細胞の表面に運ばれて、抗体やＴ細胞に認識される（図2-7-1）。

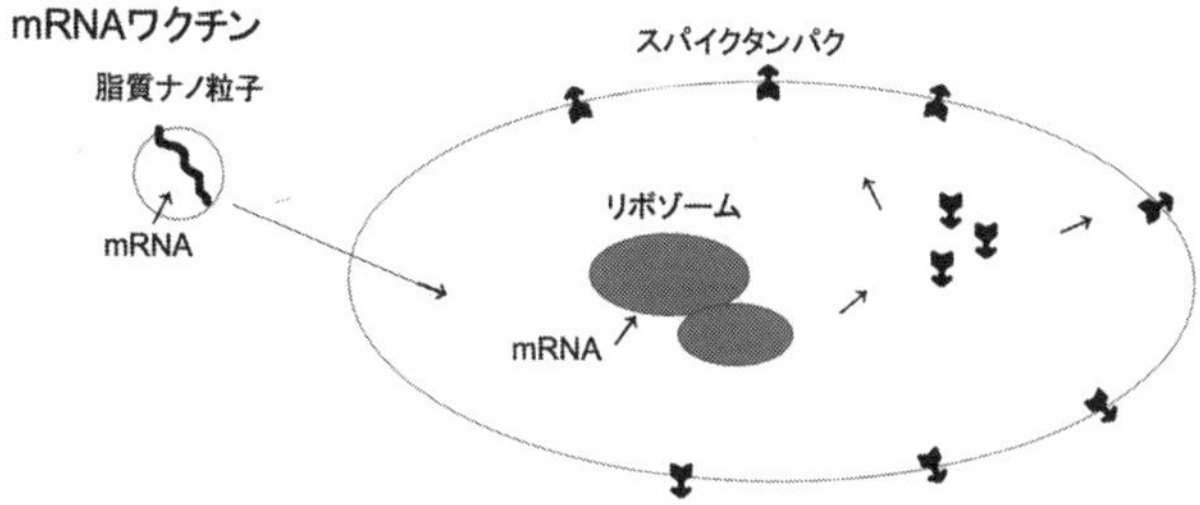

図2-7-1　mRNAワクチンの仕組み
筆者作図

細胞表面に分布するスパイクタンパクは、免疫染色によってその存在を病理組織学的に示すことができる。図2－7－2はワクチン接種後に死亡した患者の病理組織像であるが、茶色の部分がスパイクタンパクの存在部位である。筋肉、脳、心筋、冠動脈細胞の一部がスパイクタンパクを産生している。

ヒトの免疫系は元来、細菌やウイルスなどの異物から自分の体を守る働きがあるが、時に免疫系が正常に働かずに自分の組織を異物と見做して攻撃することで自己免疫疾患を発症する。種々の自己免疫疾患があるが、膠原病のように全身臓器の症状が見られるものと、慢性甲状腺炎のように特定の臓器のみの症状が見られる病気とがある。すでに、コロナワクチン接種後に多数の自己免疫疾患が報告されている。

コロナワクチン接種後に見られる自己免疫疾患の発症メカニズムとして、スパイクタンパクに対する抗体がヒト組織抗原と交差反応することが考えられている。すでに、コロナワクチンの接種が開始される以前に発表された論文に、抗スパイクタンパク抗体は、検討した55種類のヒト組織抗原のうち25抗原と交差反応することが示されている。この結果から、ワクチンの接種で産生された抗スパイクタンパク抗体

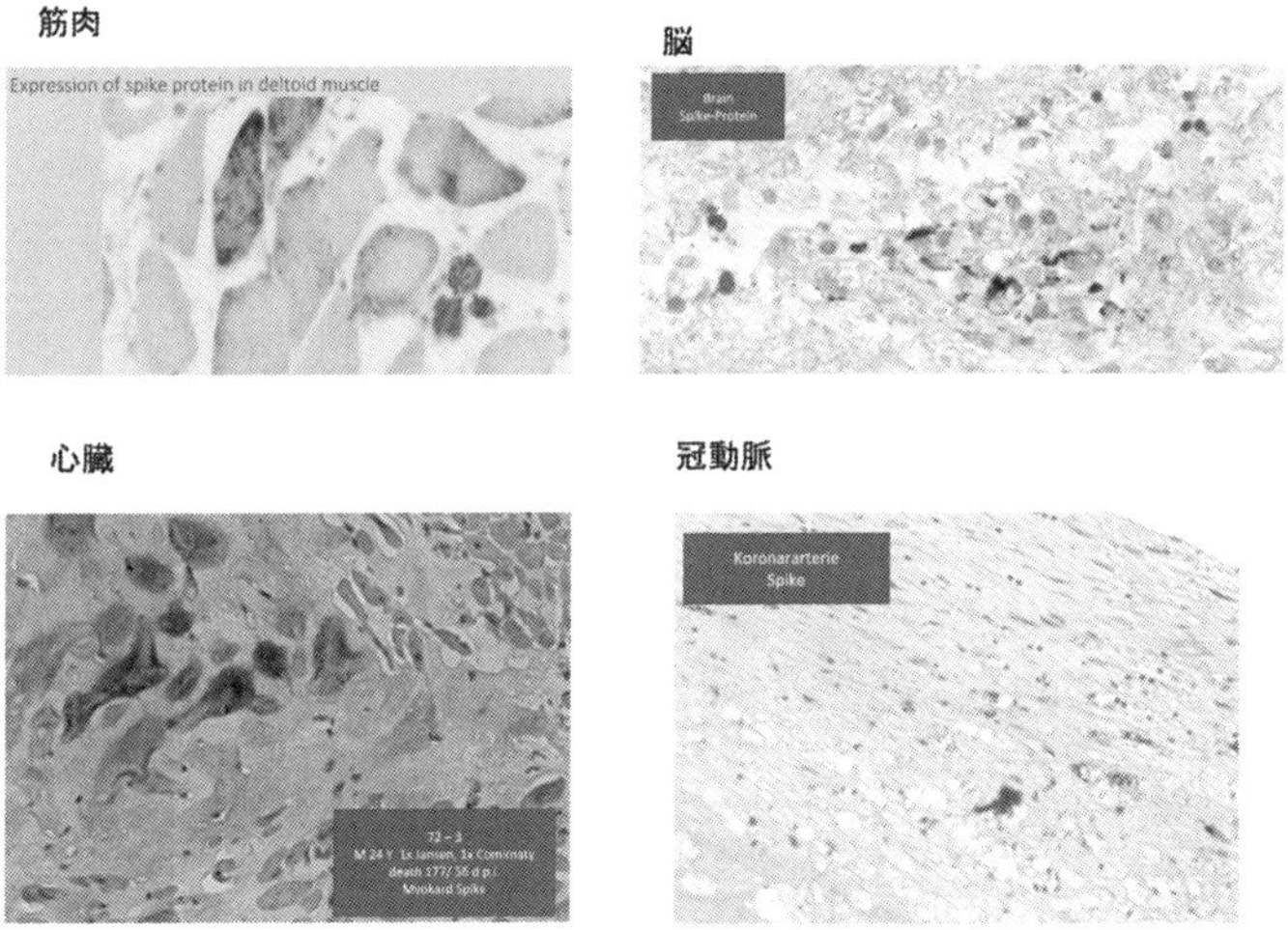

図2-7-2　抗スパイクタンパク抗体による免疫染色
Arne Burkhart 博士撮影

が、交差反応を示すヒト臓器を攻撃して自己免疫疾患を引き起こす可能性が危惧されていた。

コロナワクチンに限らずワクチン接種後に発症する自己免疫疾患は、ヒト組織抗原と交差反応する抗体によって発症すると考えられてきた。ところが、mRNAワクチンでは、肝臓、脾臓、脳、心臓などの様々な臓器を構成する細胞の表面にスパイクタンパクが発現する。コロナワクチンが投与されると、免疫を担当するB細胞からはスパイクタンパクを認識する抗体が産生される。同時に、表面にスパイクタンパクが存在する細胞を攻撃する細胞傷害性T細胞も誘導される。このような抗体依存性あるいはT細胞依存性自己攻撃によって、自己免疫疾患が発症する危険性がある（図2-7-3）。

実際、スパイクタンパクを認識するT細胞によって自己免疫性肝炎が発症したことが報告さ

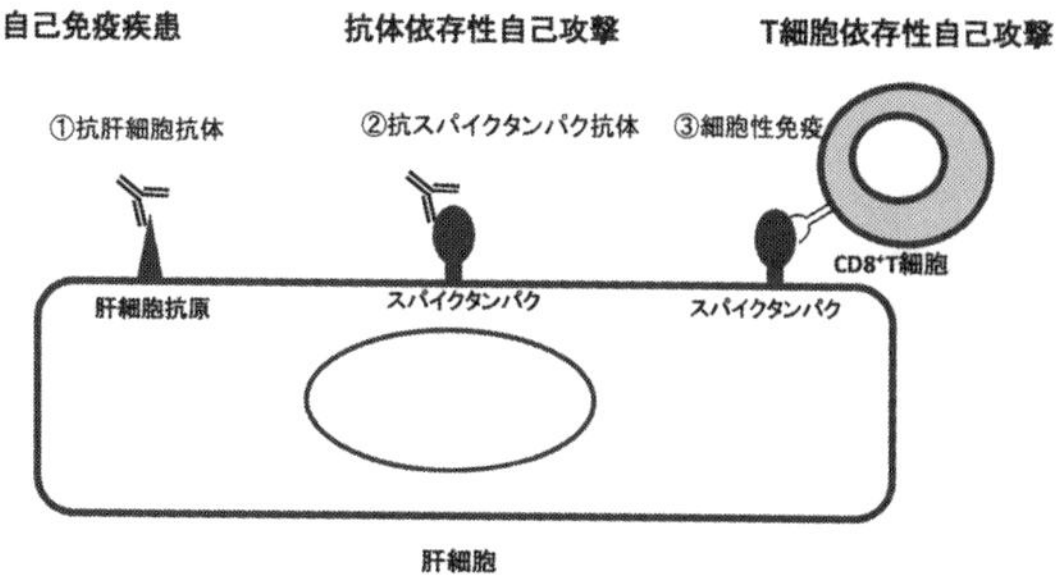

図2-7-3　mRNAワクチン関連自己免疫疾患の発症機序
筆者作図

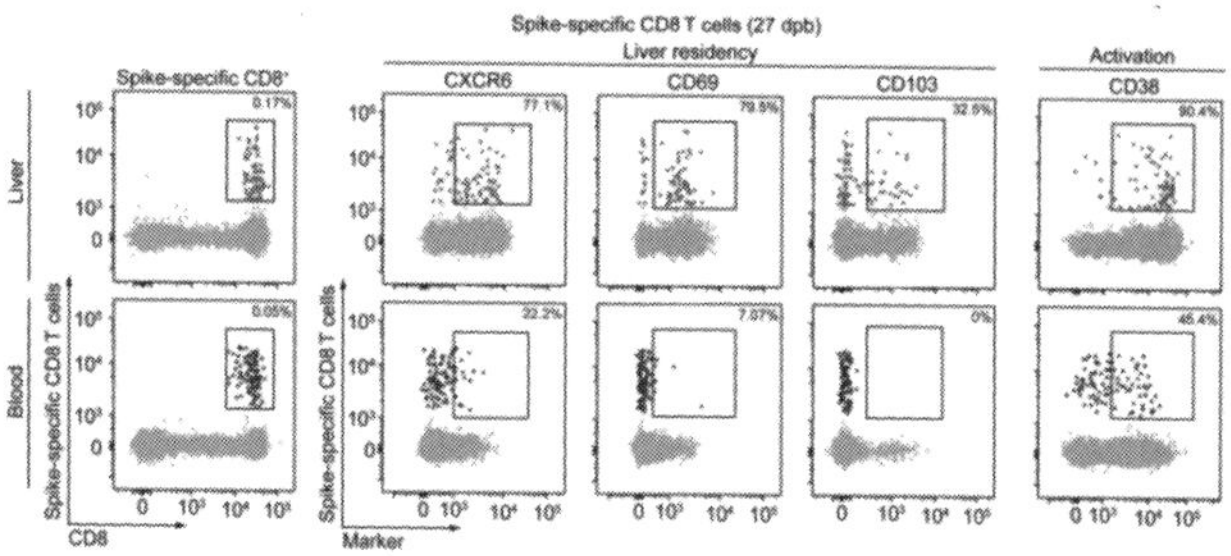

図2-7-4　末梢血、肝臓組織からのスパイクタンパク特異的細胞傷害性T細胞の検出
J Hepatol.2022 Sep;77(3):653-659

れている（図2-7-4）。蛍光標識したMHCテトラマーを用いたフローサイトメトリーによって、スパイクタンパク特異的細胞傷害性T細胞を検出することが可能である。この研究の対象となった患者では、1回目のコロナワクチン接種後に肝炎を発症したが、改善がみられたので、2回目のワクチンを接種したところ再度肝機能が悪化した。ワクチンの接種が肝炎の発症に関与していることは臨床経過から明らかである。テトラマーを用いて、この患者の末梢血と肝臓組織中のスパイクタンパク特異的細胞傷害性T細胞が検出されたことから、スパイクタンパクを認識する自己のT細胞による攻撃で肝炎

表2-7-1　mRNAワクチン接種後に見られた副反応の報告数

疾患名	報告数
肝臓	
自己免疫性肝炎	31
肝不全	14
急性肝炎	4
劇症肝炎	4
リンパ節	
リンパ節症	157
リンパ節炎	21
副腎	
副腎機能不全	30
横紋筋	
横紋筋融解症	68
心臓	
心筋炎	514

2023年3月10日開催厚生科学審議会資料

が発症したと考えられた。

コロナワクチンの接種後には、主に、筋肉、肝臓、リンパ節、副腎、卵巣にｍＲＮＡが蓄積する。図２−７−２にあるように抗スパイクタンパク抗体に染まる細胞は心筋にも存在する。２０２３年３月10日に公表されたコロナワクチン接種後の副反応リストによれば、これらの臓器に原因不明の炎症や機能不全が多数起きていることが報告されている（表２−７−１）。テトラマーを用いて、これらの副反応にスパイクタンパクを標的にした細胞傷害性Ｔ細胞が関与しているかを検討することは重要と思われる。

ｍＲＮＡワクチン技術は今後、コロナウイルスのみならず、インフルエンザを始め他の病原体に対するワクチン、更にはがん領域への適用も考えられている。上記のメカニズムによる自己免疫疾患の発症は、コロナワクチンに限らず、ｍＲＮＡ技術を用いたすべてのワクチンに起こりうることである。その意味でも、コロナワクチン接種後の副反応に対するテトラマーによるスパイクタンパク特異的細胞傷害性Ｔ細胞の検討は、是非始めるべきであろう。

（２０２３年３月15日、アゴラに掲載）

8　八代亜紀さんの死亡原因となった抗ＭＤＡ５抗体陽性皮膚筋炎

皮膚筋炎は皮膚や筋肉を攻撃する抗体が原因で発症する自己免疫性の炎症性筋疾患である。発熱や倦怠感などの全身症状、筋力の低下、顔面や体幹、手指に紅斑などの皮膚症状がみられる。間質性肺炎や悪性腫瘍の合併が予後を左右するが、抗ＭＤＡ５抗体が陽性の場合は、急速進行性間質性肺炎を合併して死亡するリスクが高い。

歌手の八代亜紀さんが昨年の9月に抗ＭＤＡ５抗体陽性皮膚筋炎を発症し、12月30日に死去されたことが所属事務所から公表され、多くの国民に衝撃を与えた。筆者は、厚生科学審議会に提出された資料を用いて、コロナワクチン接種後に発症した自己免疫疾患による死亡例について検討したことがあるが、間質性肺炎で死亡した抗ＭＤＡ５抗体陽性皮膚筋炎が４人含まれていた。ＳＮＳ上でも、八代さんを襲った皮膚筋炎とワクチン接種との関連を指摘する情報が拡散している。そこで、コロナワクチン接種と間質性肺炎を合併したＭＤＡ５抗体陽性皮膚筋炎との関連について最新情報を集めてみた。

表2-8-1には、コロナワクチンの接種後に間質性肺炎を合併した抗ＭＤＡ５抗体陽性皮膚筋炎を発症した日本人症例を示す。症例１から３が厚生科学審議会の資料に掲載されている症例である。資料に掲載されていた４例のうち１例は、発症前に肺炎球菌ワクチンも接種されていたので除外した。

表2-8-1　日本における間質性肺炎を合併した抗MDA5抗体陽性皮膚筋炎の報告例

症例	年齢	性	ワクチン接種回数	最終接種〜発症	治療	予後
1	62	女	ファイザー3回目	6日	ステロイド、エンドキサン、タクロリムス、血漿交換	死亡
2	69	女	ファイザー3回目	11日	ステロイド、エンドキサン	死亡
3	71	女	モデルナ2回目	5週	ステロイド、エンドキサン	死亡
4	82	男	ファイザー2回目	6週	ステロイド、タクロリムス	死亡
5	68	男	ファイザー2回目	3週	ステロイド、タクロリムス、トファシチニブ、血漿交換	生存
6	59	女	ファイザー2回目	2週	ステロイド、エンドキサン、タクロリムス	生存
7	62	女	ファイザー3回目	1週	ステロイド、エンドキサン、タクロリムス、血漿交換	生存
8	39	女	ファイザー2回目	5週	ステロイド、エンドキサン、タクロリムス	生存

症例4から8は文献検索の結果判明した症例である。普通、論文として発表されるのは一部の症例に過ぎないので、実際にはもっと多くの症例が発生していると思われる。8人のうち4人が、発症後短期間に死亡している。

海外からも、6人のワクチンの接種歴や治療経過の把握が可能な間質性肺炎を合併した抗MDA5抗体陽性皮膚筋炎の症例報告があった（表2-8-2）。海外からの報告例は全例が生存中であるが、日本の症例とは異なり、リツキシマブが5人に、トファシチニブが3人に投与されていた。リツキシマブはBリンパ球の表面に発現するCD20抗原を標的とした分子標的薬で、Bリンパ球からの抗体産生を抑制する。トファシチニブはJAK阻害剤で、日本では関節リウマチに承認されている。シグナル伝達を阻害することで強力な免疫抑制作用を有する。

東北大学で2014年から2018年の期間に、8人の高フェリチン血症を示す急速進行性間質性肺炎を合併した抗MDA5抗体陽性皮膚筋炎に対してステロイド、

表2-8-2　海外における間質性肺炎を合併した抗MDA5抗体陽性皮膚筋炎の報告例

症例	年齢	性	ワクチン接種回数	最終接種～発症	治療	予後
1	45	男	モデルナ２回目	２日	ステロイド、グロブリン、リツキシマブ、MTX	生存
2	58	女	アストラゼネカ２回目	１週	エンドキサン、グロブリン、リツキシマブ、タクロリムス、トファシチニブ、血漿交換	生存
3	45	女	ファイザー２回目	３日	ステロイド、タクロリムス、リツキシマブ、血漿交換、トファシチニブ、グロブリン	生存
4	51	女	ファイザー２回目	１週	ステロイド、エンドキサン	生存
5	60	女	ファイザー２回目	２週	ステロイド、リツキシマブ、グロブリン、MMF	生存
6	19	男	ファイザー１回目	５日	トファシチニブ、ステロイド、リツキシマブ、シクロスポリン	生存

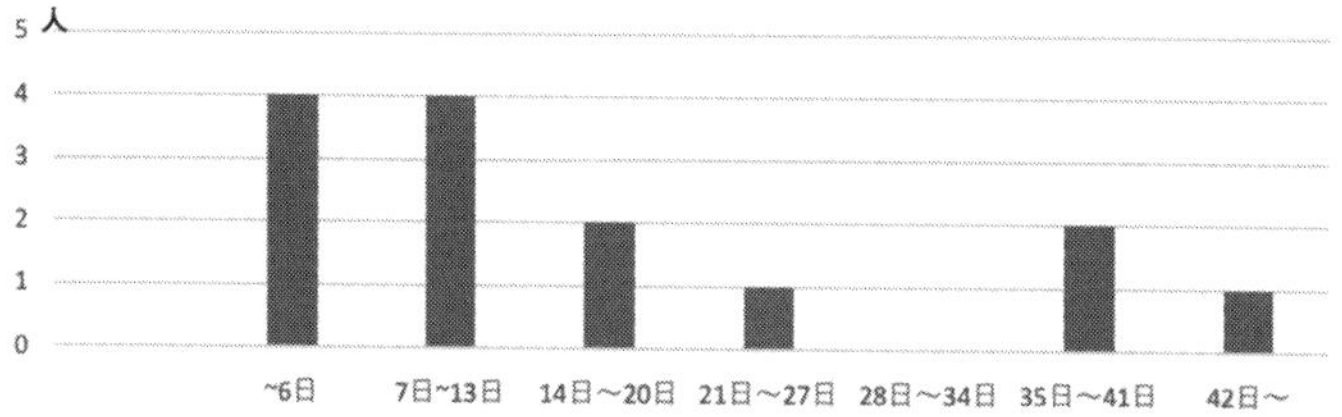

図2-8-1　コロナワクチン接種から抗MDA５抗体陽性皮膚筋炎が発症するまでの日数　日本および海外からの報告例における検討
筆者作図

エンドキサン、タクロリムスの３剤で治療したところ全例が死亡している。２０１９年以降は、８人の高フェリチン血症を示す急速進行性間質性肺炎を合併した抗ＭＤＡ５抗体陽性皮膚筋炎に対して、３剤に加えてリツキシマブとトファシチニブを併用したところ、死亡例は２人に減少し、大幅な生存率の向上が見られた。海外からの報告を裏付ける結果である。

　皮膚筋炎の発症は、ワクチンの１回目よりも２回目投与後に発症することが多い。図２―８―１には、最終ワクチンの投与から皮膚筋炎が発症するまでの日数を示すが、上記の14人の報告例のうち11人は、投与後28日以内に発症しており、ワクチンの接種が発症の引き金になった可能性がある。

大阪の北野病院、英国のLeeds大学、スペインのSan Carlos病院からは、コロナウイルスの流行前後に経験した抗MDA5抗体陽性皮膚筋炎の症例数が報告されている（表2–8–3）。この症例には、間質性肺炎の合併が見られない症例も含む。3病院では、コロナの流行が始まった2020年から症例数の増加が見られ、とりわけコロナワクチンの接種が始まった2021年の増加が著しい。

図2–8–2は、Leeds大学における2018年から2022年における抗MDA5抗体検査の陽性率、コロナ感染者数、ワクチン接種回数の推移を示す。ワクチン接種の始まった2021年は、抗MDA5抗体検査数は2020年の459件から812件に増加したが、検査陽性率も2・1%から4・8%へと増加した。抗MDA5抗体検査の陽性率は、コロナ感染者数よりもワクチン接種回数と一致した動きを示した。

2020年から2022年の3年間に、Leeds大学で経験した60人の抗MDA5抗体陽性皮膚筋炎のうち、25人が間質性肺炎を合併し、そのうち8人が死亡した。35人には間質性肺炎の合併は見られなかった。60人のうち8人は、抗MDA5抗体の陽性が判明する前にコロナに感染しており、7人は抗MDA5抗体の陽性が判明した後にコロナに感染した。英国のワクチン接種率は90%に達するが、60人のうち49人にワクチンの接種歴があった。36人は抗MDA5抗体の陽性が判明する以前にワクチンの接種歴があり、14人は抗MDA5抗体の陽性が判明した後にワクチンが接種された。11人につい

表2-8-3　コロナウイルスの流行前後における抗MDA5抗体陽性皮膚筋炎の症例数

期間	日本、北野病院	英国、Leeds 大学	スペイン、San Carlos 病院
2017	1	-	0
2018	0	4	0
2019	2	2	0
2020	2	9	19
2021	4	35	11

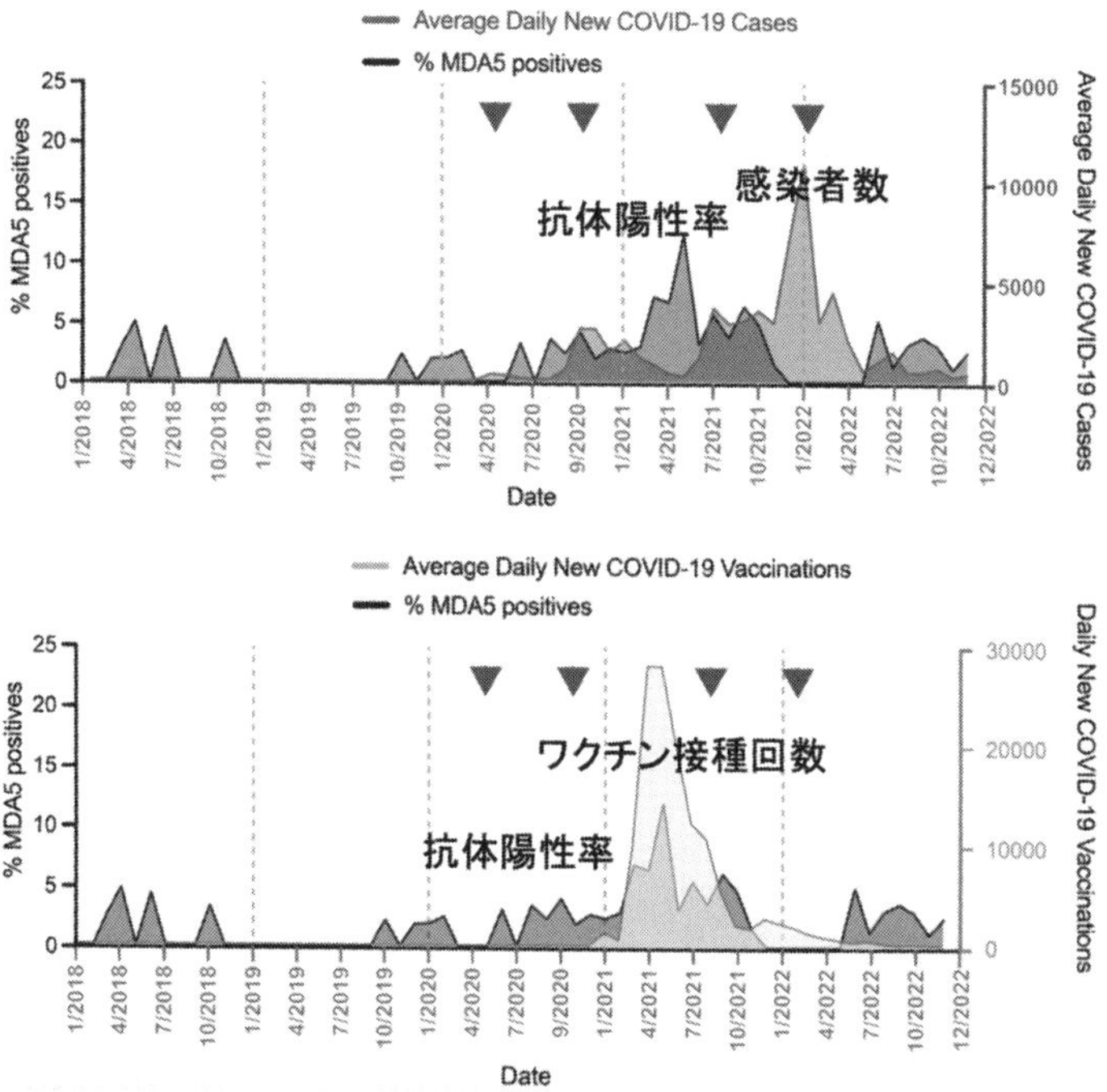

図2-8-2　Leeds大学における抗MDA５抗体検査の陽性率、コロナ感染者数、ワクチン接種回数の推移
medRxiv. 2023 Nov 5:2023.11.03.23297727. doi:10.1101/2023.11.03.23297727.

1)コロナウイルスに感染 → 2)*IFIH1*遺伝子 → 3)MDA5タンパク
コロナワクチンの接種　の誘導　の産生

4)タイプ1インターフェロン →5)抗原特異的CD8⁺ T細胞 →6)間質性肺炎
の誘導　の反応　の発症

ては、一度もワクチンは接種されていなかった。

ＭＤＡ５は*IFIH1*遺伝子にコードされているが、細胞がウイルスに感染すると、ウイルス由来の２本鎖ＲＮＡを認識して自然免疫を誘導する働きがある。

Leeds大学の研究者は、コロナ流行期やワクチン接種後に抗ＭＤＡ５抗体陽性皮膚筋炎の患者が増加した疫学的データとコロナ肺炎患者の肺胞洗浄液中の細胞や患者末梢血リンパ球の遺伝子発現を検討した結果から、コロナ流行期やワクチン接種後に、抗ＭＤＡ５抗体陽性皮膚筋炎の患者が増加した理由として上のような仮説を提唱している。

コロナウイルス感染後やワクチンを接種しても、抗ＭＤＡ５抗体陽性皮膚筋炎が発症するのは、ごく稀であることから、本症の発症には遺伝的素因が関係すると考えられている。ほとんどの感染者は感冒症状を示すのみであるが、遺伝的素因がある場合には致死的な経過をたどるウイルス感染症も知られている。

ＥＢウイルスに感染しても、乳幼児では無症状であることが多く、思春期以降に感染すると、一過性に発熱や肝機能異常を呈する伝染性単核球症を発症する。ところが、１００万人に１人の頻度でみられる遺伝子異常を持つ場合には、Ｘ連鎖リンパ増殖症候群という致死的な疾患を発症する。

八代さんの場合に、抗ＭＤＡ５抗体陽性皮膚筋炎の発症にコロナ感染やワクチン接種が関連したかについては、感染歴やワクチン接種歴が公表されていないのでコメントできないが、抗MDA5抗体陽性皮膚筋炎の発症にコロナ感染やワクチン接種が関与することは、最新の研究結果から可能性が高いと考えられる。

（2024年1月28日、アゴラに掲載）

9　中・高校生に見られたコロナワクチン後遺症：慢性疲労症候群

成人と比較して低いとはいえ、わが国の12～19歳のコロナワクチン接種率は、2回接種済みが69%、3回接種済みが44%に達している（2023年、10月17日現在）。厚労省の説明によれば、現時点において、ワクチンが原因で後遺症が起きるという知見はない。そのためか、中・高校生がワクチン接種後に遷延する症状を訴えても、医師や学校関係者に耳を傾ける者が少ないのが実情である。周囲の無理解が、患者・患者家族を更に苦しめている。

新型コロナワクチン接種後の健康被害を訴える患者の会が結成され、7月24日に厚労省で記者会見を開いたが、その後も、ワクチン後遺症への理解が社会に浸透したようには思えない。

患者の会には10代の会員が57人いるが、成人とは異なる問題点を抱えている。今回、その悲痛な訴えを紹介する。手記の公開は、患者家族の了解を得ている。

A太さん（仮名）12歳男児（ワクチン接種時は11歳）

私の息子は、もともと健康で、スポーツが大好きで、風邪もひかない子でした。

それがコロナワクチン接種後、突然激しい頭痛が息子を襲うようになりました。続けて、倦怠感、疲労感、そして、疲れやすく、回復しにくい体になりました。頑張っていたスポーツも、飛んだり跳ねたりすると頭痛が襲い、身体がとてもだるくなるので、やめざるを得なくなりました。信じられないのです。あんなに健康で元気だった子が、急に変わってしまうなんて。

治療をしても劇的に良くなるわけではなく、むしろ慢性的に疲労を感じるようになり、朝も起きられなくなってしまいました。毎日元気に学校に行けません。毎日疲労感により起きられず、頭が痛く、しんどいのです。少しの散歩ですらできないのです。

一年以上経っても元の元気な体に戻る兆しが見えないので、本人は治療をする事自体を苦痛に感じています。保険がきかない高額な自由診療や水素吸入などの医療機器や様々なサプリメントといった治療に費やす時間やお金も無駄だと言って、回復する事をあきらめ、治療を中断し、生きている事すら悲観するようになりました。彼はもう死んでもよいと思っているのです。治療をしなければ死んでいくかもしれないのに、治療を継続する事でさらに精神的に追い詰められています。周りから、政府から、ワクチン後遺症を認められない事が、彼をもっと苦しめています。

息子が打ったワクチンは2回とも、政府がコロナワクチン接種による死亡を認めた11歳のお子さんや後遺症を認められた他のお子さんが打ったワクチンのロット番号と同じＦＮ５９８８です。私は、息子に問題があったのではなく、打ったワクチンが劇薬もしくは毒薬だったのだと信じています。

息子を元の身体に戻して下さい。

世界的なプロのスポーツ選手になりたかったのです。

【２０２３年10月13日メール】

息子が全然良くならず、衰弱していっているようにも思えます。

「ぼく、全然治らない。いつ良くなるの？」と息子に言われ、本当に私もどうしていいのかわかりません。親子ともに苦しんでいます。今日もまだ起きられず、意識もほとんどなく、寝たきりです。寝る時間が尋常ではありません。お昼すぎや夕方起きても、しんどくて、一日中ベッドで過ごし、頭痛に加え、腹痛も始まりました。

息子は夏休みにリフレッシュできたことで、新学期が始まると楽しい学校生活を夢見て、胸をワクワクさせながら新学期を迎えたのですが、送り迎えは車でおこなうも、学校に行くと疲れ、次の日は行けないという状況が続きました。

前は一番ひどかった頭痛より、疲労感の方がひどくなってきました。頭痛もやはり毎日のように起こり、ひどい時はめまいが起こります。普通の生活をすると、とてもとても疲れるのです。

早寝しても一度寝ると15時間くらい眠り、朝起こしても意識がないほど深くしんどそうに眠っています。起立性調節障害のひどい症状のようなものです。何度も起こされた事も全く知らず、午後になって起きてから、「ママどうして起こしてくれなかったの？」と言って、とても残念そうにします。

1日24時間のリズムが滅茶苦茶になり、夜寝られない日も出てきています。一旦起きると、眠たくならないようで、放っておくと朝まで起きていられます。睡眠障害です。学校がある日は絶対夜は早く寝ようと決めましたが、寝ようとしても寝られず、寝ると起きられない事も分かっているので、本当にどうしても学校に行きたかった時には、夜眠らず、朝までずっと起きていて学校に行ったこともありました。

本人の意思に反し、健康児のリズムで毎日を送る事が厳しく、時々学校に行くことさえ無理なことになってきました。9月下旬からは起きてもしんどいことが多く、頭痛があったりして、起き上がることやちょっと歩くことすらできず、学校に行くことが厳しくなっています。ほぼ一日中寝たきりになったようにベッドの中で過ごしています。この3日間は腹痛も訴えるようになり、悪いものでなければいいがと願うばかりです。その倦怠感、疲労感は尋常ではないのだろうと思います。栄養もしっかり取っているのに、良くなるどころか、私には息子はどんどん衰弱していっているように感じます。

問題は、大きな病院に行って検査したいと思うのですが、それがコロナワクチンから来るものだとこちらが言うと、何度もお医者さんがとても怪訝そうな顔をされたので、ワクチンとはもう言いにくいことです。

息子は、せっかく頑張って学校に行こうと思っていたのに、疲れが回復せずとてもしんどいので、「ぼく、全然良くならない。もう良くならない」と漏らし、心が痛みます。息子は治るという希望を

表2-9-1　ワクチン後遺症患者の臨床像

症例	年齢	性	発症日	症状	持続期間	HHV6copy/ml	学業	その他
1）	15	男	2週後	倦怠感、頭痛	＞16ヶ月	53,460	退学	帯状疱疹
2）	12	女	2週後	倦怠感、頭痛	＞12ヶ月	51,800	不登校	舌苔
3）	17	男	1日後	倦怠感、頭痛	＞13ヶ月	0	休学	
4）	18	女	2週後	倦怠感、頭痛	＞14ヶ月	88,100	休学	

失いかけています。期待していないので、治療を積極的に受けてくれません。ストレスが一番良くないと分かってから、私も強く治療を勧めなくなりました。

学校が休みがちになってから、学校の先生から、お医者さんの診断書が欲しいと言われた事がきっかけで、息子が自分から「お医者さんに行った方がいいかも」と言いました。お医者さんに行ったときに、やっとお話ができて、先生から「栄養分はしっかり摂ってね。」と励まされました。先生から指導された事だけ聞いて、それだけは守って飲んでいます。ナットーキナーゼを取り寄せて、夏頃から飲んでいます。

表2−9−1は筆者が経験したコロナワクチン後遺症に悩む4人の中・高校生の臨床像を示す。4人ともA太さんとそっくりな臨床経過である。ひどい頭痛や倦怠感のために不登校が続き、休学や退学を余儀なくされている。

A太さんも含め、全員が慢性疲労症候群の臨床像を示している。慢性疲労症候群という病名は、単なる慢性の疲労と誤解されやすいことや重篤度が伝わらないなどの理由で、最近では、世界的に広く用いられている筋痛性脳脊

表2-9-2　コロナワクチン後遺症の発症機序

1)ワクチン接種
2)免疫能の低下
3)HHV-6の再活性化
4)慢性疲労症候群の発症

髄炎という病名が用いられている。

慢性疲労症候群の原因は不明ではあるが、遺伝子、免疫、ホルモン、神経系と多方面からその原因が研究されている。感染後に発症する慢性疲労症候群も知られており、なかでもヒト6型ヘルペス（HHV-6）との関連を示す多くの研究報告がある。

HHV-6の初感染は乳児期にみられる突発性発疹を引き起こす。その後、生涯にわたって潜伏感染するが、時折、再活性化することがある。免疫抑制状態で再活性化すると、重篤な症状がみられることがある。

コロナワクチン接種後に慢性疲労症候群を発症した4人のうち、2人に帯状疱疹、舌苔（口腔内カンジダ症）など免疫抑制状態を示唆する所見がみられたので、表2-9-2のような発症機序を考えた。

今回、HHV-6の検出を行ったところ、唾液から4人のうち3人において、通常では検出されない量のウイルスDNAが検出された。

最近、慈恵医大から唾液中のHHV-6が脳細胞に感染してうつ病の原因になることが報告されて話題となった（図2-9-1）。同じような機序で、HHV-6は慢性疲労症候群の原因になるのかもしれない。

厚労省は研究班のアンケート調査の結果に基づいて、「ワクチン後遺症について

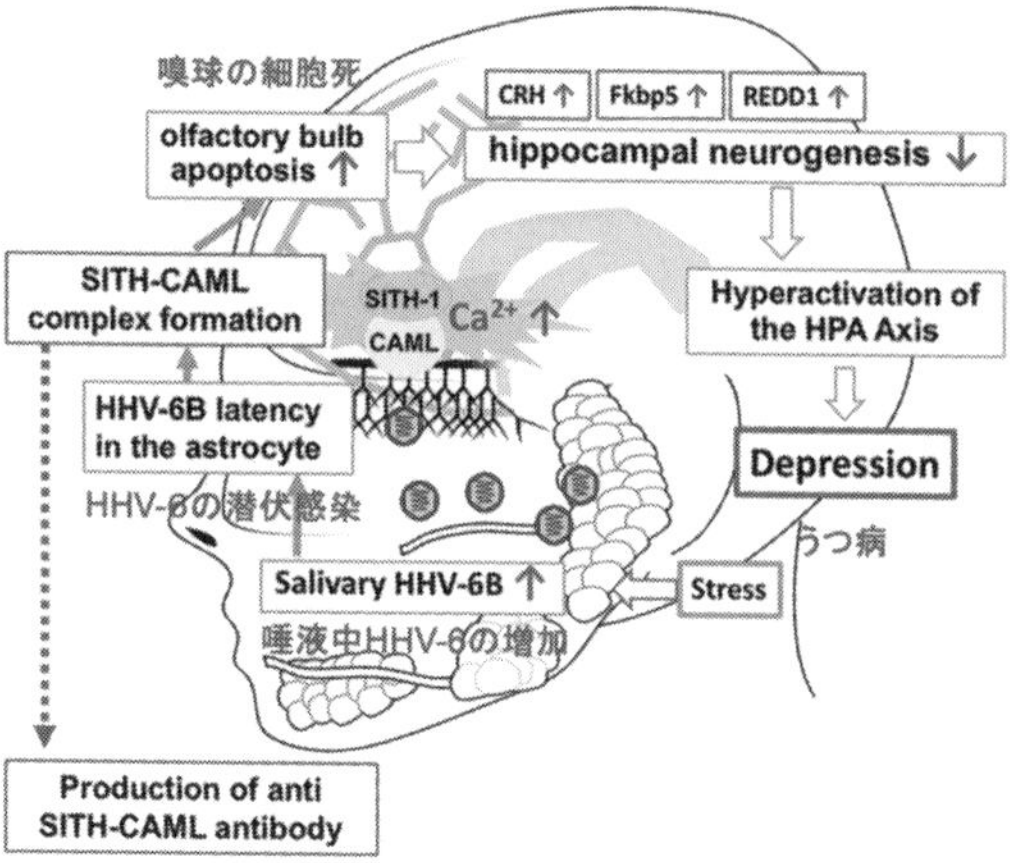

図2-9-1　HHV-6がうつ病の発症リスクを増加させる
iScience,2020 Jun 26;23(6):101187

表2-9-3　5〜11歳用コロナワクチンのロット別納入数と副反応報告

ロット	出荷開始日	ロット別納入数	副反応疑い報告数		重篤報告数（内数）		死亡報告数（内数）	
		（回分）	報告数	報告頻度	報告数	報告頻度	報告数	報告頻度
FN5988	2022年2月24日	3,376,000	99	0.0029%	26	0.0008%	1	0.0000%
FP0362	2022年4月4日	4,425,400	21	0.0005%	8	0.0002%	0	0.0000%
FR4267	2022年4月7日	6,626,500	11	0.0002%	2	0.0000%	1	0.0000%
FW5101	2022年5月24日	1,117,600	4	0.0004%	2	0.0002%	1	0.0001%
不明	-	-	10	-	3	-	0	-
合計	-	15,545,500	145	0.0009%	41	0.0003%	3	0.0000%

（2023年4月30日現在）
2023年7月28日開催第94回厚生科学審議会資料

は現時点で懸念を要するような特定の症状や疾病報告の集中はみられない」と結論付けている。しかし、ワクチン接種後遷延する症状がみられる中・高校生は、全員が同じような臨床経過を示し、唾液から高濃度のHHV-6が検出されている。

筆者は以前、ロットによってコロナワクチンによる副反応や死亡報告に大きな差があることを報告した。A太さんの母親も、打ったワクチンのロットに疑念を抱いている。母親の疑念を裏付けるデータはあるのだろうか。A太さんに接種された5〜11歳用のファイザーワクチンのロット別副反応報告数を示す（表2-9-3）。A太さんが打ったロットの報告頻度は、少ないロットの14・5倍である。母親の疑念を否定できない。

厚労省がコロナワクチン接種後の後遺症の存在を認めないことによって、患者・患者家族は二重の苦しみを負っている。母親の手記を読んで、ワクチン後遺症は存在しないと言い切れるだろうか。

（2023年10月22日、アゴラに掲載）

10　中・高生におけるコロナワクチン後遺症：副腎機能低下症

新型コロナワクチン後遺症患者の会のアンケート調査によると、ワクチン接種後に副腎機能低下症と診断された患者が、診断名が記載されている246人のうち7人みられた。

副腎機能低下症は国の難病に指定されており、全国における推定患者数も約1000人と稀な病気である。副腎皮質ホルモンの欠乏により、易疲労感、全身倦怠感、脱力感、筋力低下、食欲不振、体重減少、精神症状（無気力、不安、うつ）などの、コロナワクチン後遺症とよく似た症状がみられる。以前は、結核などの感染が原因である場合が多かったが、最近は、抗副腎皮質抗体が陽性で、自己免疫機序が原因であることが多い。病気を疑いさえすれば、副腎皮質ホルモンや副腎皮質刺激ホルモンを測定することで診断は比較的容易である。治療としては、不足する副腎皮質ホルモン（ステロイド）を長期にわたって補充することが必要である。

コロナワクチン接種後に副腎機能低下症を発症した17歳女性の母親の手記を紹介する。なお、手記の公開は、患者家族の同意が得られている。

C美さん（仮名）17歳女性（ワクチン接種時は16歳）

私は、コロナワクチン接種後に病気になった高校3年生の母親です。私が皆さんに伝えたいのは、新型コロナワクチン後遺症で接種から1年弱の間、いまだ体調不良が続いて困っている高校生がいるという事実です。

私の子供は、高校2年生の夏休みにコロナワクチンの3回目を打ちました。学校の友達や先生、おじいちゃんおばあちゃんにコロナを感染させないためです。ワクチン接種後から倦怠感が少しずつ増していくなかで、2週間後に手足に異常が出ました。ペットボトルの蓋が開けられない、勉強しないといけないのにペンが持てない、学校に行かないといけないのに足が動かない……。そのうち、全身にひどい倦怠感が出て起き上がれない状態にまでなりました。

お医者さんに行っても、検査は異常なしで精神的なものでしょうと言われました。ですが私は、どうしても精神的なものが原因で動けなくなったとは思えませんでした。お願いをして大学病院を紹介してもらい、ホルモン検査をしてやっと副腎機能低下症という病気だとわかりました。

子供はコロナワクチンを打つ前は、とても元気で、体育祭の応援団に入ってダンスを踊ったりしているような活発な子でした。やりたいこともたくさんあって、学校では友達にも恵まれて、部活でも部長になり、高校生活を楽しんでいました。そんな子供が、突然手足が動かない、起き上がれなくなるほどの病気になる理由が、コロナワクチン以外に全く思い当たりません。

ワクチンを接種して病気になり学校に行けない日が1ヶ月ほど続いたころ、担任の先生から「このままだと出席日数が足りなくなって留年になる」と言われました。慌てて色々な資料を探したところ、ワクチンを打った後の体調不良は出席停止扱いにできると知り、それを学校の先生に相談しました。それまで私は、学校の先生は味方だと思っていました。子供のために何か良い方法がないか一緒に考えてくれると思っていました。でも、「医者がワクチン後遺症を認めた診断書がないと、普通の欠席と同じ扱いにする」と言い、全く取り合ってくれませんでした。お医者さんに相談すると「ワクチン後遺症を認める診断書は書けない、学校のことは教育委員会に言いなさい」と言われ、教育委員会に相談すると「学校の問題なので学校に言いなさい」と言われました。互いが互いに責任を丸投げして何も解決しませんでした。そして、そのしわ寄せは全部、私の子供にのしかかりました。

「留年はしたくない、でもお医者さんは診断書を書いてくれない。学校の先生は無理してでも学校に来いと言う、出来ないなら他の学校を探せばいいと言う。子供は今の高校を皆と一緒に卒業したいと言う。もう無理して学校に行くしかない」。そして、子供は起き上がるのがやっとの状態なのに、無理やり学校に行かざるを得ませんでした。

家は決して裕福ではないのですが、留年を避けるにはもうどうしようもなかったので、タクシーを使いました。朝、子供をタクシーで学校まで送り、お金を節約するために私は片道50分くらいの道を歩いて家に帰り、子供が帰る時間になったらまた学校へ歩いて行き、タクシーを呼んで一緒に家へ帰る、という生活を1ヶ月ほど続けました。私の足腰はボロボロになり、お金もなくなり、私は限界でした。

そんな私を見ていた子供は、副作用の強い薬を飲んでようやく歩けるようになった身体なのに、「お母ちゃん、一人で行ってみるから休んでいて」と、おぼつかない足で重いリュックを背負い、玄関を出て行きました。私はその後ろ姿を見ながら、動けなくなった自分を責めて泣きました。この手記を書いている今も、その当時のことを思い出すと手が震えるくらい悔しいです。

しかも子供はその時の無理がたたって体調が戻らず、最初のお医者さんの説明では数ヶ月で治療が終わるはずだったのに、9ヶ月経った今もいまだに副作用の強い薬を飲み続けています。せめて、学校がワクチン後遺症を認めて出席停止扱いにしてくれていたら、せめて、お医者さんがワクチン後遺症を認めて診断書を書いてくれていたら、せめて、教育委員会が学校に適切な指導をしてくれていたら、子供も私もあんな無理なことをせず、治療に専念出来て、今頃は薬を飲まなくても普通の生活に戻れていたのではないかと考えてしまいます。

今は患者の会の力添えで、ワクチン後遺症の診断書を書いてもらえることになり、学校も、欠席は出席停止扱いにしてくれました。新しい校長先生の理解もあり、卒業も望めるようになりました。長期欠席でのオンライン授業などによる補習についてはまだ相談中ですが、卒業出来ないのでは？という強い不安感はなくなりました。新しい主治医の先生は、子供にきちんと寄り添った診察をしてくれて感謝しています。

でも、以前の私たちと同じように苦しんでいる生徒さんや保護者が他にもいるのではないかと思います。それまで元気だった生徒さんがワクチン接種後に体調不良で学校を休み、そのまま出席日数が足りなくなり、留年や転校を余儀なくされているのではないか？

ワクチン後遺症を理解されなくて、病院や学校の先生から心無い言葉を投げられたりしているのではないか？　実際に、私たちはそれらを経験しました。きつい薬を飲んで無理して学校に登校して、毎日限界に近い力を振り絞って授業を受けているのに、娘が傷つけられる必要がどこにあったのでしょうか。

ワクチン後遺症に理解のないお医者さんからは、検査に異常がないのに手が動かないのはふざけているから、全身倦怠感は心のせい、足が痺れるのは気のせい、何度も心療内科の受診を勧められて、その度に、なぜワクチン後遺症から目をそらして心の問題にするのか、目の前の子供が苦しんでいるのに、なぜその苦しみに寄り添ってくれないのか、なぜ原因を探ろうとしてくれないのか、胸が痛くなりました。何も出来ない自分が悔しくて何度も泣きました。子供はその度に、「お母ちゃん、ありがとう」と、苦しいのは自分なのに私を気遣ってくれていました。

どうして周りの皆のためにワクチンを打った優しい子が、保健室の先生に「病気なら転校したら?」と言われたり、すがる思いで受診した病院の先生から「心療内科へどうぞ」と冷たく突き放されたり、信頼していた学校の先生にすら「保健室にサボリに行くのか?」と、心ない言葉を言われないといけなかったのか。当時の学校の先生も、お医者さんも、教育委員会も、ワクチン後遺症をよく知らないという、それだけのことで、子供がその全てのしわ寄せを受けて苦しんだのは、本当に、言葉で言い表せないくらい今でも辛いです。悲しいです。悔しいです。このようなひどい状況にいる子供が他にもいるかもしれない、誰にも理解されないまま1人で苦しんでいるかもしれない、ということで、私はさらに苦しいのです。

ワクチン後遺症の子供たちが学業に不安なく安心して治療に専念できるように、ワクチン後遺症と気づかれないまま苦しんでいる子供が1人でも減るように、子供の症状を理解されずに悩んでいる保護者が1人でも減ることを願っています。

表2-10-1　新型コロナワクチンとインフルエンザワクチン接種後にみられた自己免疫疾患

	新型コロナワクチン	インフルエンザワクチン
総接種回数	3億8,360万回	3億7,850万回
副腎機能低下症	45	0
自己免疫性肝炎	34	0

厚生科学審議会予防接種・ワクチン分科会副反応検討部会の資料によると、これまでに医療機関あるいは製造販売業者から45人の副腎機能低下症が報告されている。決して、少ない数ではない。ワクチン接種後数日以内に発症しており、ホルモンの補充療法に反応している場合もある。本症の発症に、副腎皮質刺激ホルモンに対する自己抗体の関与も考えられている。

厚生科学審議会（予防接種・ワクチン分科会副反応検討部会）からは、各種ワクチンにおける副反応の発生数が報告されている。新型コロナワクチンと接種回数をそろえるために、インフルエンザワクチンは２０１６年10月１日から２０２３年３月31日までの接種者を対象にした。副腎機能低下症、自己免疫性肝炎は、新型コロナワクチン接種後には45人、34人あったのに、インフルエンザワクチン接種後には１人もいなかった。新型コロナワクチンとインフルエンザワクチン接種後に見られる自己免疫疾患は、異なる発症機序によるのかもしれない。

ワクチン由来のｍＲＮＡは注射された筋肉の他にも全身の臓器から検出される。なかでも、肝臓、副腎の組織濃度が高い（表２-10-２）。接種48時間後における副腎の濃度は、脳の濃度の実に２６８倍である。各臓器の細胞に取り込まれたｍＲＮＡはリボゾームでスパイクタンパクを産生し、産生されたスパイクタンパクは細胞の表面に運ばれて、抗体やＴ細胞に認識される。

表2-10-2　mRNAワクチンの臓器分布

Sample	Total Lipid Concentration (μ g lipid equiv /g(or mL))						
	0.25min	1h	2h	4h	8h	24h	48h
Adipose tissue	0.057	0.100	0.126	0.128	0.093	0.084	0.181
Adrenal glands（副腎）	0.27	1.48	2.72	2.89	6.80	13.77	18.21
Bladder	0.041	0.130	0.146	0.167	0.148	0.247	0.365
Bone〔femur〕	0.091	0.195	0.266	0.276	0.340	0.342	0.687
Bone marrow〔femur〕（骨髄）	0.48	0.96	1.24	1.24	1.84	2.49	3.77
Brain	0.045	0.100	0.138	0.115	0.073	0.069	0.068
Eyes	0.010	0.035	0.052	0.067	0.059	0.091	0.112
Heart	0.28	1.03	1.40	0.99	0.79	0.45	0.55
Injection site	128.3	393.8	311.2	338.0	212.8	194.9	164.9
Kidneys	0.39	1.16	2.05	0.92	0.59	0.43	0.42
Large intestine	0.013	0.048	0.09	0.29	0.65	1.10	1.34
Liver（肝）	0.74	4.62	10.97	16.55	26.54	19.24	24.29
Lung	0.49	1.21	1.83	1.50	1.15	1.04	1.09
Lymph node〔mandibular〕	0.064	0.189	0.290	0.408	0.534	0.554	0.727
Lymoh node〔mesenteric〕	0.050	0.146	0.530	0.489	0.689	0.985	1.366
Muscle	0.021	0.061	0.084	0.103	0.096	0.095	0.192
Ovaries〔females〕（卵巣）	0.104	1.34	1.64	2.34	3.09	5.24	12.26
Pancreas	0.081	0.207	0.414	0.380	0.294	0.358	0.599
Pituitary glands	0.339	0.645	0.868	0.854	0.405	0.478	0.694
Prostate〔males〕	0.061	0.091	0.128	0.157	0.150	0.183	0.170
Salivary gland	0.084	0.193	0.255	0.220	0.135	0.170	0.264
Skin	0.013	0.208	0.159	0.145	0.119	0.157	0.253
Small intestine	0.030	0.221	0.476	0.879	1.279	1.302	1.472
Spinal Cord	0.043	0.097	0.169	0.250	0.106	0.085	0.112
Spleen（脾）	0.33	2.47	7.73	10.30	22.09	20.08	23.35
Stomach	0.017	0.065	0.115	0.144	0.268	0.152	0.215
Testes〔males〕	0.031	0.042	0.079	0.129	0.146	0.304	0.320
Thymus	0.088	0.243	0.340	0.335	0.196	0.207	0.331
Thyroid	0.155	0.536	0.842	0.851	0.544	0.578	1.000
Uterus〔females〕	0.043	0.203	0.305	0.140	0.287	0.289	0.456
Whole blood	1.97	4.37	5.40	3.05	1.31	0.91	0.42
Plasma	3.96	8.13	8.90	6.50	2.36	1.78	0.81
Blood: plasma ratio	0.815	0.515	0.550	0.510	0.555	0.530	0.540

Therapeutic Goods Administration (TGA) FOI Reply 2389-6, p.45.

コロナワクチンが投与されると、免疫を担当するB細胞からはスパイクタンパクを認識する抗体が産生される。同時に、表面にスパイクタンパクが存在する細胞を攻撃する細胞傷害性T細胞も誘導される。このような抗体依存性あるいはT細胞依存性自己攻撃によって自己免疫疾患が発症する可能性も考えられる。細胞障害性T細胞はテトラマーを用いてフローサイトメトリーで検出可能である。

mRNAワクチン技術は、新型コロナウイルスのみならず、今後、インフルエンザを始め、他の病原体に対するワクチン、更にはがん領域への適用も考えられている。すでに、日本にmRNAワクチンの製造を目指した工場が完成している。上記のメカニズムによる自己免疫疾患の発症は、コロナワクチンに限らず、mRNA技術を用いたすべてのワクチンに起こりうることである。

厚労省は、現時点ではワクチン後遺症の存在を認めないという立場なので、C美さん、C美さんのご家族も周囲の無理解に二重の苦しみを味わっている。テトラマーによる抗原特異的T細胞の検出は、筆者も大学では日常に用いていた検査法であり、決して難しいわけでもない。ぜひ、この方面の研究の進展を願っている。

（2023年10月26日、アゴラに掲載）

11　ファイザーワクチンに見られる副反応のロット差

コロナワクチン接種後の心筋炎・心膜炎による死亡数の頻度を検討したところ、2022年は20

21年に比較して著減したことが判明した。ワクチンの総接種回数は2021年が1億7千万回、2022年が1億6千万回と変わらないことから、2021年に納入されたロットは2022年に納入されたロットと比較して死亡リスクが高い可能性がある。そこで、コロナワクチンの死亡報告数にロット間で差があるかを検討した。

コロナワクチンによる死亡リスクのロット間の差については、これまでもSNS上では話題となっている。すでに、2021年9月の鎌倉市議会において、ワクチン接種後の死亡数がロット間で大きな差があることが質問されている。この質問に対してファイザー社は、全てのロットにおいて、事前に定められた品質を維持するための基準をクリアーした製剤のみを出荷しており、ロット間により死亡リスクが異なる可能性はないと回答している。厚労省からも、副反応疑いとして報告された症例は、厚生科学審議会・副反応検討部会において検討され、特定のロットにおいて死亡リスクが高いことはないとの見解が示されていると回答されている。

厚生科学審議会予防接種・ワクチン分科会副反応検討部会に提出された資料には各製剤のロットについて納入数、重篤副反応報告数、死亡報告数、死亡報告頻度が公表されている。今回は、ファイザー社1価ワクチンの公表結果を示す。

図2-11-1には、各ロットの死亡報告の頻度を示す。最も高いロットの報告頻度は0・0024%で、0%のロットも9ロットみられた。中央値は0・0003%で、0・001%以上のロットが13ロットみられた。

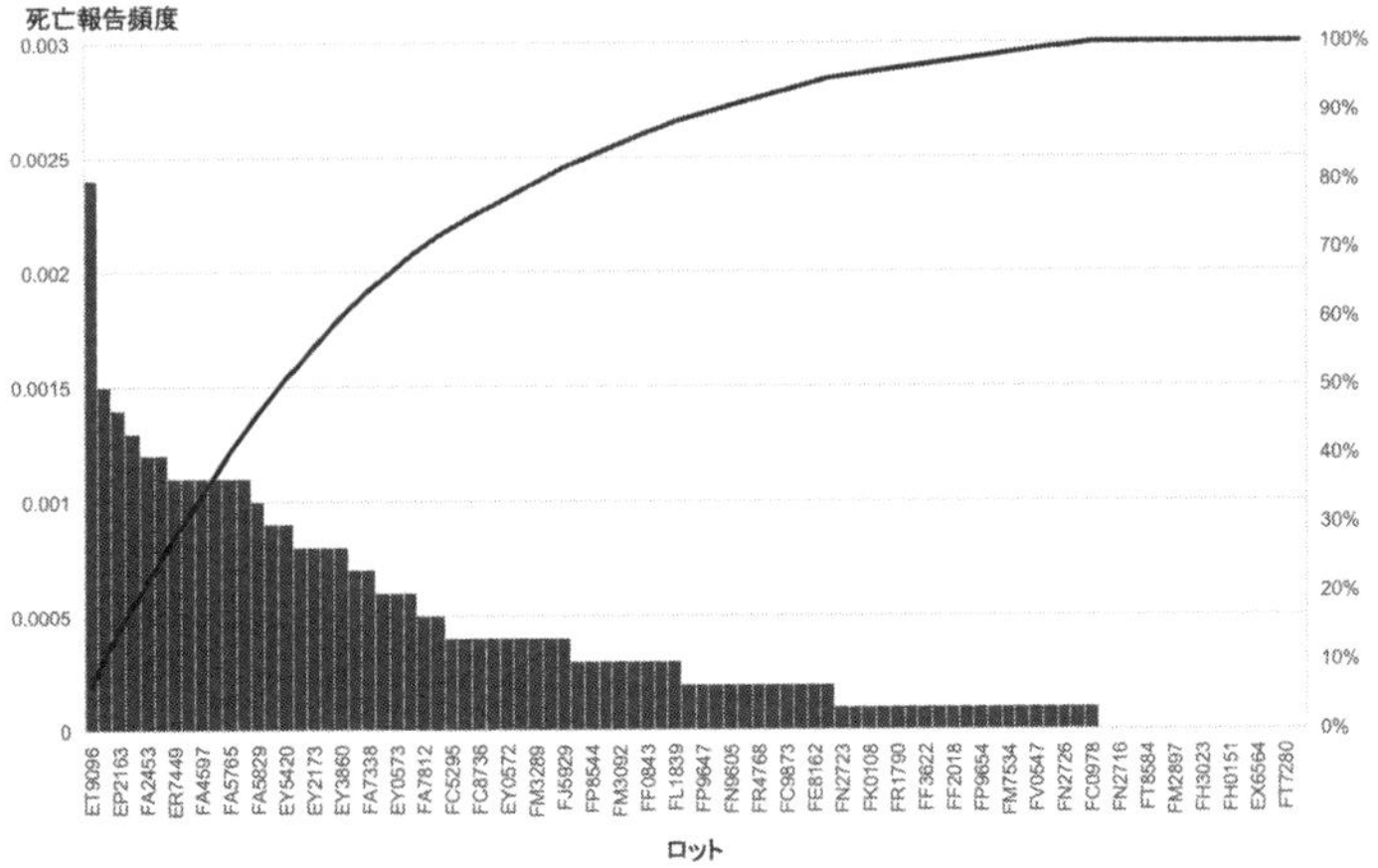

図2-11-1　ファイザーワクチンの各ロットにおける死亡報告頻度
2023年7月28日開催厚生科学審議会資料

図２－11－２には各ロットの納入時期を示す。死亡報告頻度が０・００１％以上のロットは全て２０２１年５月末までに納入されていた。２０２１年７月以降に納入されたロットの報告頻度は全て０・０００５％以下であった。２０２２年に納入された22ロットでは、報告頻度が０％のロットが８ロット、０・０００１％のロットが８ロットと死亡リスクの低いロットが過半を占めた。一方、２０２１年の４月、５月の２ヶ月間に納入された20ロットでは死亡報告頻度が０・００１％以上のロットが12ロットみられ、納入時期によって死亡報告の頻度が大きく異なっていた。

表２－11－１には、各ロットの出荷開始日、ロット別納入数と死亡報告頻度を示す。死亡報告頻度が０・０２４％と最も高いＥＴ９０９６では納入数が46万２１５０本と不自然に少なかった。このロットの納入数が不自然に少ないのは、このロットが危険であることを察知され出荷が止められたのかもしれない。

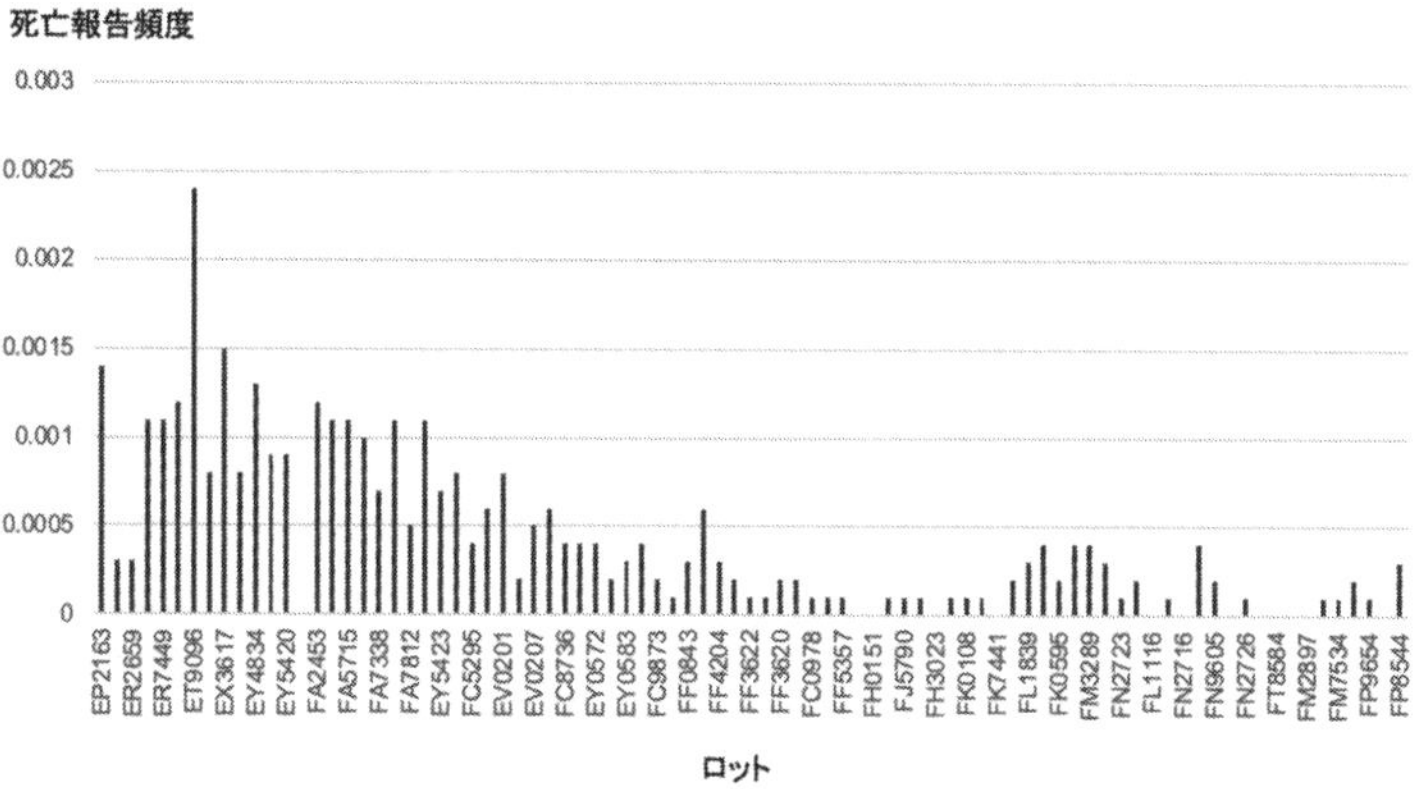

図2-11-2　ファイザーワクチンの納入時期による死亡報告頻度の違い
2023年7月28日開催厚生科学審議会資料

ファイザー社や厚労省がワクチンの死亡リスクにロット差があることを否定しているが、厚労省の公表データを見る限り、死亡リスクにロット間で差があることは認めざるを得ない。

コロナワクチンはスパイクタンパクの設計図であるｍＲＮＡを脂質の膜で包んだものであるが、脂質の膜に入っているｍＲＮＡの量にバラツキがあることが知られている。産生されるスパイクタンパクはｍＲＮＡの含有量に依存するので、体内で産生されるスパイクタンパクの量もロット間でバラツキがみられるのであろう。心筋炎・心膜炎をはじめ、コロナワクチン接種後の副反応はスパイクタンパクの毒性によると考えられている。死亡報告頻度が２０２１年７月以降に減少したのは、７月以降に納入されたロットの含むｍＲＮＡ量が減少したことが考えやすい。

医薬品にとって均一な品質保証が最重要課題である。ファイザーワクチンの薬事申請書類には、品質管理の方

表2-11-1　ファイザーワクチン各ロットの出荷開始日、納入数と死亡報告頻度

ロット	出荷開始日	納入数	死亡報告頻度
ER9480	2021年4月1日	1,261,260	0.0011%
ER7449	2021年4月13日	1,509,300	0.0011%
ER3674	2021年4月16日	945,360	0.0012%
ET9096	2021年4月16日	462,150	0.0024%
EW4811	2021年4月21日	5,183,100	0.0008%
EX3617	2021年4月29日	4,512,690	0.0015%
EY2173	2021年5月4日	5,480,280	0.0008%
EY4834	2021年5月9日	2,510,820	0.0013%
EY0779	2021年5月10日	3,710,070	0.0009%
EY5420	2021年5月14日	4,219,020	0.0009%

2023年7月28日開催厚生科学審議会資料

法が記載されており、製剤の安全性に影響する品質特性として、封入ＲＮＡ含量、脂質含量があげられている。ファイザー社には、各ロットのＲＮＡ含量が記録されていると思われる。７月以降に納入されたロットの死亡報告頻度が著減したのは、出荷するロットのＲＮＡ含量の基準が変わったのかもしれない。

筆者の所属する名古屋大学では、大学病院内の施設で遺伝子治療製剤や細胞治療製剤の製造を以前から行ってきた。均一な製剤を保証するためにＩＳＯ９００１のもとでＧＭＰ基準に準拠した施設を保有している。筆者も、ウイルス特異的Ｔ細胞製剤やキメラ抗原受容体療法製剤の開発に関与したので、製剤の品質管理については人一倍気になるところである。

このようにロット間で死亡報告の頻度に大きな差がみられたのは、ｍＲＮＡ製剤が開発から市場に出回るまでの期間が、他の薬剤と比較してとりわけ短期間であったことと関係あるのかもしれない。国内であれば、製造物責任法（ＰＬ法）の対象になる事案かもしれないが、コロナワクチンについては日本政府とファイザー社との間に秘密契約があると言われているので、どのように

取り扱われるのかは不明である。

（2023年9月6日、アゴラに掲載）

12　コロナワクチン接種直後のアナフィラキシーによる死亡事例

厚労省が発表する資料によると2023年7月30日の時点で、コロナワクチン接種後の死亡事例は2251人あるが、ワクチン接種と死亡との因果関係が否定できないとしてα判定を受けたのは2人にすぎない。愛知県愛西市の事例は、わが国で初めてα判定を受けた事例である。

本事例の概要を、事故調査委員会の報告書に従いに以下に記す。調査委員会は、患者安全推進部教授、救急医学教授、循環器内科教授、弁護士など6人の専門家で構成され、10回の専門家会議、3回の関係者ヒアリングさらに現地調査を含めた微に入り細を穿ったもので、報告書は74ページに及ぶ。報告書は、愛西市のホームページに公表されている。

症例は42歳の女性である。接種会場には、自分で自家用車を運転して来場した。医師の問診に対しても、体調に変わりないと答えている。ワクチン接種7分後から咳嗽が出現、呼吸苦を訴えた。10分後に医師の診察を受けたが、動脈血酸素飽和度は60％と低下、呼吸不全状態と判断された。酸素投与を受けるも状態は悪化、口腔から泡沫状の血性痰の喀出が見られた。呼吸不全は進行し、17分後には心停止となった。搬送先の3次救急病院で行われた死亡時画像病理診断では、高度の肺うっ血像が見られた。血清生化学検査では、心筋逸脱酵素であるトロポニンＴの上昇は見られず、心不全のバイオマーカーであるＢＮＰの上昇も軽度であった。アナフィラキシーで高値を示す血清トリプターゼ値も低値であった。剖検は行われなかった。

調査委員会は本事例の死因を、ワクチン接種によってアナフィラキシーを発症し、非心原性肺水腫を併発したことによると結論付けている。一方、この事例に対する厚生科学審議会予防接種・ワクチン分科会副反応検討部会のコメントを記す。

本事例はスギ、ヒノキ、黄砂などに対するアレルギー体質を有しており、ワクチン接種によるアナフィラキシーの疑い（確認できた所見は呼吸困難のみ）についても報告されていたが、ブライトン分類に照らし基準に合致するのは呼吸器症状しか認められないことから、アナフィラキシーであったと言えず、ワクチンとアナフィラキシーとの因果関係については評価できない。

一方、患者は高度肥満、睡眠時無呼吸症候群、高血圧、Ⅱ型糖尿病を有していた。これらのことから、ワクチン接種以外の死亡に繋がりうる除外すべき急性疾患として、肺血栓塞栓症の有無について綿密な画像評価が必要と考えられた。本事例について行われた死後画像検査は非造影であり、血栓症等の評価に限界はあるものの、胸部大血管内の血栓や肺梗塞を示唆する所見がない等、典型的な肺血栓塞栓症を示唆する所見は得られておらず、その他の疾患も含め、死因となりうる具体的な異常所見は同定されなかった。死亡に至る原因疾患の特定のために剖検所見が得られることが望ましいが、実施されていなかった。本事例から得られた画像所見等の情報の範囲内においては、ワクチン以外の原因として死因となる具体的な異常所見は同定されなかった。以上を総合的に判断すると、ワクチン接種と死亡との直接的因果関係は否定できないものと考える。

診断も確定せず剖検もされていないが、総合的判断で、ワクチン接種と死亡との因果関係が否定できないとしてα判定を受けている。筆者は、国会議員が開くワクチン副反応の勉強会で厚労省の担当官と同席したことから、この事例がα判定を受けた理由を尋ねることができた。その質問に対して担当官は、接種から死亡までが短時間であることを理由にあげた。これまでにワクチン接種当日に死亡した事例が113人、翌日に死亡した事例が364人報告されていることを考えると、接種から死亡までの時間が短時間であったことだけを理由にα判定にしたとは考えにくい。この事例がメディアで大きく取り上げられたことが理由の一つであろう。

表2-12-1には、これまで、病理解剖でアナフィラキシーが原因で死亡したことが確認され、解剖した病理医がワクチン接種と死亡とに因果関係ありと判定した事例を示す。全例、アナフィラキシーを示す病理所見やバイオマーカーが確認されている。

このうち、臨床経過が詳述されている89歳の女性を紹介する。

経過：X月X日午前10時15分にワクチンを接種。11時前まで経過をみて帰院。11時19分に家族から呼吸状態がおかしいとの連絡が入り、緊急往診。11時25分の往診時には心肺停止状態。ほぼ同時に到着した救急隊と共同で気管挿管、胸骨圧迫、アドレナリン静注を行い、11時52分に近隣の救命センターに救急搬送。搬入時、心停止状態。蘇生処置を続けたが心拍の再開なく死亡。

表2-12-1　病理解剖でワクチン接種との因果関係がありとされたアナフィラキシー発症例

No.	年齢	性別	ワクチン接種日	製剤	接種回数	解剖・検査・所見
F84	89	女性	2021年5月19日	ファイザー	1	喉頭浮腫
F313	79	男性	2021年6月9日	ファイザー	1	ヒスタミン高値
M21	51	男性	2021年8月15日	モデルナ	1	ヒスタミン高値
M46	33	男性	2021年10月12日	モデルナ	2	トリプターゼ高値
M52	62	女性	2021年10月25日	モデルナ	1	ヒスタミン／トリプターゼ高値

2023年10月27日開催厚生科学審議会予防接種・ワクチン分科会副反応検討部会資料

担当医の評価：接種から約45分間患者宅にとどまり経過観察。途中で測定した血圧は157／80㎜Hg。午前11時前に患者宅を辞する際には、手を挙げて挨拶があった。この時から電話がかかってくる11時19分までの間に呼吸状態が急変した模様。緊急往診し、救急隊と蘇生処置を行う時点で心停止の状態であった。

剖検医の診断：アナフィラキシーショックの疑い。

この事例では、アナフィラキシーの最も重要な病理所見である喉頭浮腫が確認されている。ワクチン接種と死亡との因果関係の判定を行っている専門家のコメントを列記する。

2021年6月9日開催、第61回厚生科学審議会

臨床データは情報が十分でなく、ブライトン分類は4相当と考えられる。但し、剖検で喉頭浮腫がみられており、この原因は気管挿管による可能性はあるが、死亡までの経過が短いこと、症状が出にくい高齢者であること、剖検所見が窒息による急死として矛盾しないこと等から、ワクチン接種の関与を否定できない。今後、同様の症例に注意が必要である。

２０２１年７月７日開催、第63回厚生科学審議会

「アナフィラキシーの分類評価」によれば、心肺停止に至るまでの状況が不明であるため、カテゴリー4（十分な情報が得られておらず、症例定義に合致すると判断できない）となるが、剖検が実施され、アナフィラキシーショックが死因であり、ワクチン接種以外の死因が見つからないと解剖担当医が診断していることから、ワクチン接種のアナフィラキシーによる死亡症例として扱うことが適切と考える。本症例は、「アナフィラキシーの分類評価」によって、アナフィラキシーを診断することには限界があることを示している。「アナフィラキシーの分類評価」に基づいて該当性を判断することで算出された「アナフィラキシーの症例定義を満たす事象数」は、以下のような様々なバイアスによって著しく少なく見積もられた数字である限り、当該事象数の意義は乏しく、また取扱いについては、注意が必要であると考える。このことは、不定愁訴が含まれてしまうことによる過大評価よりも問題が大きいように思われる。臨床的にアナフィラキシーと考えられる症例であっても、「アナフィラキシーの分類評価」に準拠して完全に記述された報告書でない限り、多くは症例定義を満たさない（完全な報告書を書くことは現実的には殆ど不可能である）。本邦では、欧米と比較して早期に治療介入が行われるため、症例定義を満たしたと考えられる症例であっても、治療によって症例定義を満たさない。

２０２１年８月４日開催、第66回厚生科学審議会

ブライトン分類に基づくとアナフィラキシーをうかがわせる情報は、突然発症、咽頭*浮腫のみである。高齢、慢性心不全、非経口完全栄養中の患者であり、ワクチン以外の要因によって心肺停止を発症した可能性も否定できない。（＊喉頭の間違いか？）

2021年8月25日開催、第67回厚生科学審議会

剖検の咽頭*浮腫の所見などからアナフィラキシーであったことは否定できないが、ブライトン分類の出典（Rüggeberg JU et al. vaccine, 2007;25:5675）には“the absence of specific criteria for the post-mortem diagnosis of anaphylaxis would not permit a diagnosis of anaphylaxis at any acceptable level of diagnostic certainty.”とある。したがって、ブライトン分類上は“Reported anaphylaxis with insufficient evidence to meet the case definition”と評価せざるを得ない。高齢、慢性心不全、非経口完全栄養中、終日臥床状態、ＡＤＬ全介助の患者であり、ワクチン以外の要因によって心肺停止に至った可能性も否定できない。

わが国で一般人を対象にコロナワクチンの接種が始まったのは２０２１年4月12日で、前記の女性の死亡事例の発生は5月19日である。医療従事者を対象にした接種で、わが国のコロナワクチン接種後のアナフィラキシーの発生率が欧米に比較して高いことが問題視され、厚労省がその対応に腐心していた時期である。医療従事者を対象とした場合は欧米でもアナフィラキシーの発生率が高く、日本

表2-12-2　ファイザーコロナワクチン接種後に見られたアナフィラキシー

	米国治験	米国医療従事者	日本医療従事者
接種回数	9,943,247	25,929	578,835
アナフィラキシー発生数	47	7	78
頻度（100万回）	4.7	270	135
年齢 中央値（範囲）	39（27～63）	41	42（22～61）
男／女	3/44	1/6	5/73
接種から発生までの時間 中央値（範囲）	10分 （<1分～19時間）	14分（10～30分）	13分（1～480分）
入院治療 ICU管理	77% 34%	29% 14%	63% 8%
エピネフリン投与	92%	86%	73%

JAMA Feb 12, 2021, JAMA March 8, 2021, 厚生科学審議会資料

人の発症率が取り立てて高いわけでもない。表2-12-2には筆者が作成した米国と日本の医療従事者のコロナワクチン接種後のアナフィラキシーの発生頻度を示す。

アナフィラキシーによる死亡事例の発生は、厚労省にとって極めて都合の悪いことであったに違いない。喉頭浮腫の存在で病理医がアナフィラキシーと診断したことを覆すために、ブライトン分類の出典まで持ち出している。ブライトン分類の出典には確かに"Anaphylaxis does not produce pathognomonic post-mortem features."と記載されている。出典の元はイギリスから報告された56人のアナフィラキシーによる死亡例の剖検所見に関する論文である。論文には、23人に咽頭・喉頭浮腫が見られるも、23人にはアナフィラキシーを示唆する肉眼所見が見られなかったと記載されている。さらに、アナフィラキシーとして特徴的な臨床症状があれば、剖検所見による裏付けがなくてもアナフィラキシーを除外できないと結論付けている（In the presence of a typical clinical history, absence of postmortem findings does not exclude the diagnosis of anaphylaxis.)。喉頭浮腫があっても、アナフィラキシーと診断できないと言っているわけではない。

最近のコロナワクチン接種後死亡例の剖検所見に関する総説にも、アナフィラキシーによる死亡例の病理所見として上気道（喉頭）の浮腫が挙げられている（Macroscopical findings may include cutaneous swelling, upper airway edema, and hyperinflation of the lungs with mucus plugging but are often absent. Histology may show edema of the upper airways with eosinophilic infiltration.）。8月25日における専門家のコメントは曲解と言わざるを得ない。

愛西市の事例は、ワクチン接種直後から咳嗽と呼吸困難が出現しており、最初にアナフィラキシーを疑う臨床経過であるのに、なぜ、対応した医師はアナフィラキシーを思い浮かべなかったのであろうか。調査報告書によると対応した医師は皮膚・粘膜所見がなかったことからアナフィラキシー以外の病態の可能性が高いと判断し、アドレナリンの筋注を行わなかったと証言している。専門家もブライトン分類の4に相当し、アナフィラキシーのカテゴリーに入らないとコメントしている。

アナフィラキシーの診断は病歴や症状から困難ではないが、担当医がアナフィラキシーと報告しても、日本では専門家の判定でアナフィラキシーと診断されない場合が多々ある。アナフィラキシーはブライトン分類に従ってレベル1からレベル5までに分類されるが、レベル1～3がアナフィラキシー、レベル4は十分な情報が得られていないのでアナフィラキシーと診断できない、レベル5はアナフィラキシーではないと判定される。日本では、担当医がコロナワクチン接種後のアナフィラキ

表2-12-3　ブライトン分類レベル1～3とレベル4の症例の比較

	レベル1～3（47人）	レベル4（31人）	P値
年齢：中央値（範囲）	42（22～56）	43（25～61）	
接種～発症（分） 中央値（範囲）	15（2～480）	15（1～180）	
既往歴 　アレルギー	29/47（62%）	21/31（68%）	0.58
アナフィラキシー	1/47（2%）	5/31（16%）	0.02
入院	23/47（49%）	15/31（48%）	0.96
アドレナリン投与	20/47（43%）	16/31（52%）	0.43
重症	24/47（51%）	23/31（74%）	0.04

筆者作成

シーと診断した1407人のうち、専門家によって1135人（80%）がレベル4と判定されている。

筆者が、専門家がブライトン分類レベル1～3と診断した47人とレベル4と診断した31人の臨床所見を比較したところ、臨床所見に両群間の差はなかった。かえって、レベル4と判定された患者群の方が、アナフィラキシーの既往歴が多く、また、病気の重症度も有意に高かった（表2-12-3）。愛西市の事例もそうであるが、ブライトン分類がレベル4でも、その多くはアナフィラキシーと考えられる。

7月7日の審議会において、臨床的にアナフィラキシーと考えられても、ブライトン分類に従うと定義を満たさないことを理由に、アナフィラキシーと判定しないことは問題が大きいと、ある委員が意見を述べたことは重要である。実際、先に紹介したイギリスからの論文でも、剖検時に紅斑や蕁麻疹が認められた症例は56人のうち3人に過ぎない。急激に発症する重篤例では皮膚所見が見られる頻度が低いことを周知していれば、愛西市の事例を担当医が、皮膚・粘膜所見がなかったことを理由に診断からアナフィラキシーを除外することはなかったかもしれない。副反応検討部会では、呼吸器症状のみで皮膚所見を伴わない症例はアナフィラキシーに含めないと公言している。

病理医が、剖検所見やバイオマーカーからアナフィラキシーと診断しているにもかかわらずγ判定とし、病理解剖も行われておらず、診断もついていない事例に、第1例目のα判定を下した意味は大きい。副反応検討部会の判定が科学的な根拠に基づくものでなく、政治的判断によることが露呈したからだ。

副反応検討部会の役目が、ワクチン接種の継続にお墨付きを与えるだけでなく、愛西市の事故調査委員会のように接種後死亡事例の減少を目指した提言を行っていれば、ここまでのワクチン接種後死亡例の増加はなかったかもしれない。

（2023年11月21日、アゴラに掲載）

第3章　超過死亡

1　年齢別にみた超過死亡の発生について

　これまで、国立感染症研究所（感染研）から発表されるわが国の超過死亡は、全年齢層を一括して計算されているが、年齢によって死亡率が違うし、コロナワクチンの接種率も小児と高齢者とでは異なる。また、感染研から発表される超過死亡は、Farringtonアルゴリズムで推定される予測死亡数と実際の死亡数との差から予測閾値を算出し、最小値と最大値で表示されている。欧州連合統計局（Eurostat）では、新型コロナの流行が始まった２０２０年から２０２２年の超過死亡を、流行する前の２０１６年から２０１９年の死亡数の平均値との差で算出している。今回は、比較に便利なEurostatの方法で超過死亡を検討した。

　まず、わが国の人口動態統計のデータを用いて、年齢別の超過死亡を検討した。わが国では、新型コロナの流行は２０２０年の１月から始まり、コロナワクチンの接種は２０２１年２月から開始され

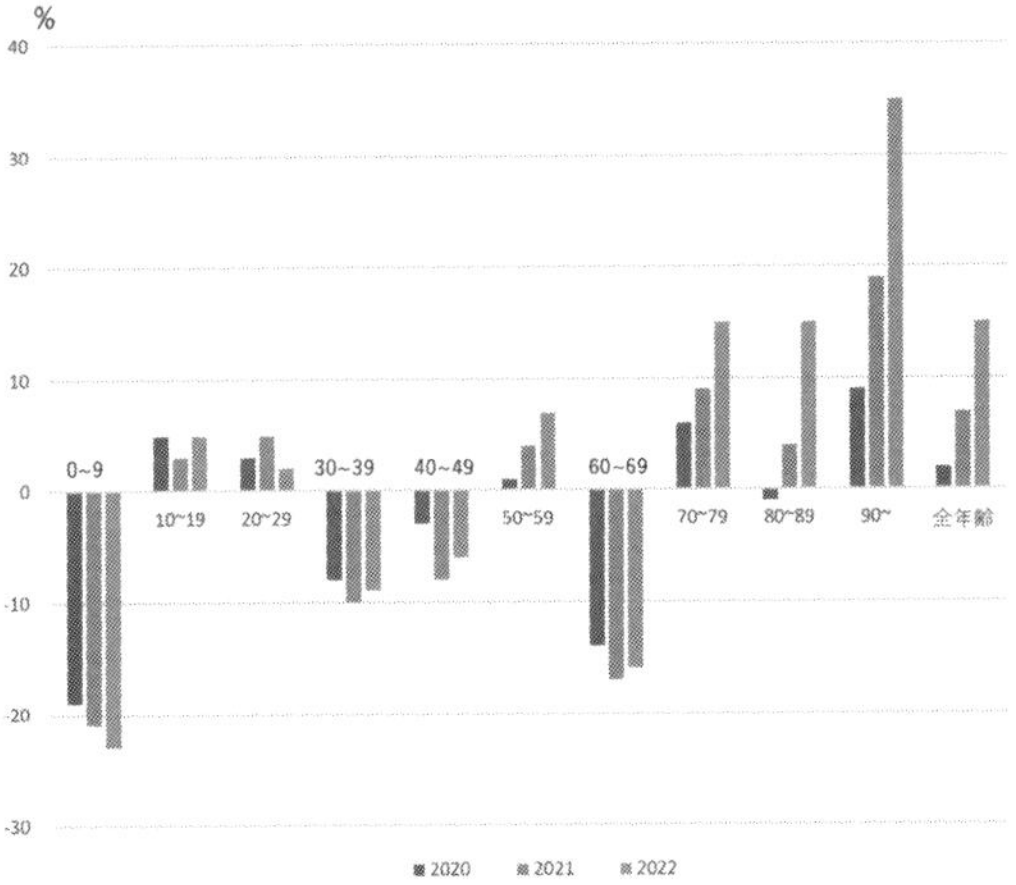

図3-1-1　日本における年齢群別の超過死亡

た。全年齢における２０１６年から２０１９年の過去４年間における年間死亡数の平均値は１３４万７６４４であった。２０２０年、２０２１年、２０２２年の死亡数は、それぞれ、１３７万２７５５、１４３万９８５６、１５６万８９６１で、超過死亡は、２万５１１１（１・９％）、９万２２１２（６・８％）、20万７６４１（15・5％）であった。超過死亡は、ワクチン接種が始まった２０２１年以降、とりわけ、２０２２年の増加が著しい。

図３―１―１には、わが国における各年齢群の超過死亡を示す。全年齢で15％の超過死亡が見られた２０２２年においても、０、30、40、60歳代では、△23％、△９％、△６％、△16％と超過死亡は見られていない。

図３―１―２は、ドイツにおける年齢群別超過死亡を示す。ドイツにおいても、新型コロナの流行は２０２０年１月から始まり、コロナワクチンの接種は２０２１年１月から開始された。全年齢における２０２０年、

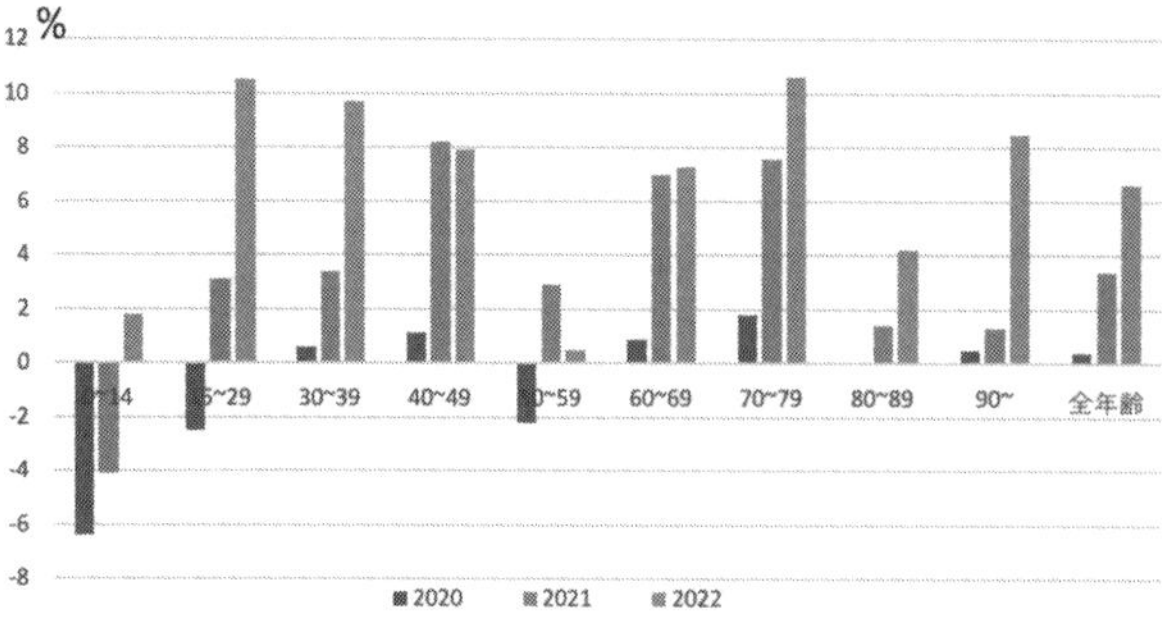

図3-1-2　ドイツにおける年齢別超過死亡

２０２１年、２０２２年の超過死亡は、４０１５（０・４％）、３万３９８０（３・４％）、６万４０８４（６・６％）であった。ドイツにおいても、２０２１年以降、とりわけ２０２２年の増加が顕著である。超過死亡は日本と同じく年齢によって異なり、小児と50代では過少死亡か超過死亡があってもわずかであった。

図３―１―３は２０２２年における年齢群別超過死亡の絶対数を示す。60歳未満の死亡数は△２万１２４６と過少であり、超過死亡のほとんどが70歳以上の高齢者、とりわけ、90歳以上であった。

図３―１―４には、超過死亡が見られた70歳以上の年齢層において２０１３年と比較した過去10年間の死亡数の推移を示す。90歳以上においては、過去10年間一貫して死亡数の増加が見られており、２０２０年に一旦増加率は減少したものの、２０２１年からの増加率は更に急峻になっている。70～74歳と85～89歳は、緩やかに増加カーブを描くも、２０２１年以降は、それ以前と比較して急峻な増加が見られた。75～84歳は２０２１年までは増加が見られなかったが、２０２２年になってやや急峻な増加が見られた。各年齢群間において、死亡数の推移に大きな違いが見られたこと、

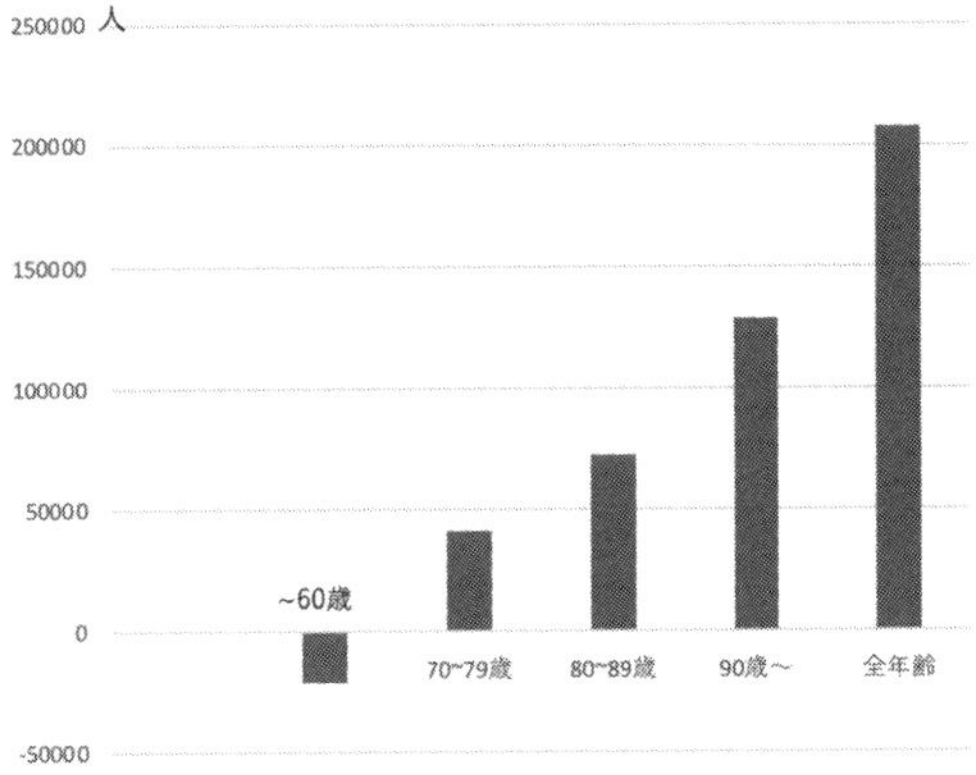

図3-1-3　2022年における超過死亡の年齢分布

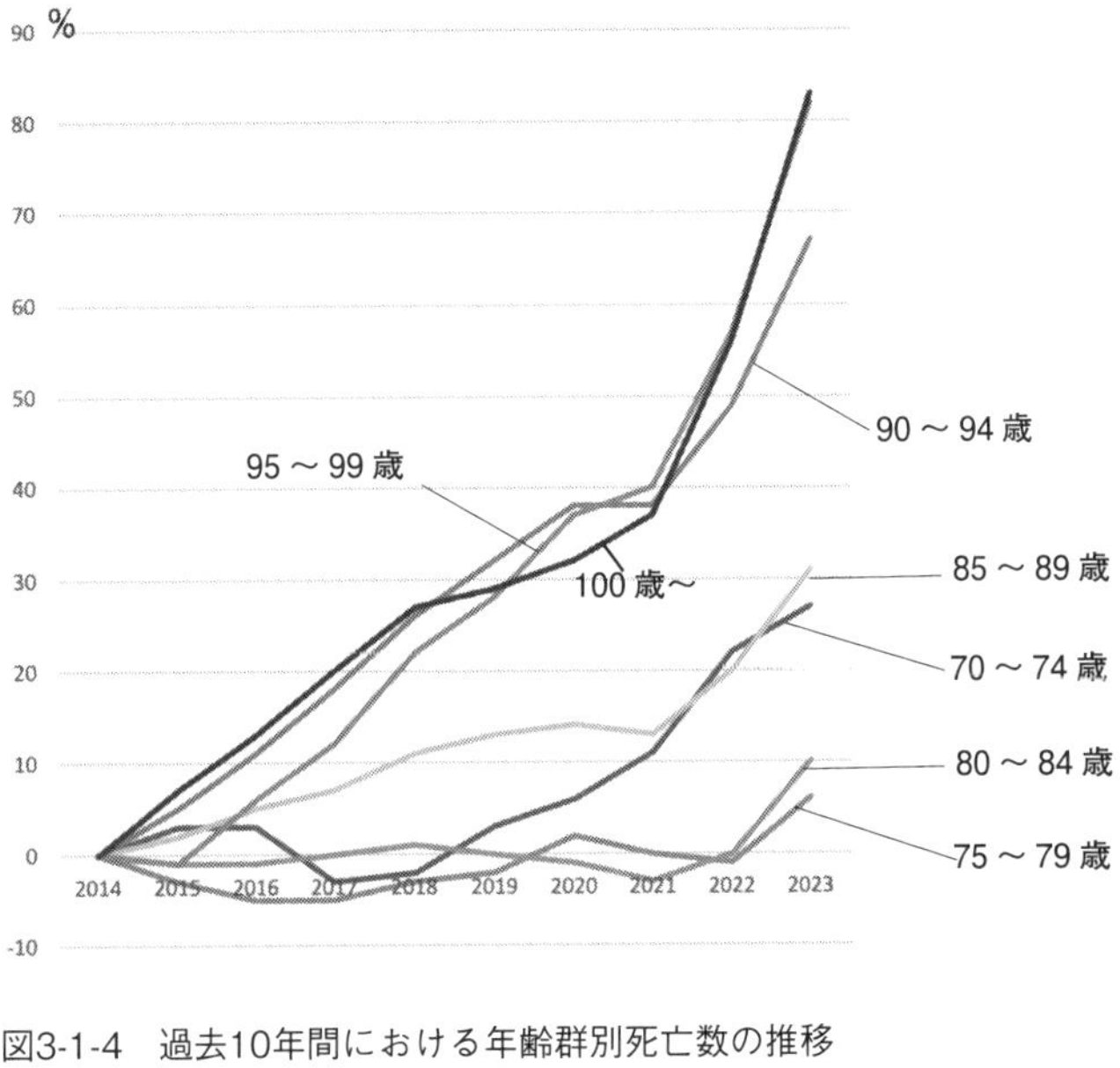

図3-1-4　過去10年間における年齢群別死亡数の推移

とりわけ90歳以上の超高齢者で、急激な死亡数の増加が見られていることから、高齢化に伴う各年齢人口の絶対数の変化が超過死亡に影響している可能性を考えた。

図3−1−5には、過去10年間の70歳以上における年齢群別人口の推移を示す。死亡数の推移と同様に、一貫して増加傾向が見られており、とりわけ90歳以上の超高齢者において急激に増加が見られた。これより、超過死亡の原因を検討するに当たっては、絶対数の変化に加えて死亡率、すなわち単位人口あたりの死亡数についても検討する必要があると考えられた。

そこで、図3−1−6には、死亡率、すなわち各年齢群における人口10万人あたりの死亡数の変化を示す。絶対数の変化とは異なり、100歳以上を除いて全年齢群において2019年までは、死亡率は減少傾向を示した。2020年には全年齢群において死亡率の急激な減少が見られたが、2021年以降には2020年の反動だけでは説明できない急激な死亡率の増加が見られた。

今回、各年齢群における超過死亡を検討することで新たな視点が得られた。わが国における超過死亡のほとんどは70歳以上の高齢者によるものであり、全体では20万人の超過死亡が見られた2022年においても、60歳未満では、過少死亡があってもわずかの超過死亡が見られたのみであった。

過去10年間、わが国では高齢者も含めて、死亡率、すなわち人口10万人あたり死亡数は減少傾向である。しかし、高齢人口が激増したことにより、死亡数の絶対数は増加した。高齢者における超過死亡の増加は、高齢者人口の増加によるところが大きい。新型コロナの流行が始まった2020年からはトレンドが変わり、2020年には死亡率はそれまでの減少傾向からは並外れて減少しており、一

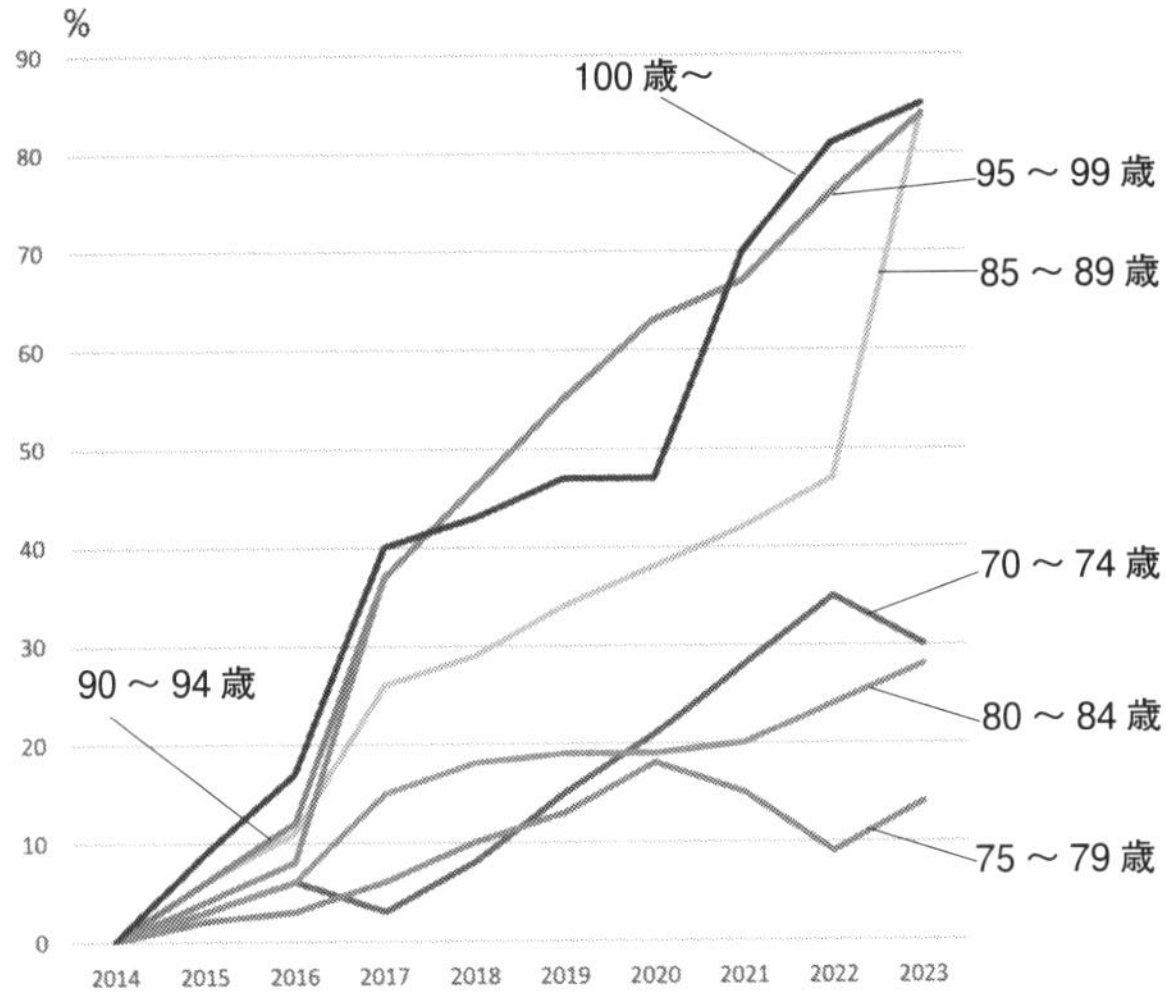

図3-1-5　過去10年間における年齢群別人口の推移

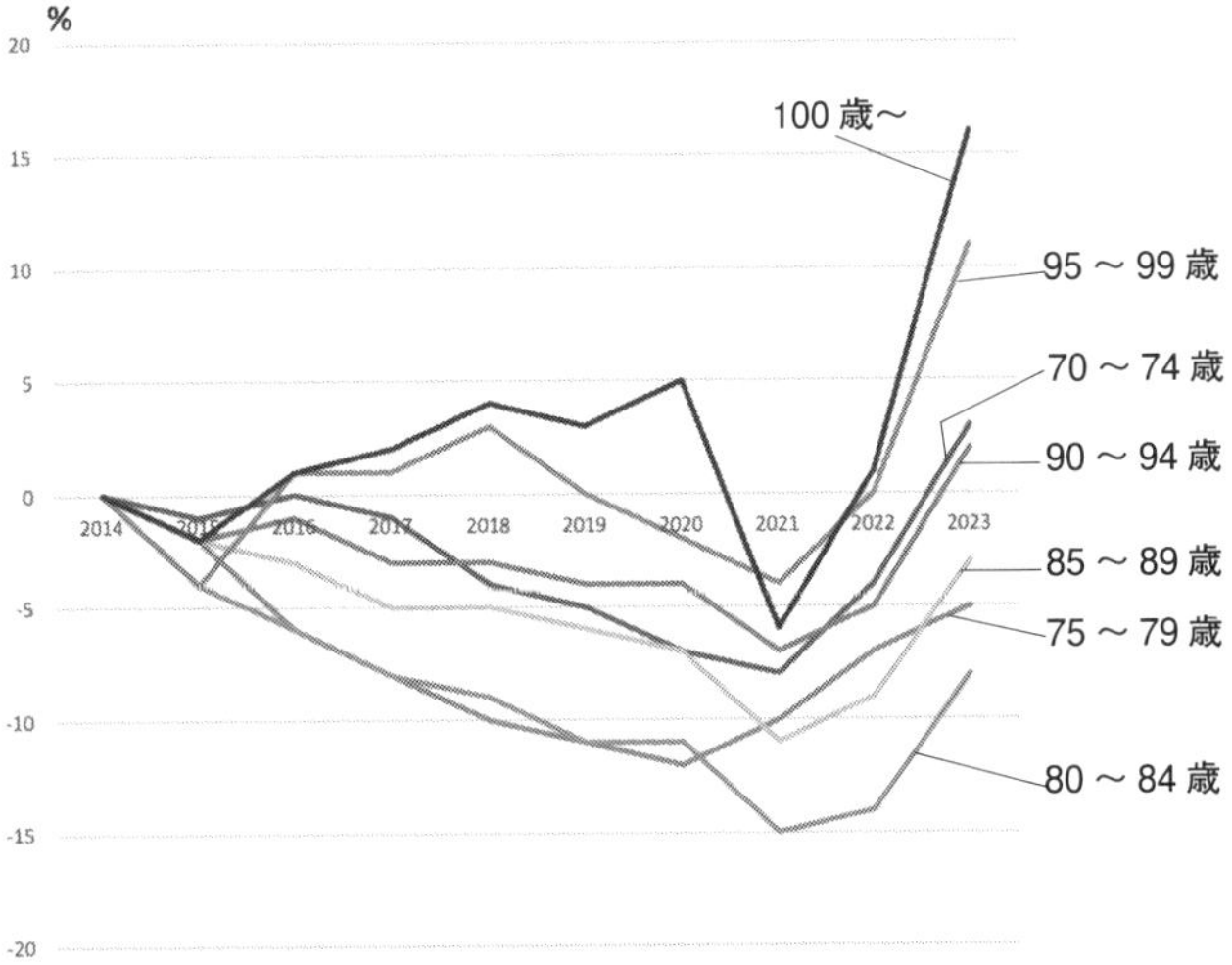

図3-1-6　年齢群別の人口10万人あたりの死亡数の推移

方、２０２１年からは激増している。

超過死亡の原因として、新型コロナの流行による医療の逼迫や高齢者の外出制限が挙げられているが、流行が始まった２０２０年には超高齢者を含めて死亡率は激減しており、これらが原因であるとは考えにくい。２０２１年以降に見られた死亡率の激増を考慮すれば、２０２１年から開始されたワクチン接種が引き金となった可能性は否定できない。


（２０２３年6月15日、アゴラに掲載）

2　疾患別に見た超過死亡について

２０２１年以降に激増した我が国の超過死亡は、各年齢層や各疾患において一律に増加しているわけではない。年齢に関して言えば、60歳未満では超過死亡は見られず、超過死亡のほとんどが70歳以上の高齢者、とりわけ、90歳以上であった。

図3-2-1に疾患別に見た超過死亡を示す。超過死亡は、欧州連合統計局（Eurostat）に倣って、２０２０年、２０２１年、２０２２年の各疾患による年間死亡数と、コロナが流行する以前の２０１６年から２０１９年の年間死亡数の平均値との差を計算し、平均値に対する割合で示した。

全死因による超過死亡は、２０２０年が０・８％、２０２１年が５・８％、２０２２年が15・３％であった。全死因において15％を超える超過死亡が見られた２０２２年においても、肺炎は△22・

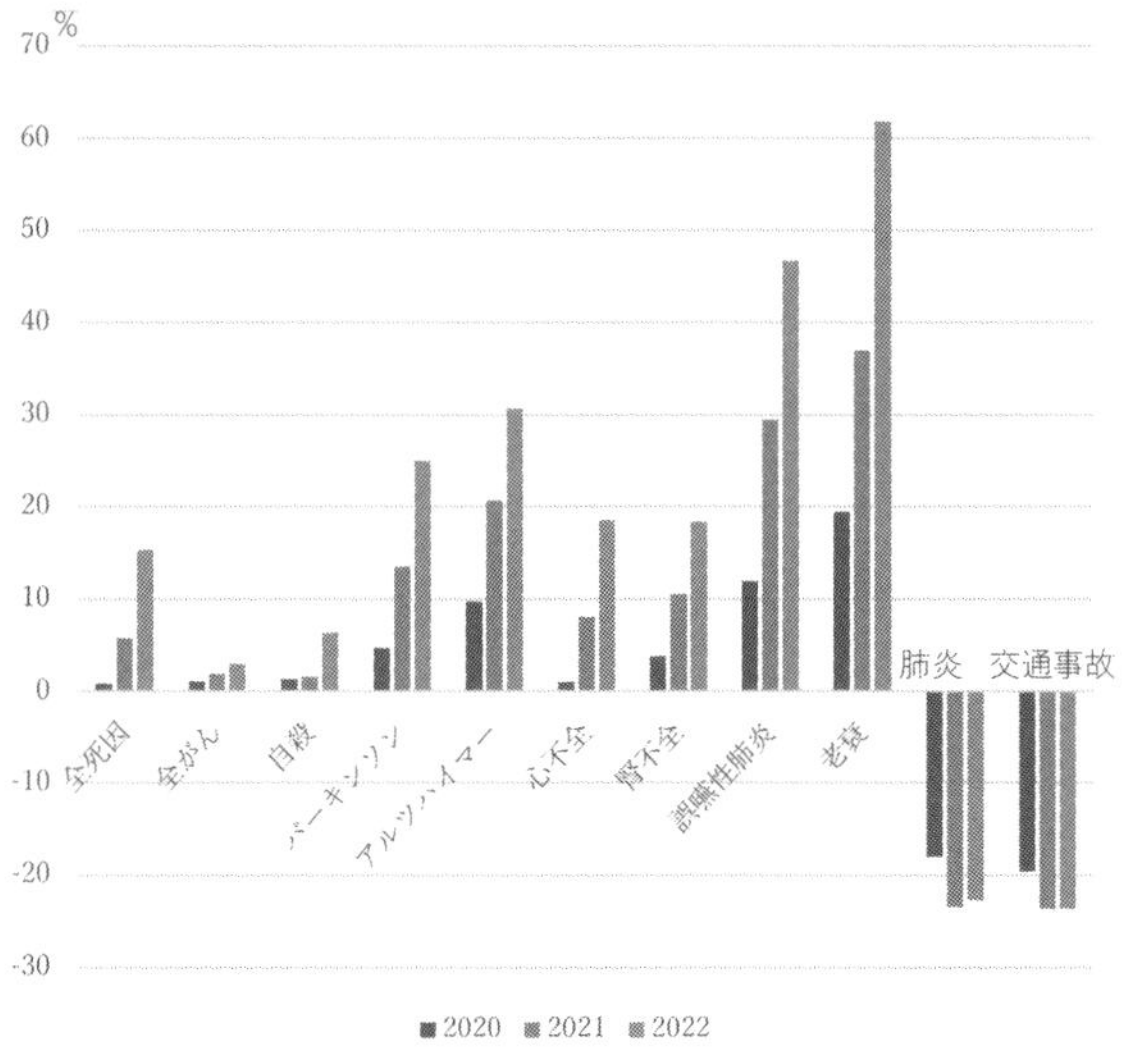

図3-2-1　疾患別超過死亡

８%、交通事故は△23・６%と大きく減少した。自殺、全がんの超過死亡も６・３%、３・０%と他疾患を下回った。一方、大幅な超過死亡が見られたのは、老衰（61・８%）、誤嚥性肺炎（46・７%）、アルツハイマー（30・７%）、パーキンソン（25・０%）と心身機能の低下を示す疾患あるいは神経・精神疾患であった。そのほか、臓器の機能低下を示す心不全や腎不全による超過死亡も18・５%、18・４%と増加した。

図３-２-２は、２０２２年に見られた超過死亡の疾患別分布を示す。新型コロナ感染以外の原因で生じた15万９９８４人の超過死亡のうち、老衰と誤嚥性肺炎併せた超過死亡は８万６４２６人で54%を占めた。

図３-２-３には15%以上の超過死亡が見られた５疾患における２０１３年と比較した過去10年間の死亡数の推移を示す。誤嚥性肺炎は２０１７年

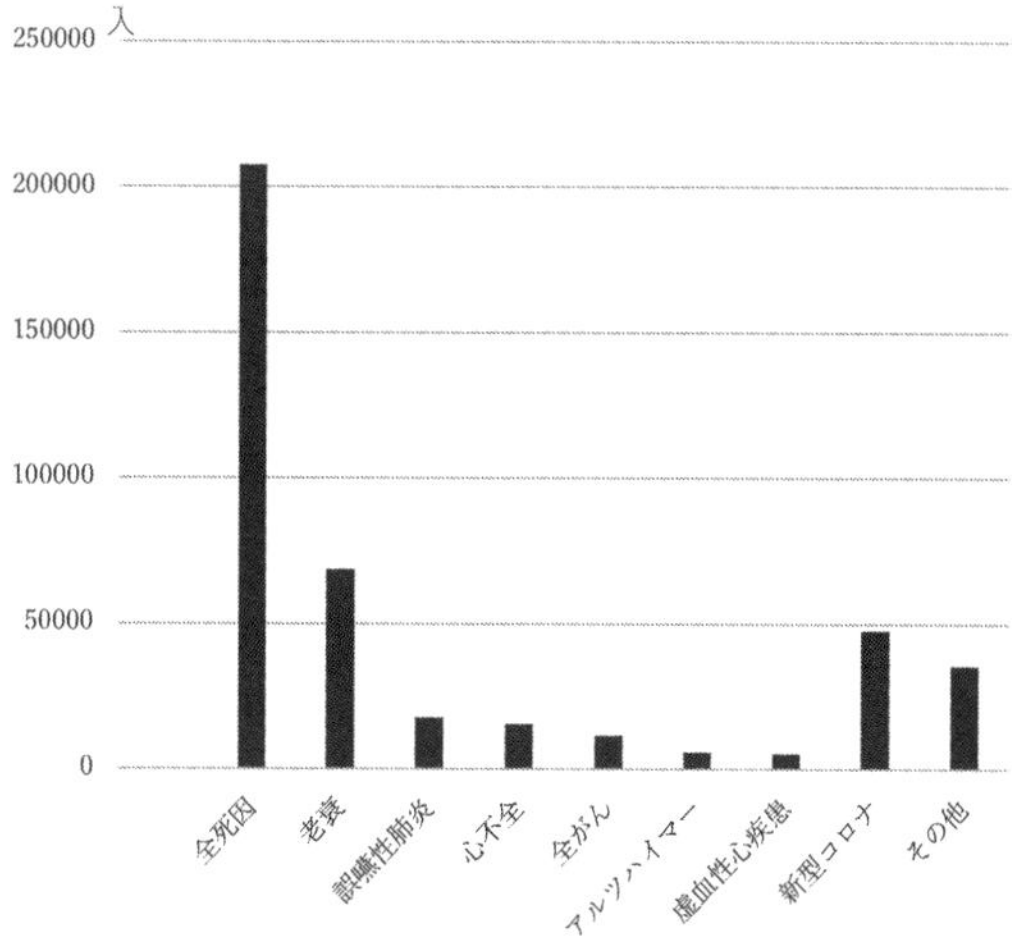

図3-2-2　2022年における超過死亡数の疾患分布

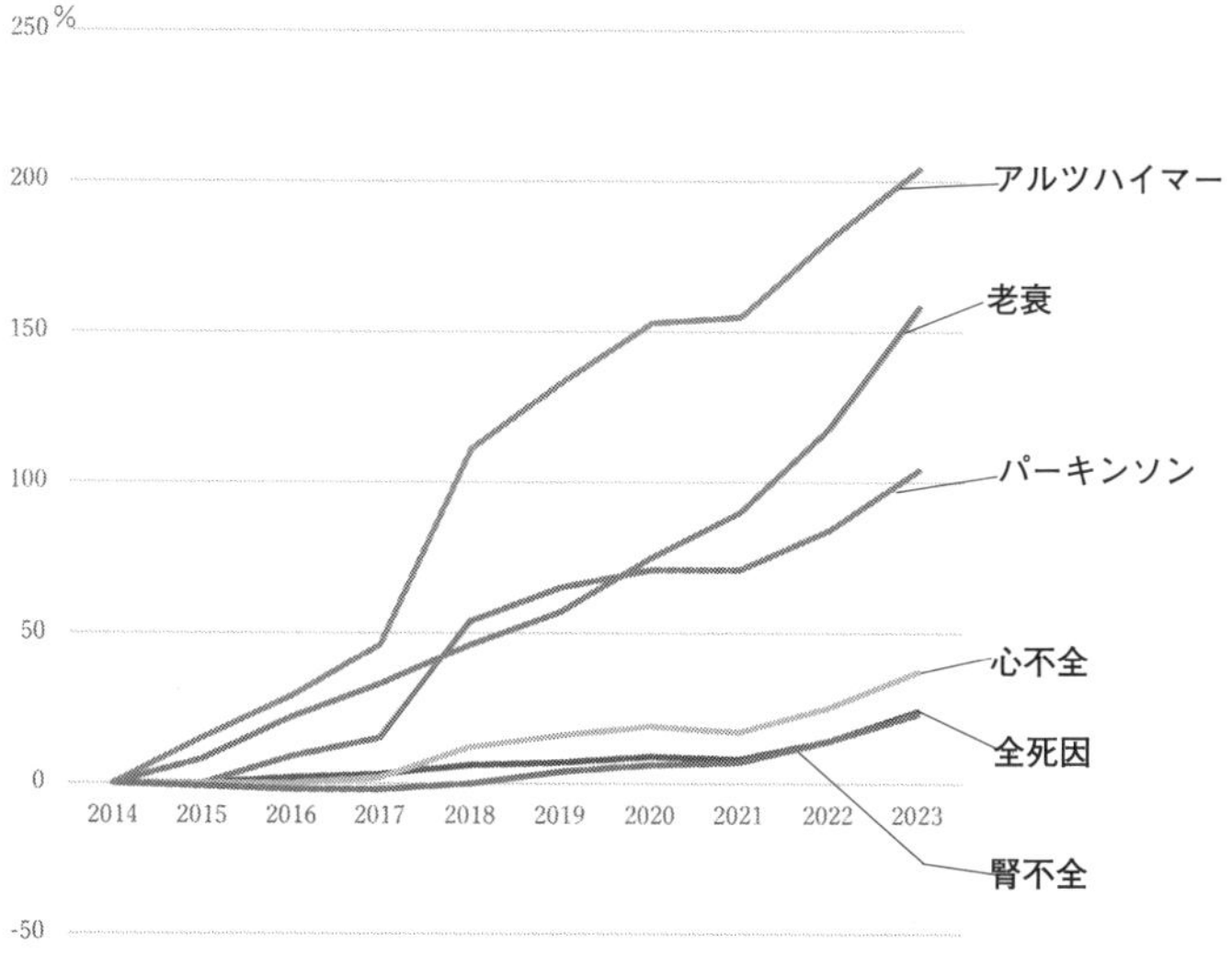

図3-2-3　疾患別死亡数の推移

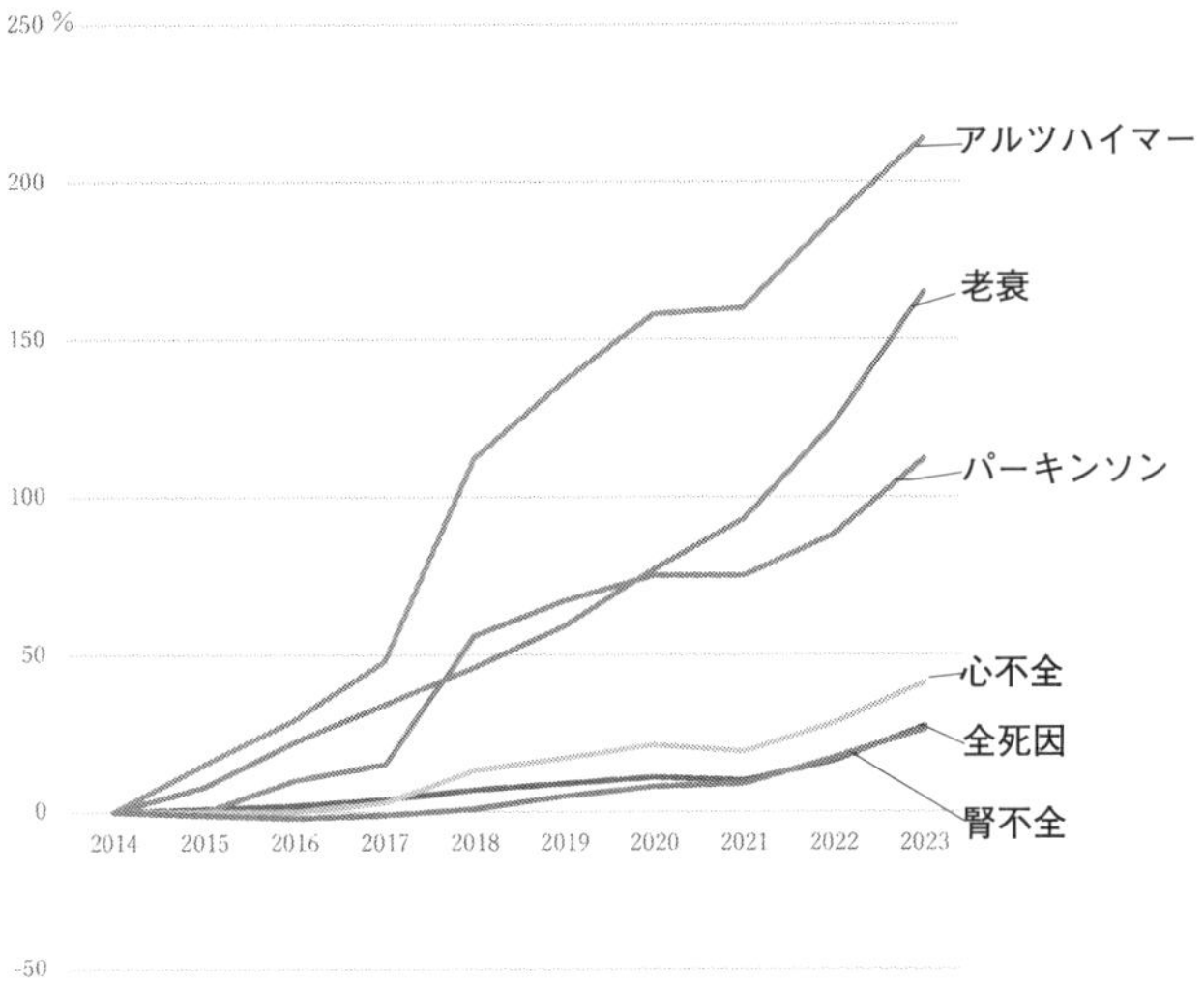

図3-2-4　各疾患における死亡率の推移

から新たに分類に加えられたので、10年間の推移を検討できなかった。パーキンソンとアルツハイマーにおいて２０１７年から急に死亡数が増加したのは、分類方法の変更によると考えられる。

２０１３年と比較すると、全死因を含めて全ての疾患において過去10年間一貫して増加傾向が見られたが、とりわけアルツハイマー、パーキンソン、老衰は2倍以上の増加が見られた。新型コロナの流行が始まった２０２０年は、老衰を除いて他の疾患では減少あるいは1~2%の増加にとどまった。一方、２０２１年以降は、検討した5疾患においてそれまでの傾向とは逸脱した大幅な増加が見られた。

図３−２−４には各疾患の死亡率すなわち、人口10万人あたりの死亡数の推移を示す。絶対数の変化とほぼ同様であり、死亡率も、２０２０年には一旦鈍化したが２０２１年以降大幅な増加が見ら

れた。

急速に高齢化が進んだわが国では、過去10年間に年齢構成に変化が生じたので、死亡率の推移については、年齢構成の変化も考慮する必要がある。高齢化が進むほど死亡率は高くなる。年齢構成の異なる集団でも死亡率を比較できるように、年齢構成を調整してそろえたのが年齢調整死亡率である。年齢調整死亡率は人口10万人あたりの死亡数で示される。

図3-2-5には男女別の全死因の年齢調整死亡率を示す。粗死亡率の推移とは異なり男性、女性ともに一貫して年齢調整死亡率は減少傾向が見られた。ところが2021年以降は増加傾向に転じた。

図3-2-6は、老衰の年齢調整死亡率を示す。全死因とは異なり過去10年間、一貫して増加傾向が見られるが、2021年からは、それまでの傾向とは逸脱した大幅な増加が見られた。

わが国の超過死亡は、新型コロナの流行が始まった2020年からではなく、コロナワクチンの接種が開始された2021年から激増した。年齢別、疾患別にわが国の超過死亡を検討した結果、大部分が70歳以上の高齢者であり、死因としては老衰、誤嚥性肺炎で半数以上を占めることが明らかになった。

超過死亡の発生は、時期的にはコロナワクチンの接種開始と一致するが、超過死亡の原因の多くを占める老衰や誤嚥性肺炎、さらにパーキンソンやアルツハイマーなどの神経・精神疾患の増加と、ワクチン接種との因果関係を医学的に説明することは可能だろうか。

この関係を考えるのに参考となる症例を紹介する。パーキンソンの病歴がある76歳の男性であるが、コロナワクチンの接種後にパーキンソンの症状が悪化して運動障害もみられるようになった。3回目のワクチンを接種した3週間後に、突然倒れて入院、集中的治療が行われたが間もなく死亡した。

剖検が行われ、直接の死因として誤嚥性肺炎が考えられたが、脳には多発性壊死性脳炎、心臓には軽度の心筋炎の所見が見られた。得られた組織について、抗スパイクタンパク抗体と抗ヌクレオカプシド抗体を用いた免疫染色を行ったところ、脳の血管内皮細胞とグリア細胞、心臓の血管内皮細胞にスパイクタンパクの発現が見られた（図3-2-7）。ヌクレオカプシドの発現は見られなかった。

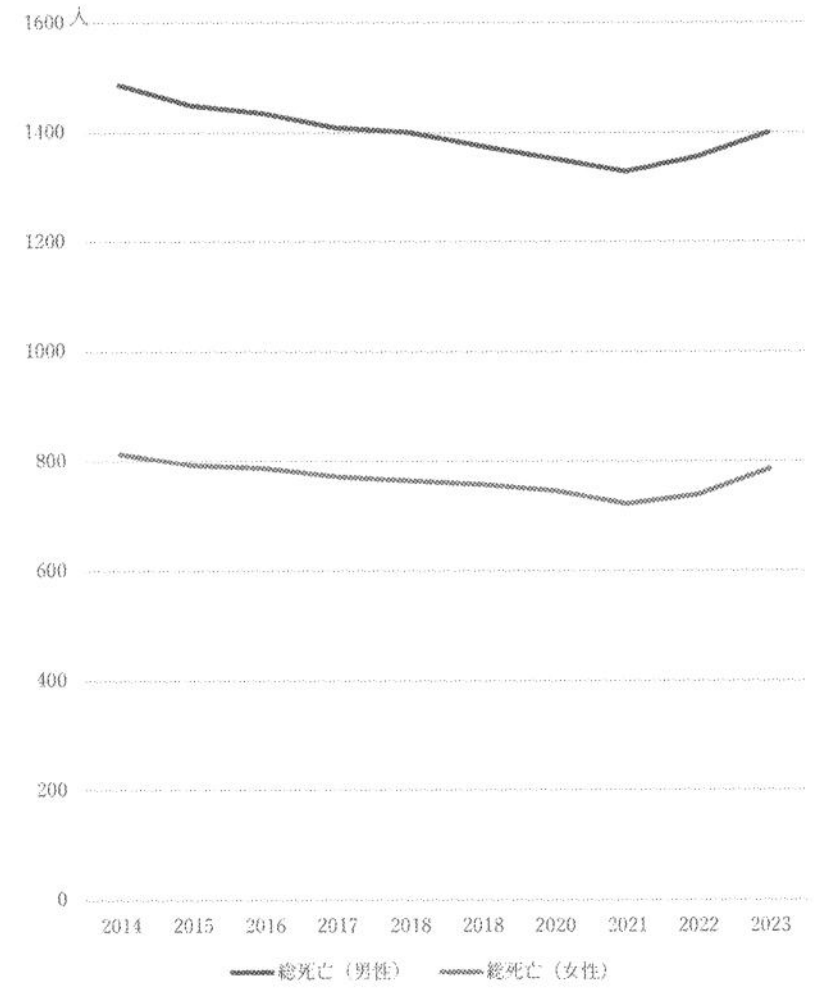

図3-2-5　全死因における年齢調整死亡率

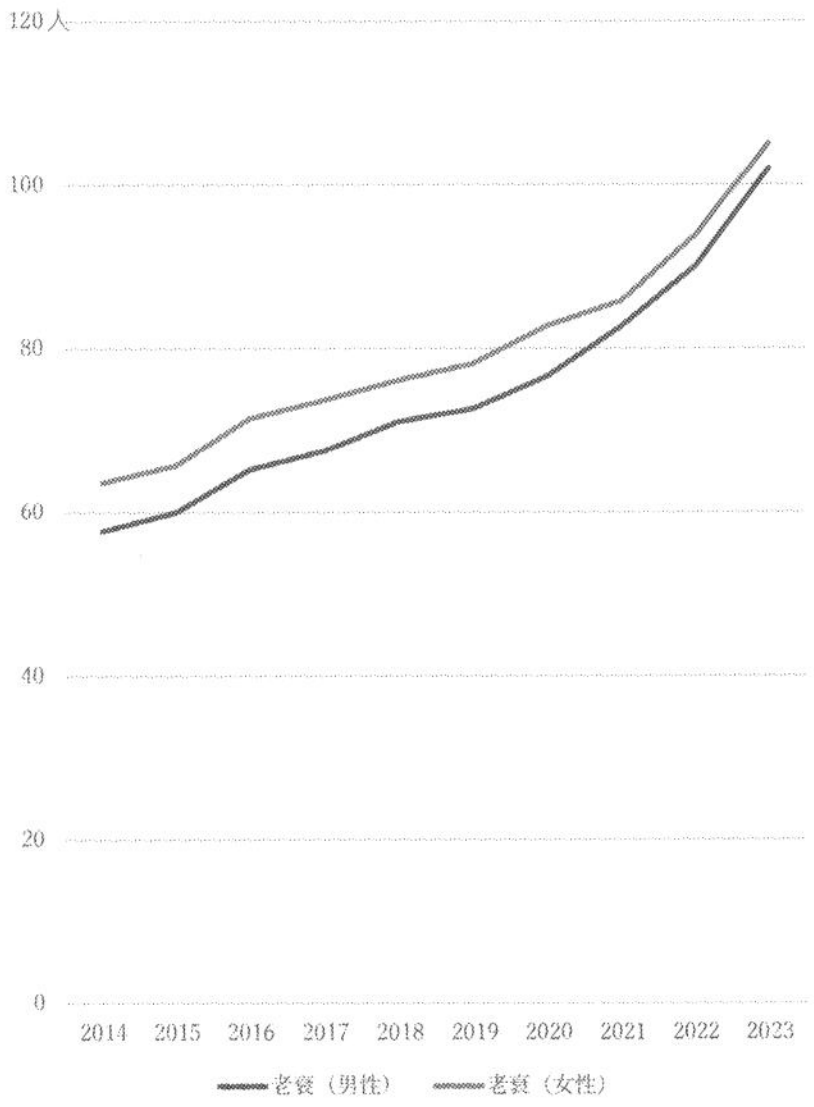

図3-2-6　老衰の年齢調整死亡率

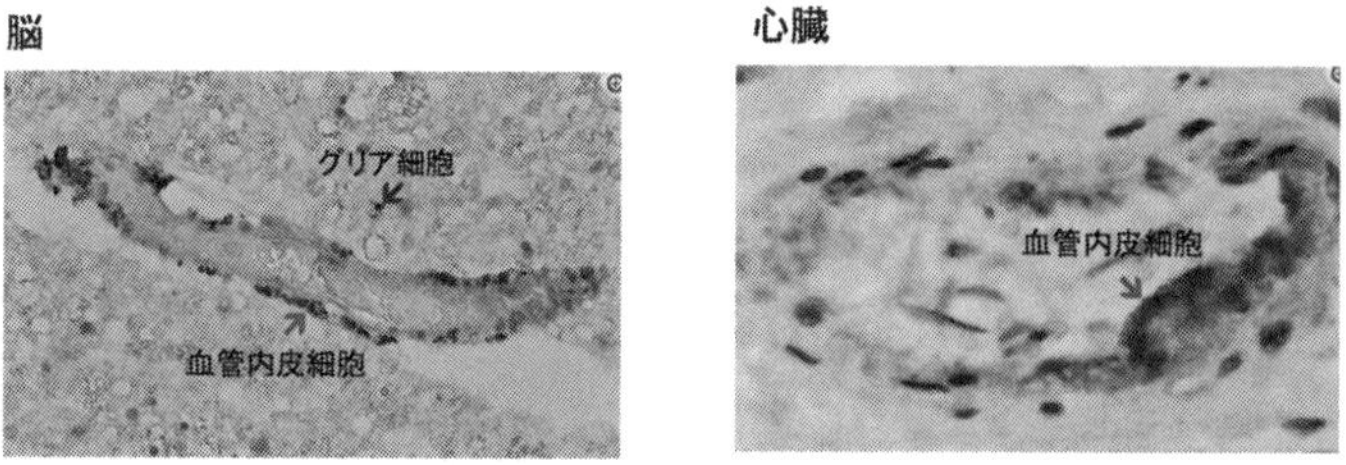

図3-2-7　脳、心臓の血管内皮細胞とグリア細胞におけるスパイクタンパクの発現

Vaccines 2022,10,1651

コロナ感染による場合は、スパイクタンパク抗体に加えてヌクレオカプシド抗体にも染色されるが、この症例では、スパイクタンパク抗体にのみ染色されたので、ワクチン由来の遺伝情報によって産生されたスパイクタンパクと考えられた。ワクチン接種後にみられる心筋炎はスパイクタンパクによる心筋傷害と考えられているが、壊死性脳炎の原因も同様にスパイクタンパクによる傷害と考えられる。

担当医は、パーキンソンの悪化がもとにあり、直接の死因は誤嚥性肺炎と診断したが、家族が病理解剖を希望したことによってワクチンの関与が明らかになった症例である。

高齢者が死亡しても、病理解剖されることは稀であり、たとえ病理解剖を行っても抗スパイクタンパク抗体を用いた免疫染色による検討はほとんど行われていない。高齢の死亡例に対しても、免疫染色を含めた病理解剖を行うことで、ワクチン接種との因果関係が明らかになると思われる。

（2023年6月20日、アゴラに掲載）

3 激増していた超過死亡が2023年に入ると一転して過少死亡になった理由は？

これまで、新型コロナウイルスの感染者数は、全数把握された速報値が毎日メディアで報道されていたが、5類への移行後は、定点観測施設からの週1回の公表に変わった。一方、超過死亡については、協力に応じた全国の自治体からの死亡数の報告に基づき、月に2回公表されることになった。6月9日の報告には17の自治体が、6月23日の報告には19の自治体が協力している。これまでの国立感染症研究所（感染研）から公表される超過死亡は、人口動態調査の結果に基づいていたので、3ヶ月前の時点までしか把握されていない。しかし、迅速把握では、1ヶ月前までの結果が公表されることになった。

激増した2022年の超過死亡については、その原因としてワクチンの可能性について国会でも、再三、質問が続いている。以下は、川田龍平参議院議員による国会質問と厚労省の佐原健康局長の答弁である。

2022年10月27日参議院厚生労働委員会

川田龍平参議院議員：超過死亡の原因にワクチン接種の関与があるのか、国の見解を聞きたい。

佐原康之健康局長：ワクチン接種と超過死亡とに因果関係があるかの判断は難しい。

2022年11月11日参議院本会議

川田：超過死亡とコロナワクチン接種との因果関係について、厚労大臣の見解を伺いたい。

加藤勝信厚生労働大臣：超過死亡の要因のひとつに新型コロナウイルス感染拡大の影響を考えている。超過死亡とワクチン接種との因果関係を論じることは困難である。

2023年3月9日参議院厚生労働委員会

川田：超過死亡の増加にワクチン接種の関与があるか、国の見解を聞きたい。

佐原：感染研のデータによると、超過死亡はワクチン接種が始まる前から見られており、時系列から考えてワクチン接種との因果関係は考え難い。

2023年5月16日参議院厚生労働委員会

川田：2021年4月から6月に観察された超過死亡は、ワクチン接種がピークに達する前に発生しており、時系列的な説明がつかないことを理由に、感染研の鈴木基センター長は、超過死亡の原因としてワクチン接種の関与を否定している。政府も鈴木基センター長の意見をもとに超過死亡へのワクチン接種の関与はないとの見解を示している。

わが国の高齢者に対するワクチン接種は2021年の4月12日から開始されたが、翌週から超過死亡が観察されている。わが国の高齢者接種は特別養護施設に入居しているハイリスクの高齢者から優先してワクチン接種が開始されている。ノルウェーからも、コロナワクチンの接種を受けた23人の高齢者が、ワクチン接種後6日以内に死亡したことが報告されている。リスクの高い高齢者施設の入居者からワクチン接種が始まったことから、ワクチン接種がピークに達する前に超過死亡が生じても不思議ではない。ハイリスク高齢者のワクチン接種開始時期について検討しているか？

佐原：養護施設入居者のワクチン接種時期に関するデータは持ち合わせていない。

2023年6月1日参議院厚生労働委員会

川田：超過死亡が発生する以前に65歳以上の高齢者でワクチン接種を受けた人はいるか。

佐原：わが国では、2月17日から医療従事者を対象にワクチン接種を開始しているが、高齢者は4月12日からワクチン接種を開始している。医療従事者にも65歳以上の高齢者が含まれていることから、一部の高齢者は超過死亡の発生する前にワクチン接種を受けたと思われる。しかし、それでもって、感染研の見解が崩れるものではない。

問題となっている高齢者施設入居者の超過死亡については、筆者も論じている。川田議員の執拗な質問に対し、厚労省が危機感を持ち、火消しを図るのはあり得ることである。厚労省の見解でも超過死亡の原因については結論が出ていないにもかかわらず、迅速把握した結果が月に2回公表されるこ

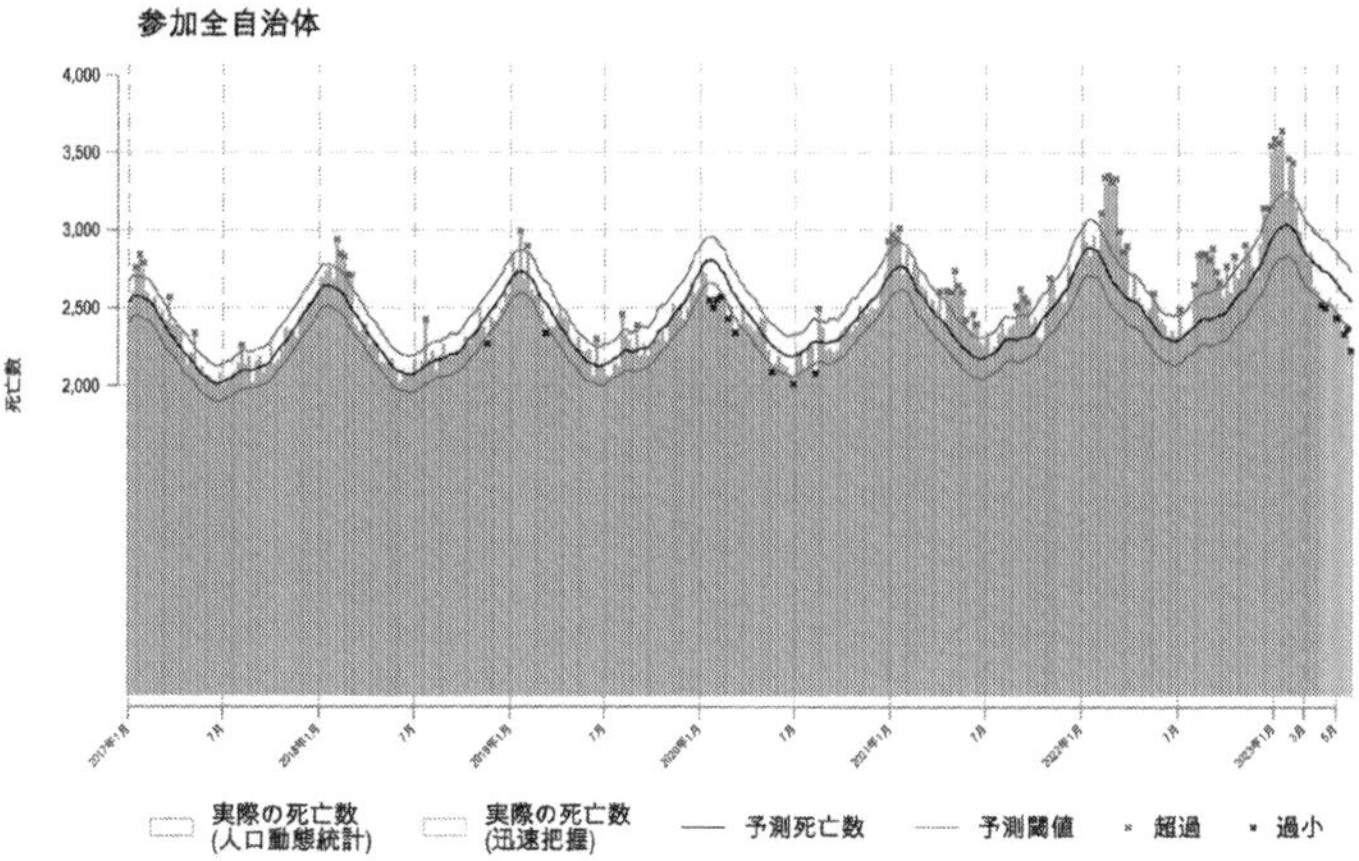

図3-3-1　迅速把握の結果を含めた全国19自治体の超過死亡の推移
国立感染症研究所、2023 年 6 月 23 日発表

とになった背景には、上記の事情があるのかもしれない。なお、超過死亡の迅速把握は厚労省研究班で行われるが、研究班の代表は感染研の鈴木基センター長である。

図３-３-１には６月23日に公表された全国19自治体の超過死亡を示す。２０２１年以降は一貫して超過死亡が観察されていたが、迅速把握になってからは、一転して過少死亡になっている。

死亡数にはこれまでも波があり、昨年（２０２２年）も第３回、４回、５回目のワクチン接種に続いて、２月、８月、12月に超過死亡のピークが見られた。超過死亡の発生時期は、第６波、第７波、第８波とも一致している。今回、迅速把握の結果が公表された２０２３年３月から５月はコロナの流行も収束し、６回目のワクチン接種も５月８日から開始されたばかりで、その影響を見るには今後の観察が必要である。２０２１～２０２２年の期間には死亡数

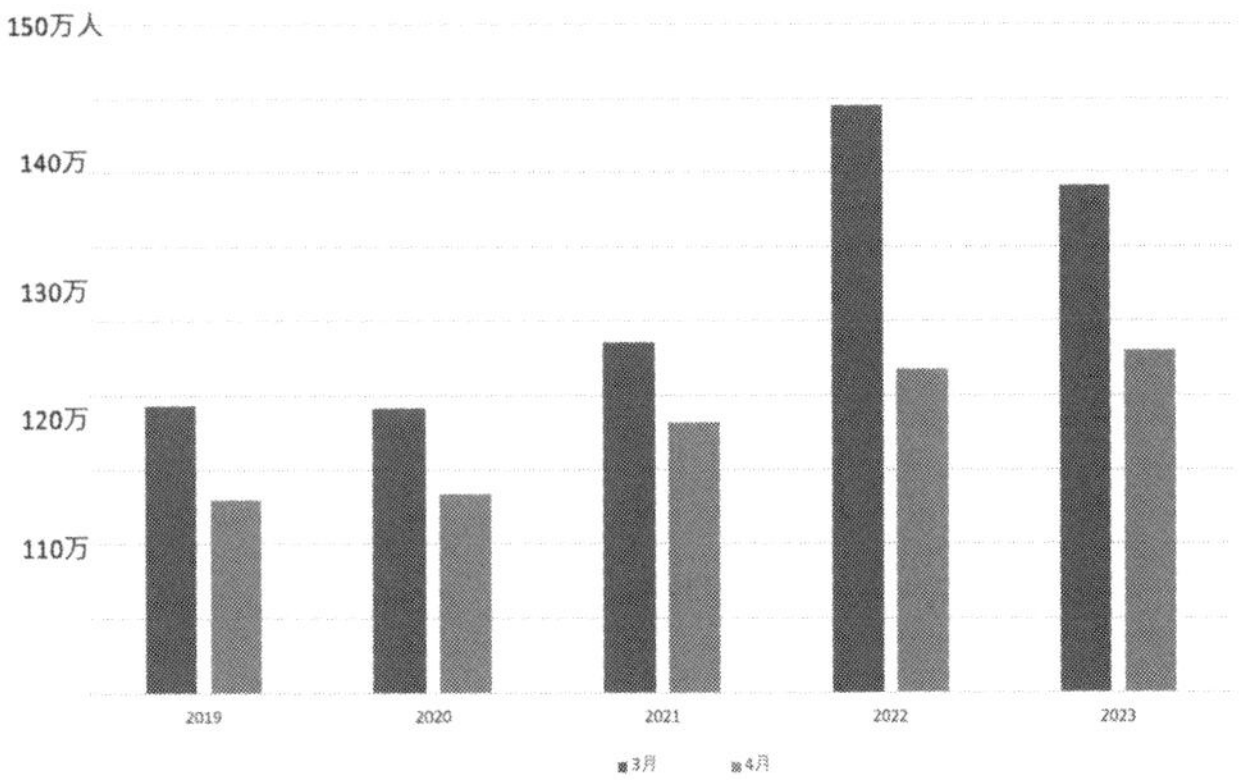

図3-3-2　過去５年間における３月、４月の死亡数の比較

が減少した時期もあるが、過少死亡まで観察された時期は見られていない。感染研からの発表を受けて、ＮＨＫをはじめ各メディアはいずれも「超過死亡はみられず」と報道している。

実際に、２０２３年の3月から5月には、過去と比較して死亡数は減ったのであろうか。人口動態統計では、２０２３年4月までの全国死亡数が速報されている。図３−３−２には過去5年間の3月、4月のわが国の死亡数を示す。

２０２２年3月には死亡数が激増したので、２０２３年３月の死亡数は２０２２年と比較して減少したが、２０２３年３月の死亡数は、２０１９年から２０２１年までの同時期の死亡数と比較してずっと多い。２０２３年4月は、過去5年間において最も死亡数は多く、過少死亡があったとは思えない。

感染研から発表される超過死亡あるいは過少死亡は、実際の死亡数と予測死亡数との比較で示される。予測死亡数は、過去5年間の死亡数をもとにFarringtonアルゴリズ

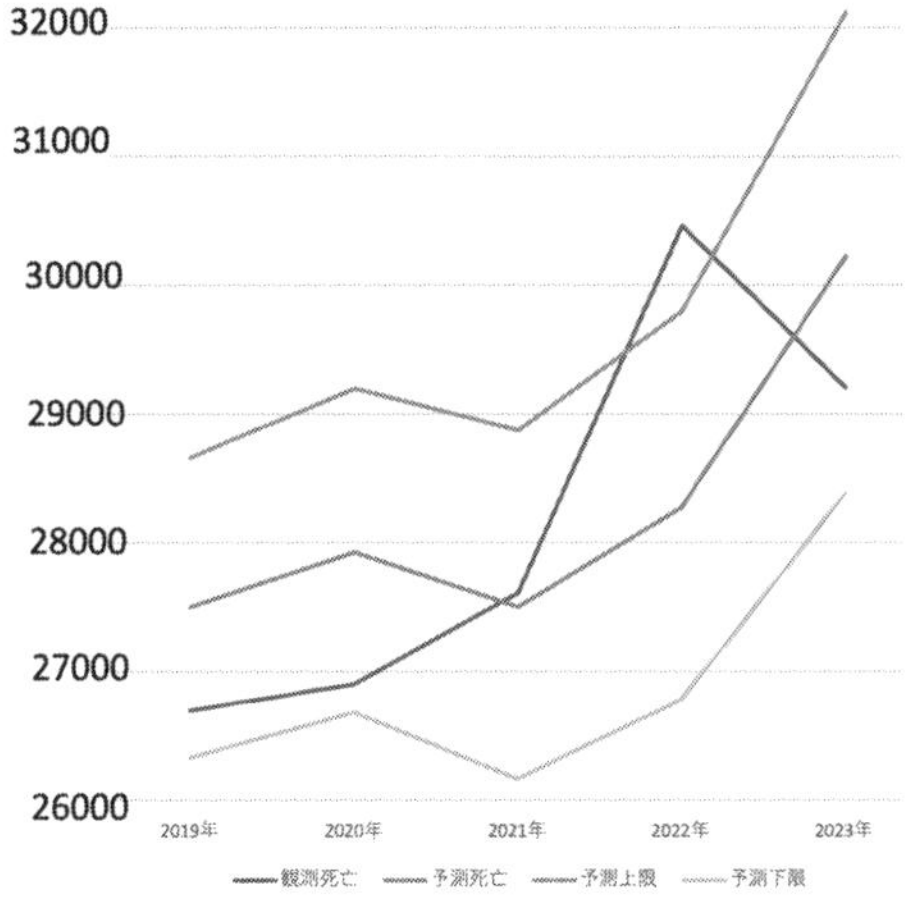

図3-3-3　過去５年間における３月第４週の観測死亡数と予測死亡数

表3-3-1

	2020 年	2021 年	2022 年	2023 年
感染研方式：観測値～予測値	-1019（-4.9%）	105（0.4%）	2192（7.8%）	-1013（-3.4%）
Eurostat 方式：観測値～平均値	35（0.1%）	736（2.7%）	3589（13.4%）	2337（8.7%）

ムを用いて予測されるが、２０２１年から２０２２年に死亡数が激増したことから、２０２３年の予測死亡数が嵩上げされ、その結果、過少死亡となった可能性はないだろうか。

図３－３－３には、感染研の発表する過去5年間の3月第4週における観測死亡数と予測死亡数を示す。２０２３年の予測死亡数は３万２１８人で、２０１９年の２万６６９６人、２０２２年の２万８０９５人と比較してずっと高く設定されている。その結果、予測下限値を下回り過少死亡となったと考えられる。なお、図３－３－１の迅速把握のデータは19自治体の速報値から算出されているが、図３－３－３は全国を対象とした人口

動態統計値から算出されたものである。

ヨーロッパで用いられている Eurostat 方式では、超過死亡は観測値からコロナの流行が始まる前の2016年から2019年の死亡数の平均値を引いて算出される。表3-3-1には、2020年から2023年3月第4週の超過死亡を感染研方式で算出した値と Eurostat の方式で算出した値とを比較した。感染研方式では過少死亡となるのに、Eurostat の方式では8・7%の超過死亡となって随分印象が異なる。

感染研の発表を受けて各メディアは、超過死亡が見られなくなったと報道しているが、算出方法によっては超過死亡が続いているという見方もあることを知っておくべきである。

（2023年6月27日、アゴラに掲載）

4　6回目ワクチン接種後の超過死亡に注目を

超過死亡の原因とりわけワクチン接種の関与について論争が続いている。国会でも幾度となく、超過死亡の原因としてワクチンの関与について質問されているが、最後まで佐原康之健康局長は「感染研のデータによると、超過死亡はワクチン接種が始まる前からみられており、時系列から考えてワクチン接種との因果関係は考え難い」ことを理由に、ワクチンの関与を否定した。この答弁に疑問があることは、筆者も以前触れている。超過死亡がここまで大きな問題となり、その原因が取り沙汰され

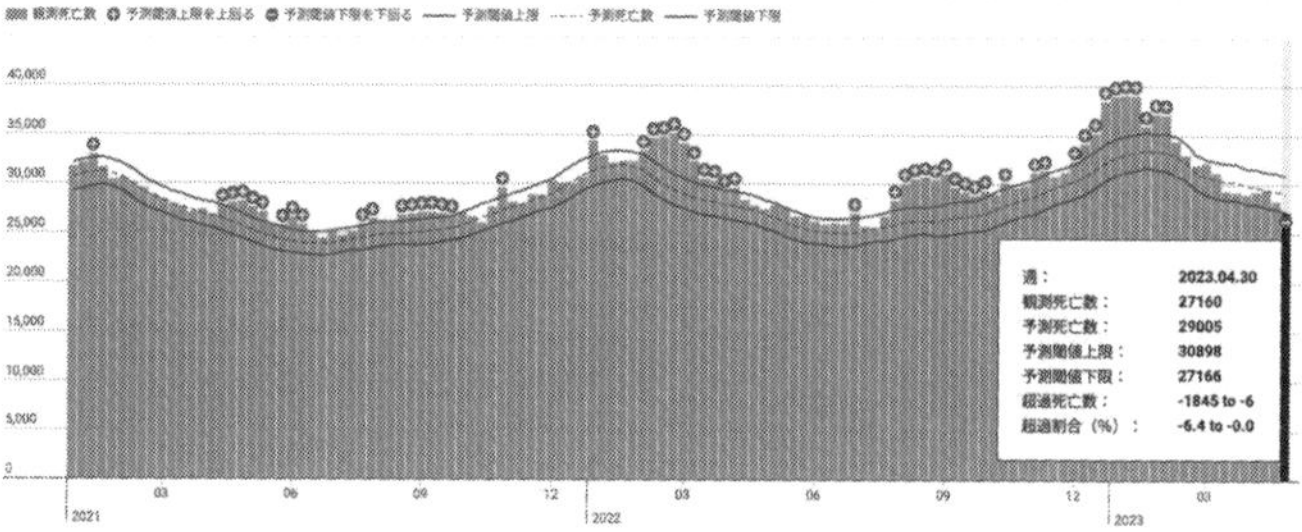

図3-4-1　ワクチン接種開始後の超過死亡と過小死亡

ているなかで舵取りを誤れば、感染研どころか厚労省にとっても致命傷になりかねない。

佐原氏は７月に健康局長の任を解かれたことでほっとしているかもしれない。佐原氏に代わって健康局長には大坪寛子前官房審議官が就任した。

感染研・厚労省も幕引きを図っているように見える。一部の自治体からの死亡数をもとに超過死亡を迅速把握し、速報を始めたのもその一環と考えられる。速報では、これまでの超過死亡が一変して過小死亡となっているが、それにはカラクリがある。感染研の発表する超過死亡や過小死亡は、観測死亡数と予測死亡数との兼ね合いで判断される。予測死亡数の上限値が高ければ、超過死亡と判定される値も過小死亡にもなりうる。

実例を示す。感染研のダッシュボードによれば、コロナワクチン接種を開始した２０２１年２月以降超過死亡が続いていたが、２０２３年４月30日の週は、ワクチン接種開始後初めて過小死亡となった（図３－４－１）。予測死亡数の閾値下限が２万７１６６人に対して観測死亡数は２万７１６０人であったことから過小死亡と判定された。

表3-4-1　コロナ流行前後における観測死亡数と予測死亡数

月日	2023/4/30	2022/5/1	2021/5/2	2020/5/3	2019/4/28	2018/4/29	2017/4/30
観測死亡数	27,160	27,409	28,125	27,006	25,308	24,573	24,387
予測死亡数	29,005	26,854	25,594	25,851	25,664	25,107	24,387
上限	30,895	28,301	26,838	26,994	26,819	26,186	25,446
下限	27,166	25,443	24,382	24,731	24,533	24,048	23,348
超過率	9.1%	10.1%	12.9%	8.4%	-	-	-

国立感染症研究所

ダッシュボードに示されたコロナ流行前（２０１７～２０１９年）と流行後（２０２０～２０２３年）の同じ時期における観測死亡数、予測死亡数、予測死亡数の上限値、下限値を示す（表３‒４‒１）。２０２１年の予測上限値は２万６９９４人、２万６８３８人であったが、２０２３年の予測上限値は３万８９５人と大幅に上昇し、予測下限値も２万７１６６人に上昇した。その結果、２０２３年の観測死亡数である２万７１６０人は、２０２０年、２０２１年であれば超過死亡と判定されるところが、過小死亡と判定されることになった。大手メディアも、超過死亡が見られなくなったことを大きく報道している。

それではなぜ、２０２３年の予測死亡数は大幅に増加したのであろうか。感染研の超過死亡の計算方法は、過去5年間のデータをもとに予測されている。２０２２年の超過死亡数が非常に多かったので、２０２２年のデータを加えて算定した２０２３年の予測死亡数が増加したと考えられる。

超過死亡は、もともと感染症が流行していない場合と比較して、どれだけ死亡数が増加したかを把握することが目的で生み出された。ヨーロッパでは、コロナが流行する前の２０１６年から２０１９年の平均死亡数との差でもって超過死亡を判定している。この方法で計算すると、過小死亡と

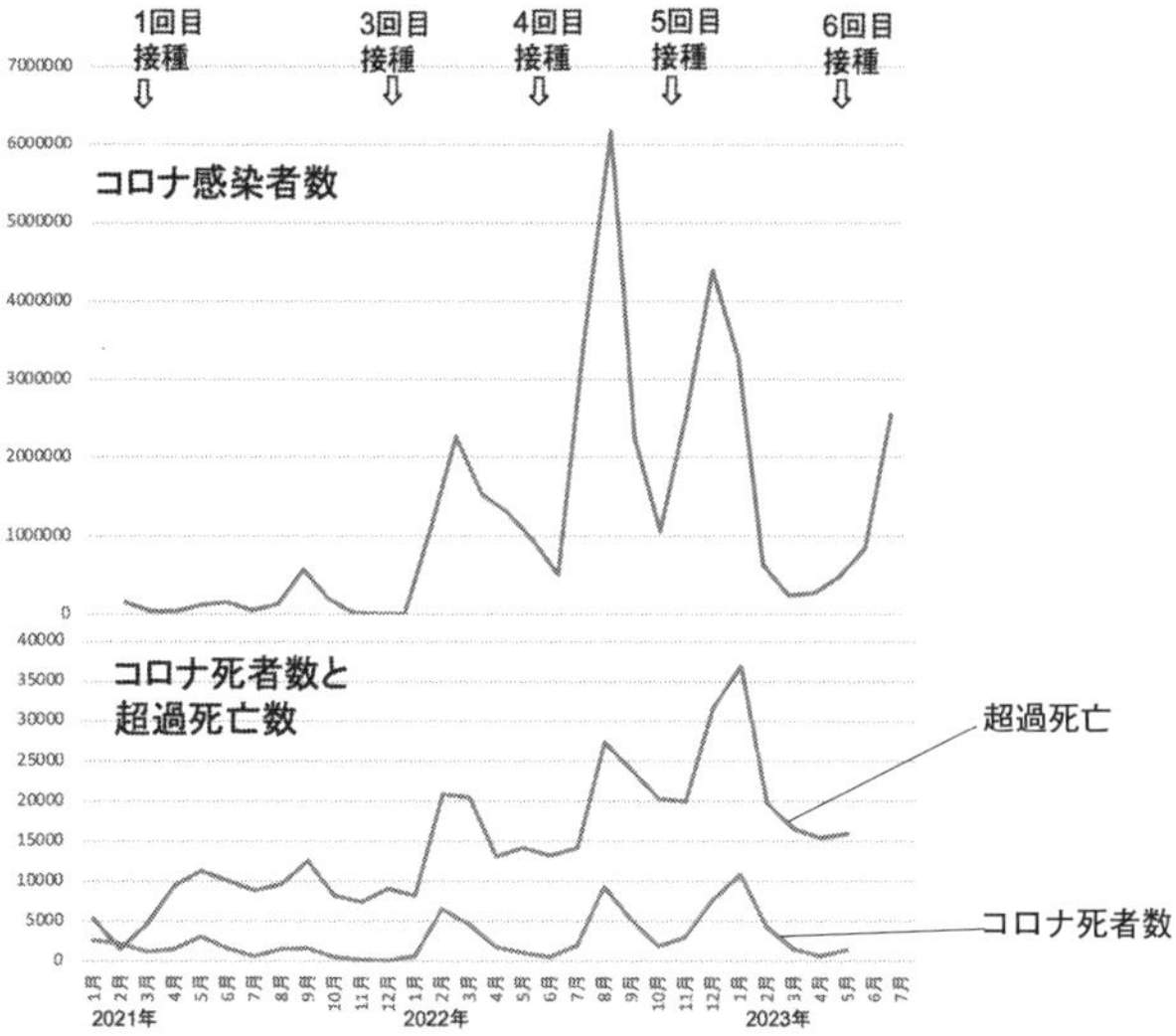

図3-4-2　ワクチン接種開始とコロナ感染、死者数と超過死亡数

された2023年4月30日の週でも9・1％の超過死亡が発生した。

この2年間日本では、ワクチン接種の開始に続いてコロナが流行し、その結果、コロナによる死亡数の増加、超過死亡が生じている。超過死亡にはコロナ死も含まれるが、毎回コロナ死だけでは説明のつかない死亡数の増加が見られ、超過死亡数を押し上げている（図3−4−2）。

今回も、5月8日の6回目ワクチン接種開始を契機に、コロナ感染者数が激増している。7月下旬からは、1日あたりの感染者数は10万人を超え、BA.1、BA.2の流行による第6波のピークを超えている。第6波が流行した2022年1〜3月の超過死亡の総数は4万9600人であったが、第6波に匹敵する感染者数が見られる第9波が過小死亡で済むとは思えない。

超過死亡を算定するには、厚労省が発表する人口動態調査の発表を待たなければならないが、２０２３年５月の死亡数の速報値は12万２１９３人であった。ヨーロッパの方法で計算すると、５月の超過死亡は、１万５９６４人（＋６・７％）となる。５月の新規感染者数の推定値が48万人であるのに対して、６月、７月の感染者数の推定値は84万人、２５０万人に増加しているので超過死亡数も増加すると予想される。

今後、超過死亡が生じるとしたら、６回目ワクチン接種の開始が第９波の引き金となり、コロナ死の増加、超過死亡が生じたと考えられる。世界で唯一、６回目ワクチン接種を進めている日本で、ワクチン接種を契機に超過死亡が生じたとしたら、遺族にどのように説明するのだろうか。筆者の懸念が杞憂に終わることを願わざるを得ない。

（２０２３年８月９日、アゴラに掲載）

５　６回目コロナワクチン接種以降におけるわが国の超過死亡の推移

５月８日の接種開始から、７回目のコロナワクチン接種が始まった９月26日までに、６回目ワクチンの接種を受けた総数は２０００万回に達する。この間のコロナ感染者数の推移を示すが、累積感染者数は１１４０万人である（図３−５−１）。ワクチンを打てば打つほど感染者数は増えている。

ところで、６回目ワクチン接種は、超過死亡に影響しただろうか。国立感染症研究所（感染研）のダッシュボードによれば、２０２１年、２０２２年には頻回に観察された超過死亡も、２０２３年２

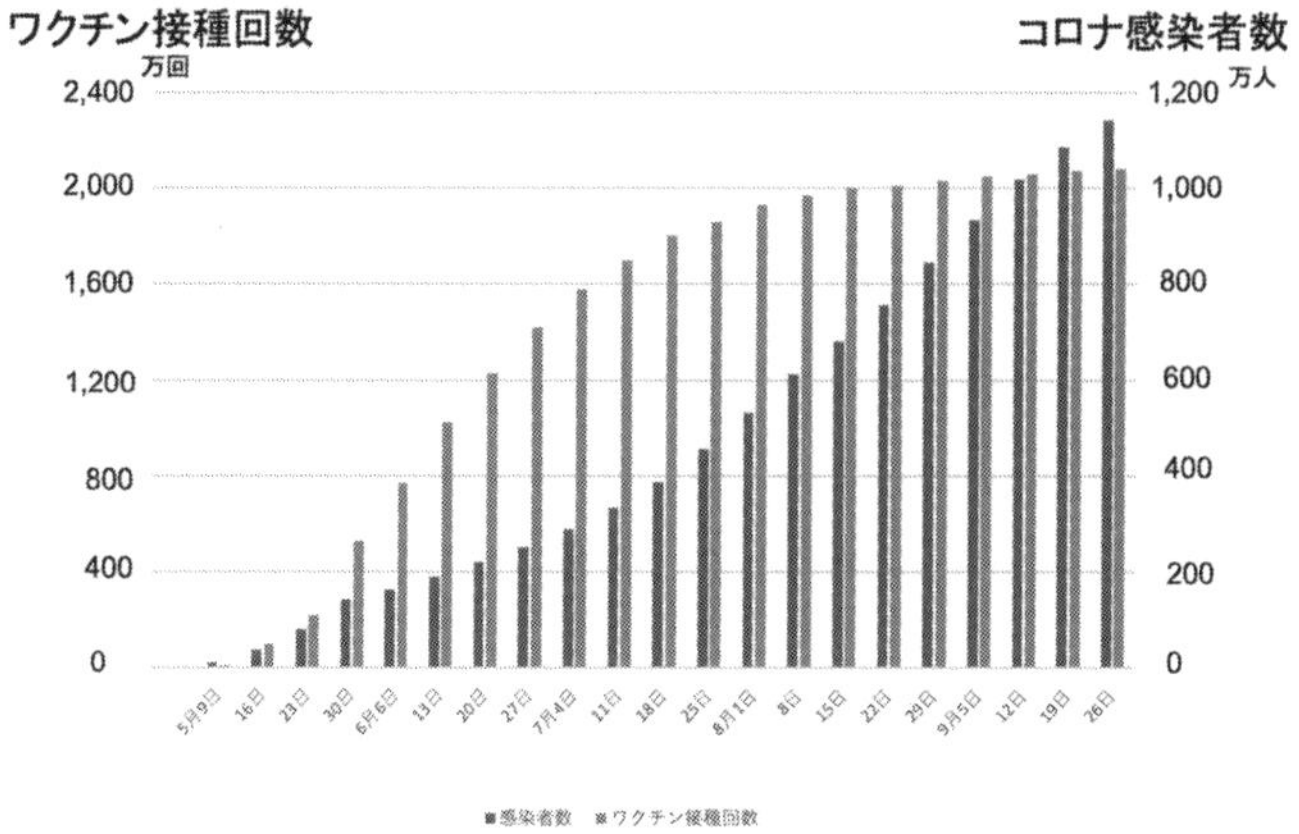

図3-5-1　6回目コロナワクチン接種回数とコロナ感染者数
首相官邸ホームページ、moderna-epi-report.jp

月以降は全く観察されなくなった（図３-５-２）。２月から８月にかけての死亡数は、２０２２年も２０２３年も差がないのに、不思議である（図３-５-３）。このカラクリは、以前指摘したように、２０２２年と２０２３年の予測死亡数の違いによる。超過死亡とは、「通常の条件下で予想される死亡数を基準に、危機の際に見られる全ての原因による死亡数の超過分である」ことから、コロナ流行期の２０２０〜２０２２年を含む死亡数で予測された値をもとに算出した超過死亡は、コロナの流行が超過死亡に与えた影響をみるには適当とは思われない。

欧州連合統計局（Eurostat）では、コロナが流行した時期の超過死亡を、コロナが流行する前の２０１６年から２０１９年の月別死亡数の平均値との差で算出している。図３-５-４は、Eurostatに準じて算出した超過死亡、コロナ感染者数、コロナ死亡数とワクチン接種開始時期との関係を示す。交通事故死でもウイ

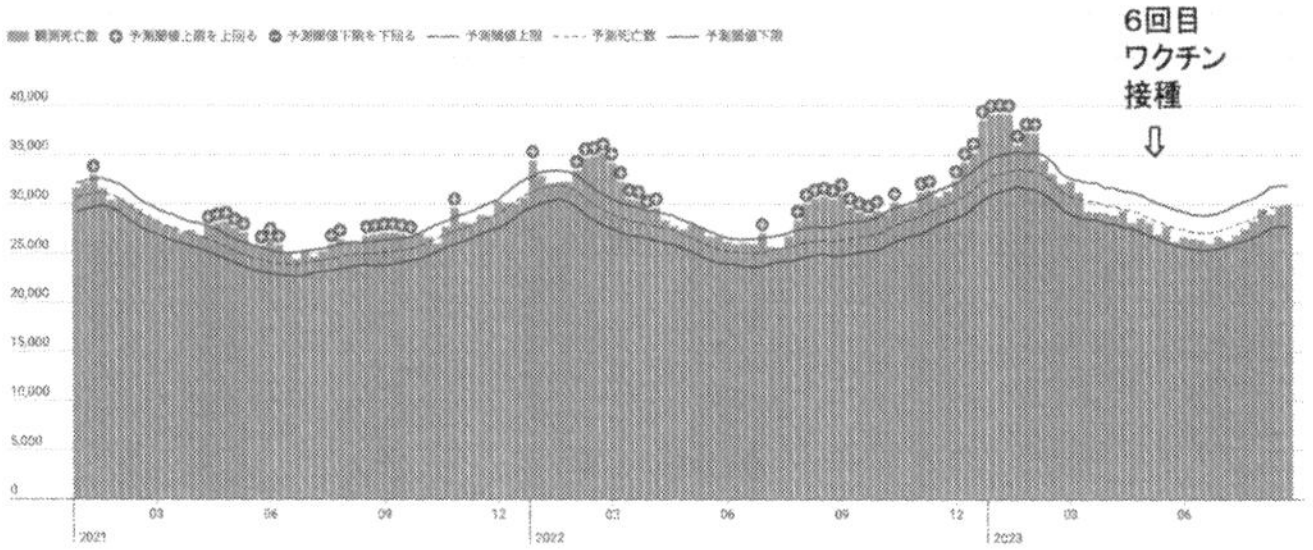

図3-5-2　感染研が示す日本の超過死亡

国立感染症研究所

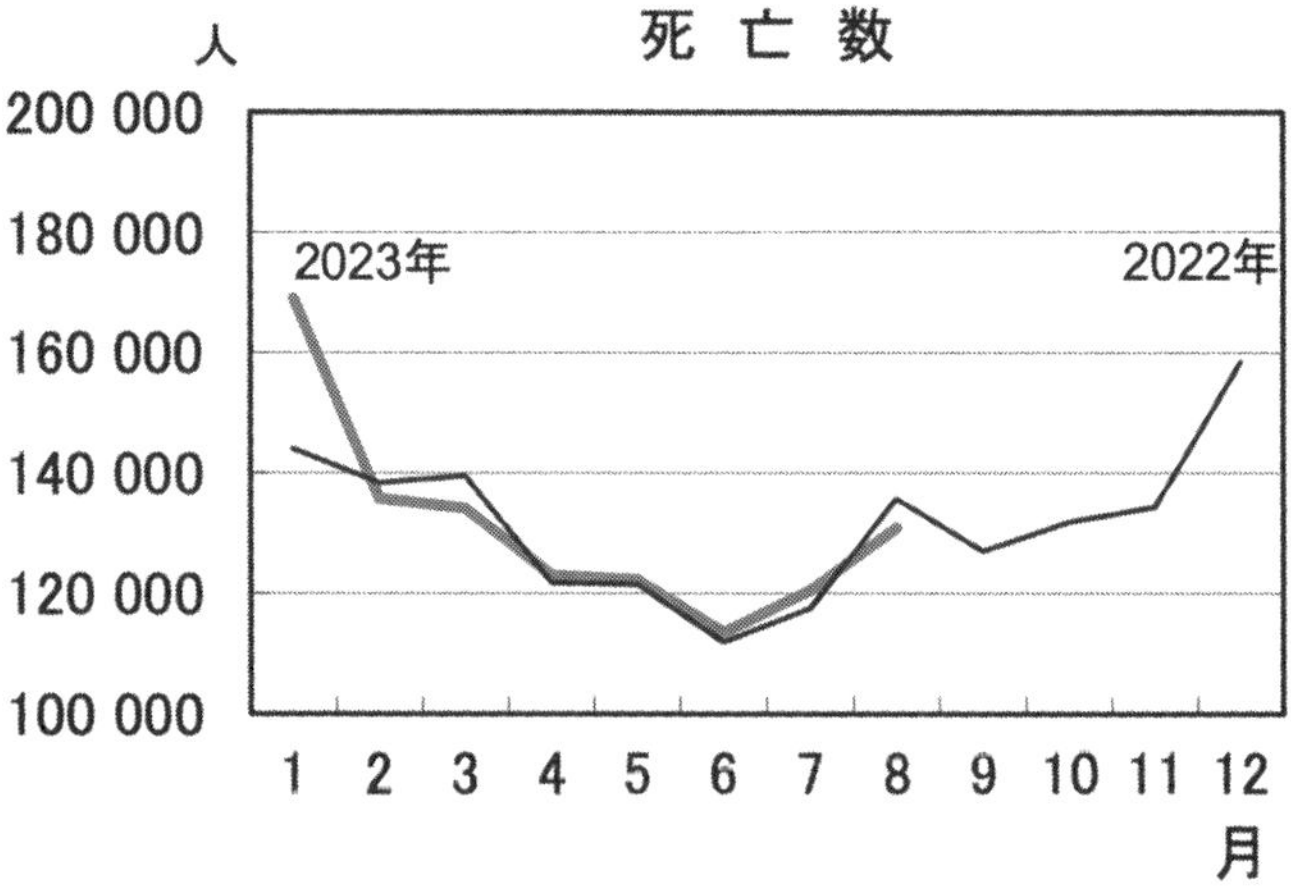

図3-5-3　2022年と2023年における月間死亡数

人口動態統計速報 2023 年 10 月 24 日

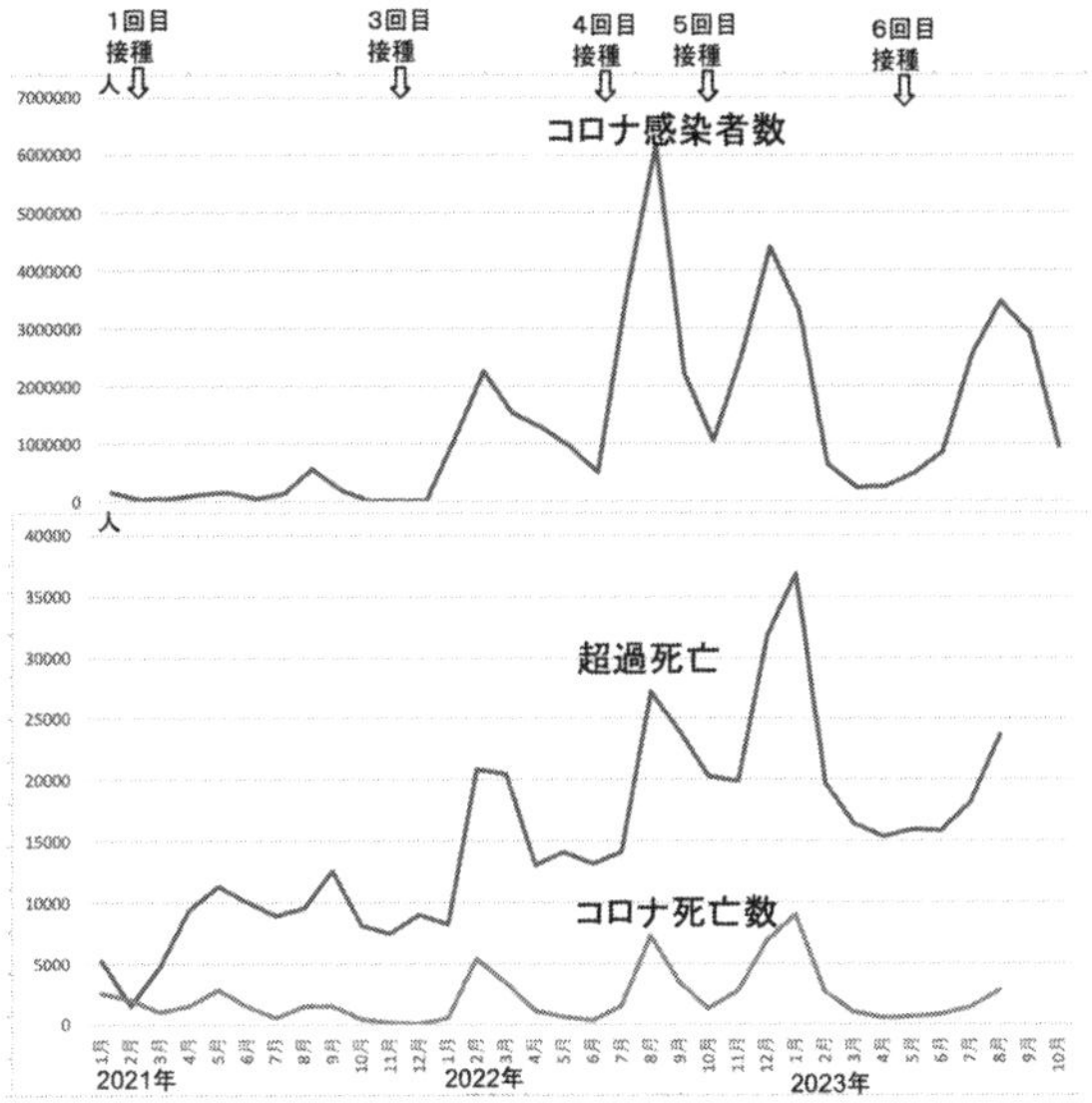

図3-5-4　月別のコロナ感染者数、超過死亡、コロナ死亡数の推移

ルス検査が陽性であればコロナ死にカウントされることから、どの数字をもってコロナ死亡数とするかは迷うところである。今回は、死亡診断書のI欄にコロナ感染と記載された人数をコロナ死亡数とした（表３−５−１）。死亡診断書のI欄には直接死因が、II欄には直接死因ではないが、I欄の傷病に影響を及ぼした傷病名が記載される。

図３−５−４に示されているように、３回、４回、５回目接種開始後に、きまってコロナ感染者数、超過死亡の増加が観察されている。３回目ワクチン接種の開始日は２０２１年12月１日で、超過死亡の増加が始まったのが、10週後の２０２２年２月８日の週からである。４回目ワクチン接種の開始日は２０２２年５月25日で、超過死亡の増加が始まったのが、同じく10週後の８月

表3-5-1　死亡診断書に記載されたコロナ死亡数

令和2年	1月	2月	3月	4月	5月	6月	7月	8月	9月	10月	11月	12月
COVID-19関連死亡数（Ⅰ欄）	0	8	58	415	300	56	47	259	230	163	378	1,281
COVID-19関連死亡数（ⅠまたはⅡ欄）	0	9	67	459	365	77	65	301	296	221	454	1,549
COVID-19を原死因とする死亡数（人口動態統計）	0	10	56	450	336	59	46	275	249	192	401	1,392
令和3年	1月	2月	3月	4月	5月	6月	7月	8月	9月	10月	11月	12月
COVID-19関連死亡数（Ⅰ欄）	2,495	1,916	995	1,448	2,861	1,504	504	1,456	1,461	381	104	61
COVID-19関連死亡数（ⅠまたはⅡ欄）	3,004	2,394	1,315	1,713	3,244	1,795	688	1,757	1,815	563	207	130
COVID-19を原死因とする死亡数（人口動態統計）	2,669	2,159	1,139	1,554	3,090	1,669	579	1,568	1,617	471	151	90
令和4年	1月	2月	3月	4月	5月	6月	7月	8月	9月	10月	11月	12月
COVID-19関連死亡数（Ⅰ欄）	554	5,394	3,397	1,074	656	343	1,520	7,217	3,391	1,293	2,756	6,835
COVID-19関連死亡数（ⅠまたはⅡ欄）	898	7,735	5,623	2,228	1,437	869	2,551	11,599	6,750	3,176	5,389	12,565
COVID-19を原死因とする死亡数（人口動態統計）	668	6,503	4,630	1,705	1,030	566	1,941	9,293	5,216	2,319	3,977	9,787
令和5年	1月	2月	3月	4月	5月	6月	7月	8月	9月	10月	11月	12月
COVID-19関連死亡数（Ⅰ欄）	9,006	2,677	979	561	620	772	1,415	2,830	2,844	1,570	1,008	1,346
COVID-19関連死亡数（ⅠまたはⅡ欄）	16,219	5,968	2,573	1,426	1,379	1,594	2,486	4,911	5,281	3,188	2,095	2,484
COVID-19を原死因とする死亡数（人口動態統計）	12,713	4,511	1,868	1,011	986	1,154	1,878	3,852	4,049	2,496	1,628	-

厚労省死亡診断書の情報を用いたCOVID-19関連死亡数の分析（2023年8月）

1日の週であった。さらに、5回目ワクチン接種の開始日は2022年10月1日で死亡数の激増が始まったのが、12週後の12月27日の週である。2023年の5月8日に始まった6回目ワクチン接種後の超過死亡の推移に注目していたが、13週後の8月7日の週から死亡数の激増が始まった。このように、再現性をもってワクチン接種開始後10〜13週後に超過死亡の増加が観察されている。

わが国は急速に高齢化が進んでいるので、今回観察された超過死亡の増加は高齢化の影響を反映しているのかもしれない。年齢調整を行い、モデル人口と年齢構成を揃えれば、高齢化の影響を排除した死亡数の推移を知ることができる。図3-5-5に、2014年から2022年における年齢調整を加えたわが国の年間死亡数の推移を示す。年齢調整死亡数は2015年のモデル人口を基準として算出したものである。粗死亡数とは異なり、2020年までは一貫して年齢調整死亡数は減少しており、コロナの流行が始まった2020年も前年と比較して3・5万人減少した。ところが、ワクチン接種が始まった2021年は、2020年と比較して2・5万人の増加が見られた。さらに、2022年には2020年と比較して10・1万人と大幅に増加した。

これまで日本政府は、感染研の報告をもとに超過死亡の原因としてワクチン接種の関与を否定してきた。感染研の鈴木基感染症疫学センター長は、第1回、2回目のワクチン接種回数のピークが2021年6月であるのに、すでに4月18日の週から超過死亡が観察されたことから時系列的関係が説明し難いとして、ワクチンの関与を否定している。しかし、死亡リスクが高い高齢者接種は一般接種に先行しており、とりわけ先行して接種を受けた特別養護老人ホーム入居者のワクチン接種後死亡発生

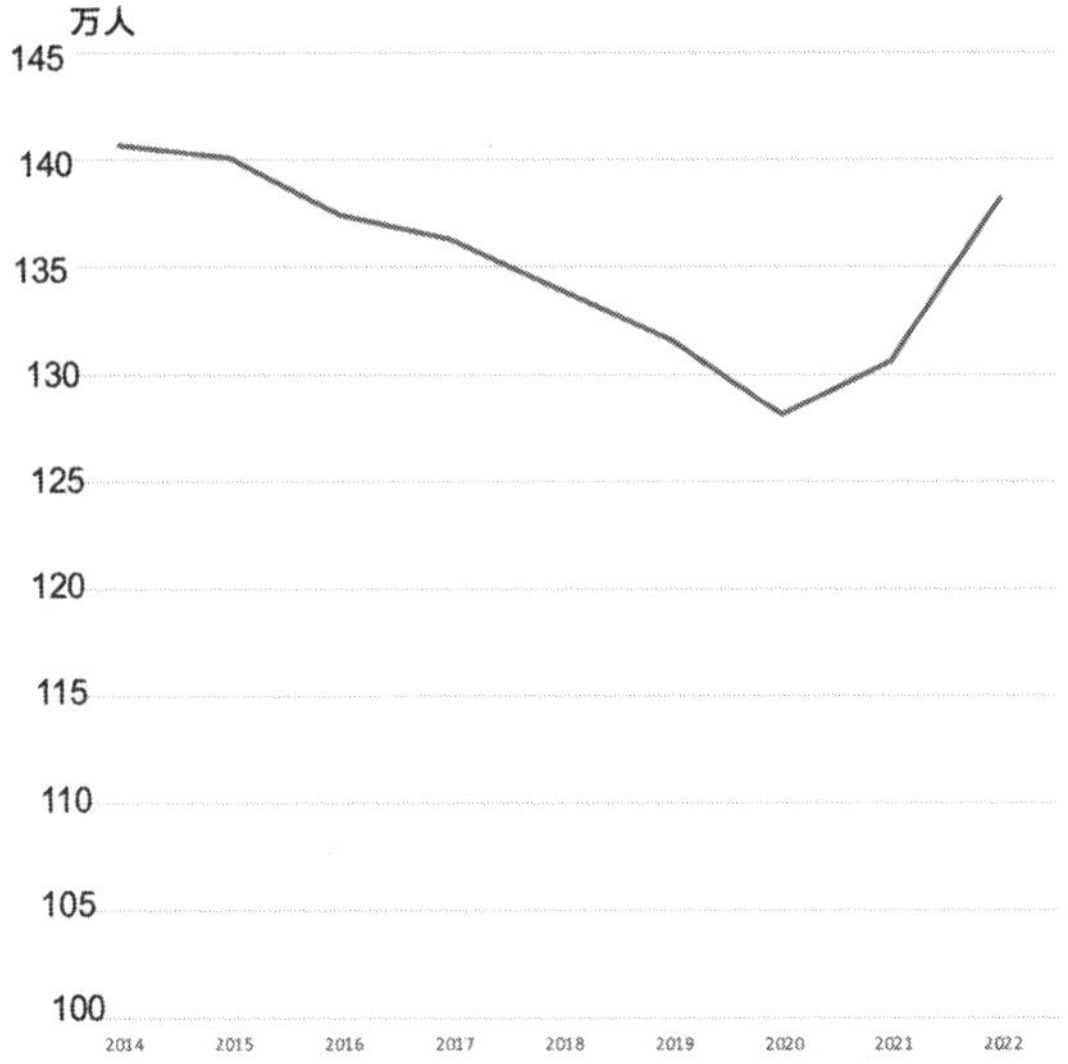

図3-5-5　日本における年齢調整死亡数の推移

2023年9月15日厚労省発表の2022年人口動態の概況をもとに筆者作成

率が高いことを考慮すると、鈴木センター長が主張する理由でワクチンの関与を否定することはできない。

最近、感染研の脇田隆字所長は、以下の理由でもって、超過死亡の発生へのワクチン接種の関与を否定した。

「新型コロナウイルスのワクチン接種が原因で超過死亡が発生した」と考えられる科学的根拠は、現時点において確認されていない。２０２０年以降の超過死亡の発生については、以下の複数の要因が影響したと考えられている。

１．新型コロナウイルス感染症を直接の死因と診断され、実際に新型コロナウイルス感染症を原因とする死亡

２．新型コロナウイルス感染症を直接の死

因と診断されたが、実際には新型コロナウイルス感染症を原因としない死亡

3. 新型コロナウイルス感染症が直接の死因と診断されなかったが（他の病因を直接の死因と診断された）、実際には新型コロナウイルス感染症を原因とする死亡

4. 新型コロナウイルス感染症が直接の死因ではないが、感染症流行による間接的な影響を受け、他の疾患を原因とした死亡（例えば、病院不受診や生活習慣の変化に伴う持病の悪化による死亡）

5. 新型コロナウイルス感染症が直接の死因でなく、また新型コロナウイルス感染症流行による間接的な影響を受けたものでもない死亡

今後も私を含め当所の職員一同は、市民の皆様の健康と安全の維持に寄与するために、より早く、より分かりやすく、より有益な情報を発信する。

「ワクチン接種が原因で超過死亡が発生した」と考えられる科学的根拠が確認されていないことを理由としているが、科学的根拠とはいかなるものを意味するのであろうか。これまで感染研は、各シーズンにおけるインフルエンザ流行に伴う超過死亡数を発表しているが、この数字は、脇田氏のいう科学的根拠に基づいたものだろうか。

また、コロナによる超過死亡には5つの要因が影響したと述べている。超過死亡の要因は、一つの要因によるのではなく、もちろん、複数の要因の関与が考えられる。なかでも、2020年以前には、コロナによる死亡はなかったことから、超過死亡の要因として、脇田氏があげている1〜3の要因が

含まれるのは当然である。問題なのは、超過死亡のうち、コロナ死では説明できない部分である。

2023年では、コロナが猛威を振るった1月における直接的なコロナ死は9006人であった。間接的にコロナが関与したと考えられる死亡数を入れても1万6219人である。1月の超過死亡は、3万6898人であることから、2万人のコロナ死では説明つかない超過死亡が発生した。また、コロナの流行が収束した4月、5月のコロナ死は561人、620人であったが、それぞれ、1万5349人、1万5964人の超過死亡が発生した。非流行期においても、流行期と同様に1月当たり1万5千人を超えるコロナによる死亡では説明つかない超過死亡が発生している。
4．の病院不受診や医療の逼迫を超過死亡の原因とする意見も強い。頭では理解しやすいが、具体的にこれらを支持するデータは見られない。コロナの流行初期にロックダウンが行われた諸国では、病院への受診や治療が遅れたことによってがん患者の超過死亡が生じたことが報告されている。しかし、わが国では、コロナ流行期の全期間を通して全超過死亡の増加を説明できるようながんによる超過死亡は観察されていない。
脇田氏は5つの要因を挙げているが、可能性を指摘するだけで、具体的なデータを提示しているわけではない。ワクチンの関与を否定するには、接種後に再現性をもって超過死亡が生じることや、コロナの流行が始まった2020年でなく、ワクチン接種が始まった2021年から超過死亡が見られたことへの説明も必要である。よりわかりやすく、有益な情報の発信に努めると締めくくっているが、今回の説明で納得する国民は少数であろう。超過死亡の原因については国民の関心が高いだけに、是非、国民の多くが納得のいく説明をするべきである。

（2023年11月13日、アゴラに掲載）

6 コロナワクチン接種と超過死亡の因果関係を示す科学的根拠

2021年以降に観察されている超過死亡の原因について、政府の見解では、ワクチン接種との因果関係はないとされている。最近も、国立感染症研究所（感染研）の脇田隆字所長は、ワクチン接種が原因で超過死亡が発生したと考えられる科学的根拠は、現時点では確認されていないと述べている。

疫学研究において原因と疾病の発症との因果関係を判定する際は、何をもって科学的根拠とするのであろうか。喫煙が肺がんの原因であることは広く認められているが、1960年代に、Braford Hillが、以下の9項目——関連の強固性、関連の時間性、関連の一貫性、生物学的説得性、現時点の知識との整合性、量反応関係、類似性、実験的証拠、関連の特異性——の基準を用いて喫煙と肺がんとの因果関係を証明したことによる。以来この基準は、Braford Hillの因果判定基準として、疫学研究における因果関係の評価に用いられてきた。

2022年2月に開催された第76回厚生科学審議会において、感染研の鈴木基感染症疫学センター長は、ワクチンの接種回数と超過死亡発生の時系列が、Braford Hillの判定基準のうち関連の時間性を満たさないことを理由に、超過死亡とワクチン接種には因果関係がないと報告している。政府も鈴木センター長の報告に基づいて、超過死亡とワクチン接種には因果関係がないと見解を示している。一回目のワクチン接種は、死亡リスクの高い高齢者施設の入居者を優先して接種しており、ワクチン接種回数のピークを迎える前に超過死亡の増加がみられても、なんら不思議ではない。

２０１６年に、Ioannidis は Braford Hill の判定基準を見直し、因果関係の証明には実験的証拠、関連の時間性、関連の一貫性の３項目を満たせば十分であることを提唱した。

最近、Rancourt らは Our World in Data に公開されたデータを用いて、Ioannidis の判定基準に基づいて、コロナワクチン接種と超過死亡との因果関係を科学的に証明することを試みた。論文は１８０ページにも及び、膨大な数の図表が掲載されている。Rancourt らが注目したのは、コロナのパンデミックが始まった２０２０年には超過死亡は見られなかったが、ワクチンの追加接種が始まったことを契機に、２０２２年の1月から2月にかけて、多くの国で超過死亡が観察されたことである。同様の事象はわが国でも観察され、ワクチン接種と超過死亡の因果関係を示す傍証とされてきた。

Rancourt らの研究で対象となったのは南半球や東南アジアの17カ国であるが、1月から2月にかけては南半球は夏に当たり、季節性の死亡数のピークが見られないことが、これらの国を選んだ理由である。東南アジアの４カ国が選ばれたのも、赤道直下の国では季節性の死亡ピークが見られないことによる。

図3-6-1には東南アジアの4カ国、図3-6-2にはアフリカ・オセアニアの3カ国、図3-6-3、図3-6-4、図3-6-5には中南米の10カ国における死亡数と1、2回目のワクチン接種回数および

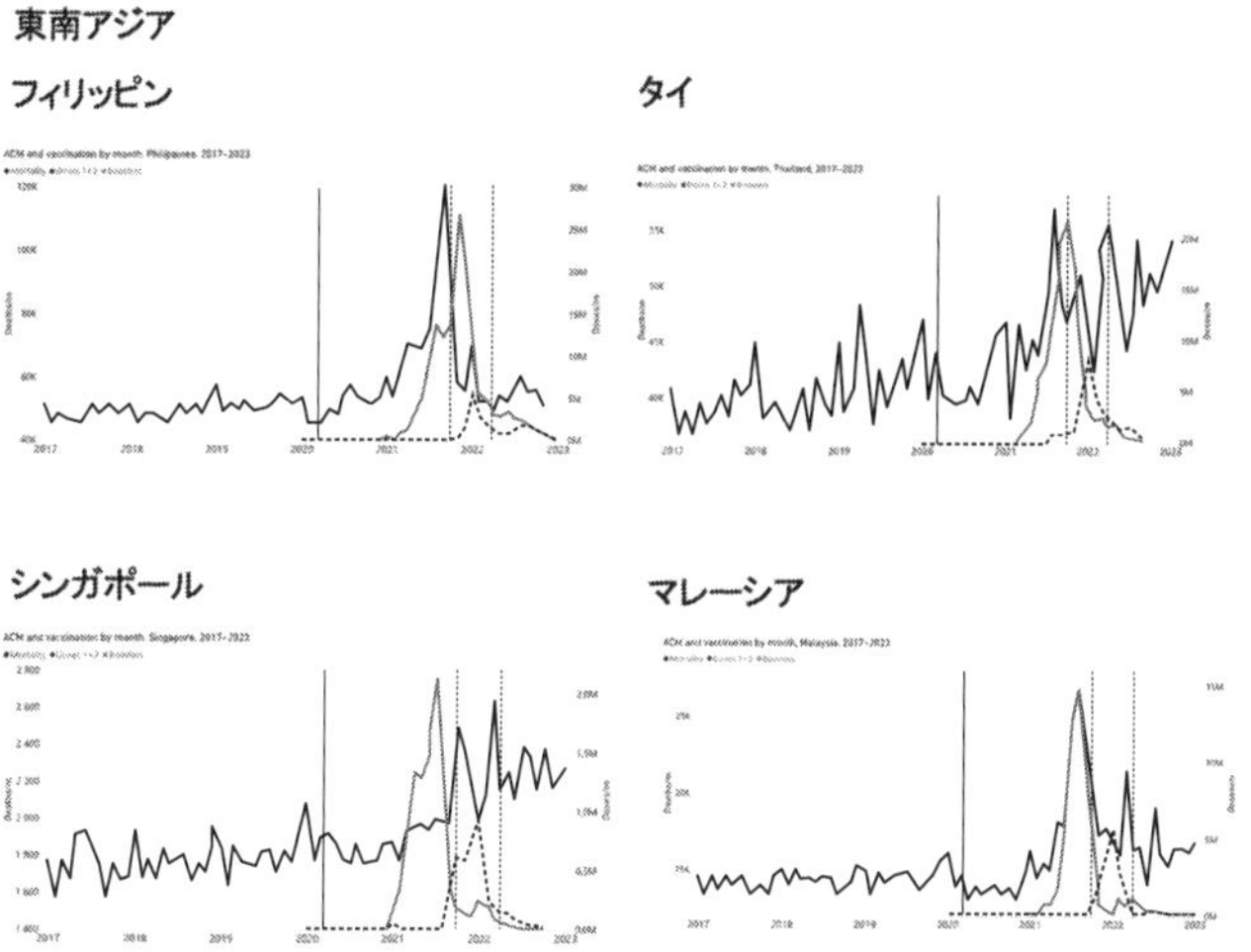

図3-6-1　東南アジア諸国における超過死亡とワクチンの接種回数

CORRELATION Research in the Public Interest, Report, 17September 2023.

追加接種回数との関係を示す。図の黒い実線が死亡数、グレーの実線が１、２回目の接種回数、破線が追加接種回数である。縦実線は、ＷＨＯがパンデミック宣言を出した時期、２つの縦破線に挟まれた期間を、追加接種後の超過死亡を算定する期間とした。

多くのヨーロッパや北米諸国では、コロナの流行が始まった２０２０年に最大の超過死亡が観察されたが、今回検討した17カ国のうち９カ国は、コロナの流行が始まっても1年間は超過死亡が見られず、ワクチン接種開始後に初めて超過死亡が観察されている。また、十分にデータが揃っていない２カ国を除いて、15カ国の全てで、追加接種の直後に死亡数のピークが観察された。季節変動が見られない東南アジアや夏にあたる南半球で、死亡数のピークが同時に観察されたことは、前例がない。15カ国で観察さ

アフリカ、オセアニア

ニュージーランド

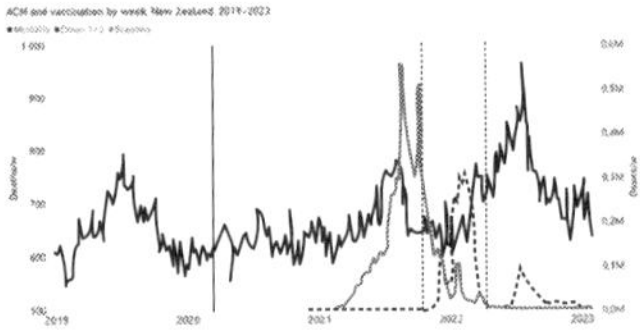

南アフリカ

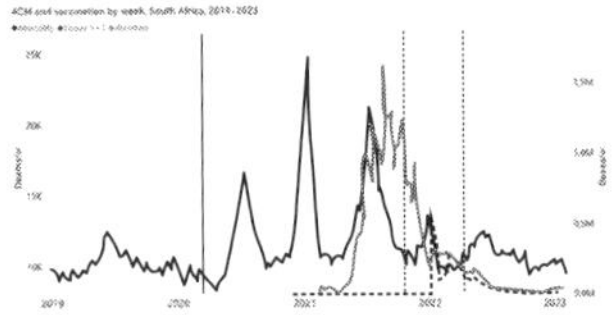

オーストラリア

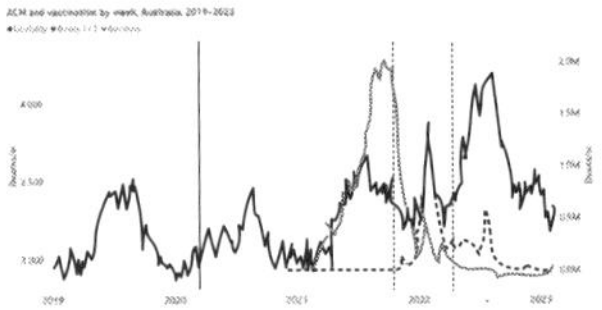

図3-6-2　アフリカ・オセアニア諸国における超過死亡とワクチンの接種回数

CORRELATION Research in the Public Interest, Report, 17September 2023.

中南米（Ⅰ）

スリナム

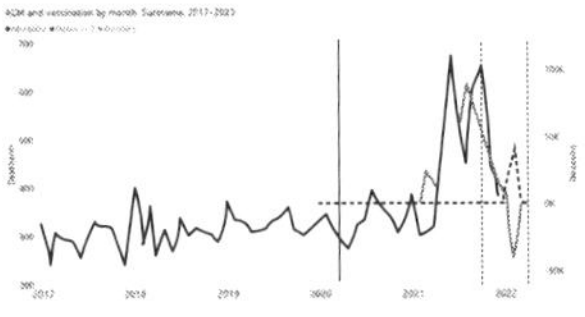

アルゼンチン

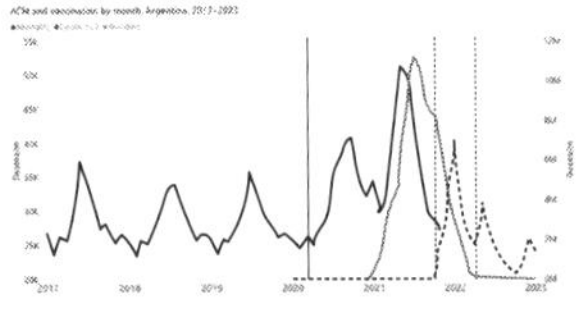

ボリビア

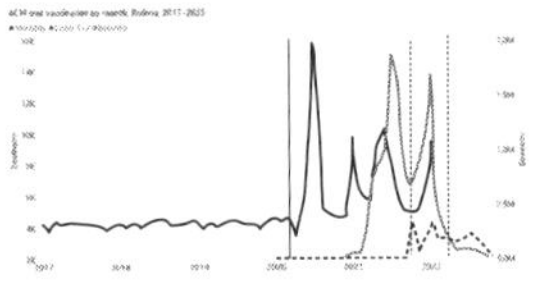

ペルー

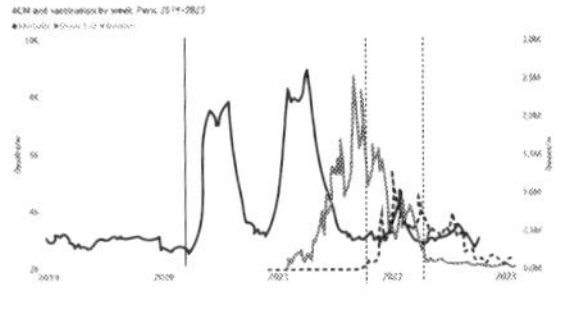

図3-6-3　中南米諸国における超過死亡とワクチンの接種回数（Ⅰ）

CORRELATION Research in the Public Interest, Report, 17September 2023.

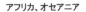

中南米（Ⅱ）

パラグアイ

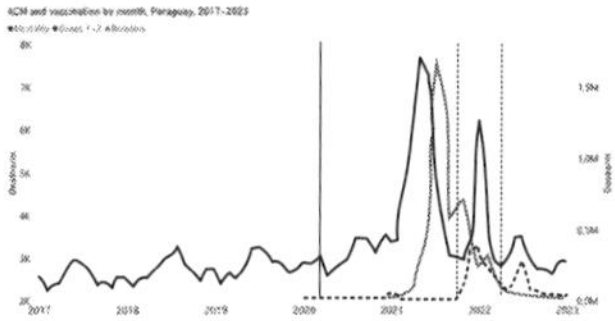

ブラジル

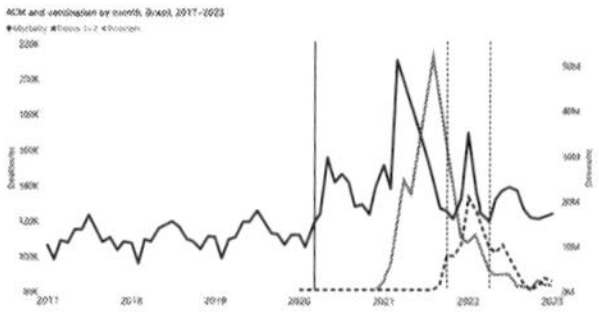

ウルグアイ

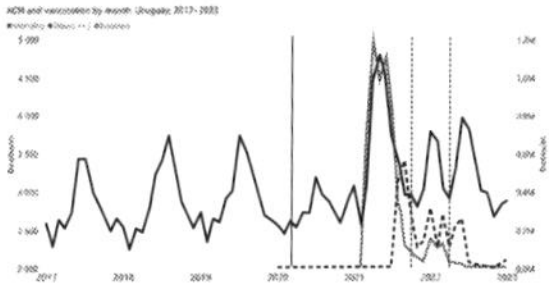

エクアドル

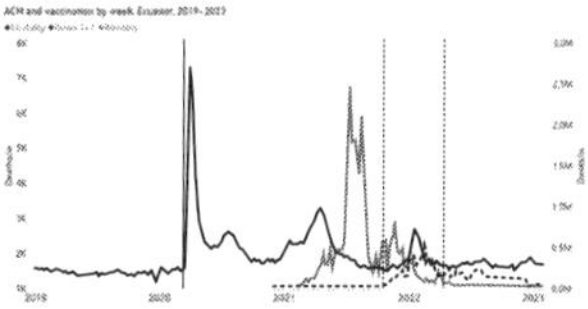

図3-6-4　中南米諸国における超過死亡とワクチンの接種回数（Ⅱ）
CORRELATION Research in the Public Interest, Report, 17September 2023.

中南米（Ⅲ）

チリ

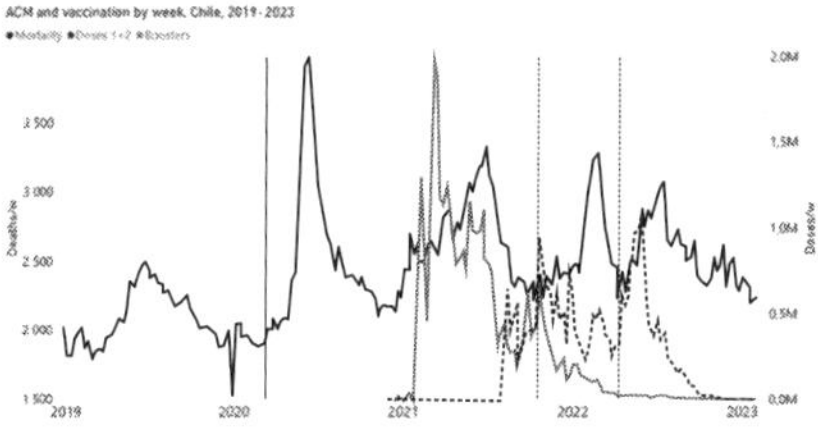

コロンビア

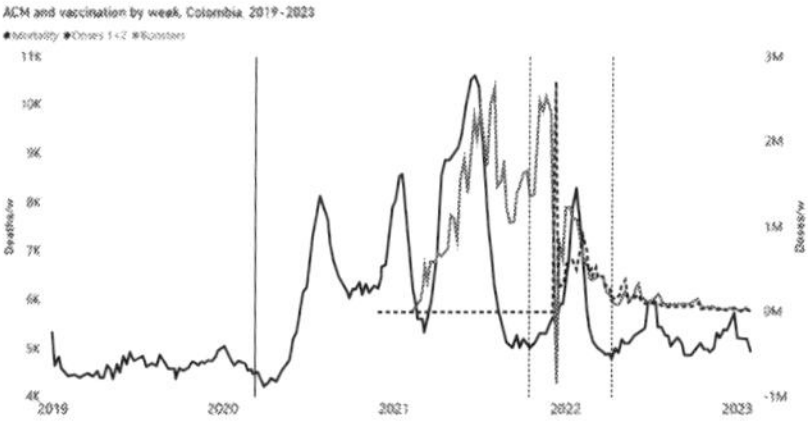

図3-6-5　中南米諸国における超過死亡とワクチンの接種回数（Ⅲ）
CORRELATION Research in the Public Interest, Report, 17September 2023.

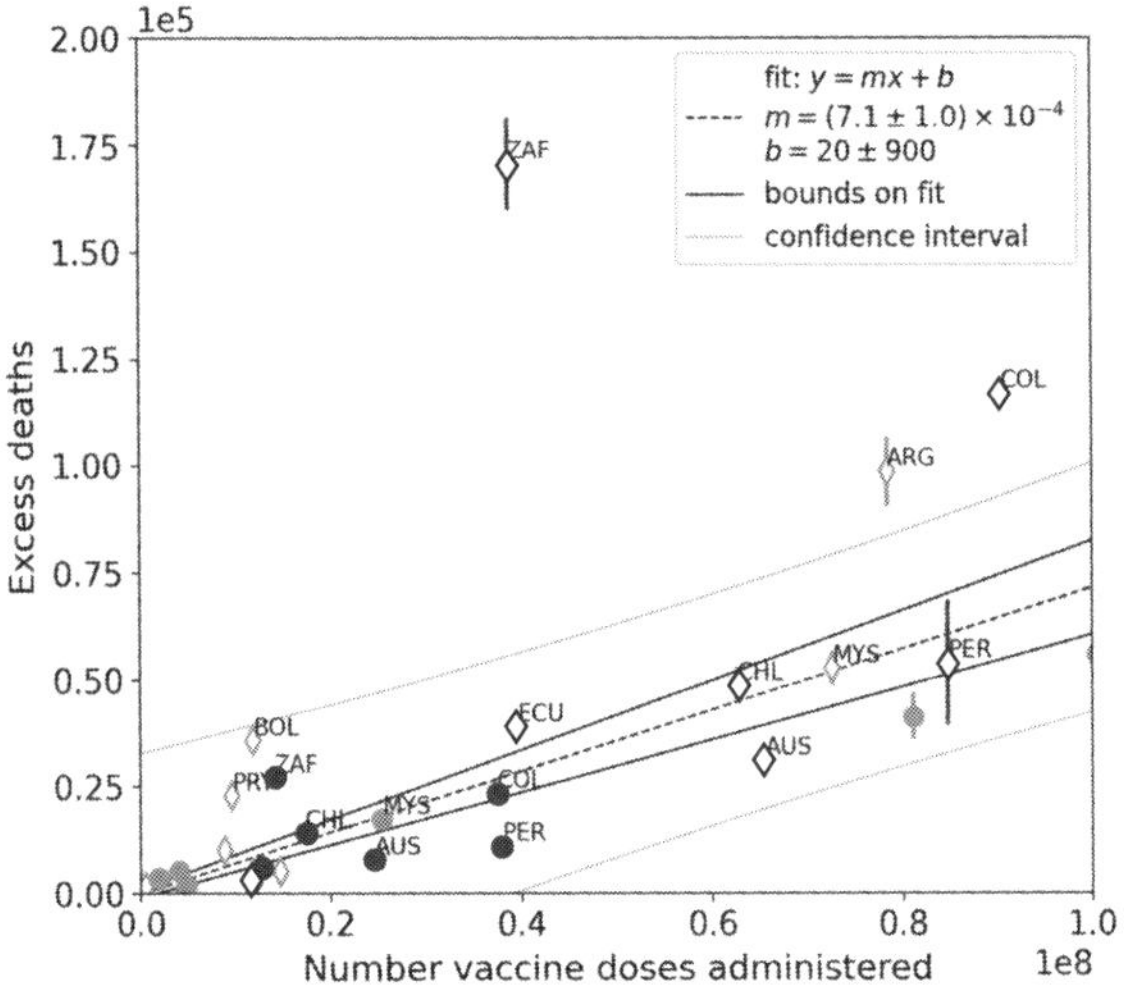

図3-6-6　ワクチンの追加接種回数と超過死亡（Ⅰ）

CORRELATION Research in the Public Interest, Report, 17 September 2023.

れた事象は、Ioannidisの提唱する関連の時間性、関連の一貫性の項目を満たす。

図3−6−6には、ワクチンの追加接種回数と超過死亡との関係を示す。図の塗りつぶした丸は2022年1月から2月に観察された追加接種直後の超過死亡を、オープンの四角はワクチンを接種した全期間における超過死亡を示す。濃いグレーは週毎の、薄いグレーは月毎の超過死亡である。追加接種回数と超過死亡は、相関係数が＋0・94と強い相関を示した。

筆者も以前、Our World in Dataを用いて超過死亡とワクチンの追加接種回数との関係を検討したことがある（図3−6−7）。対象とした国は北半球の諸国が主であるが、Rancourtらの検討と同様に両者に正の相関が見られた。北半球と南半球の諸国において、超過死亡と追加接種回数が正の相関を示したことは、関連の一貫

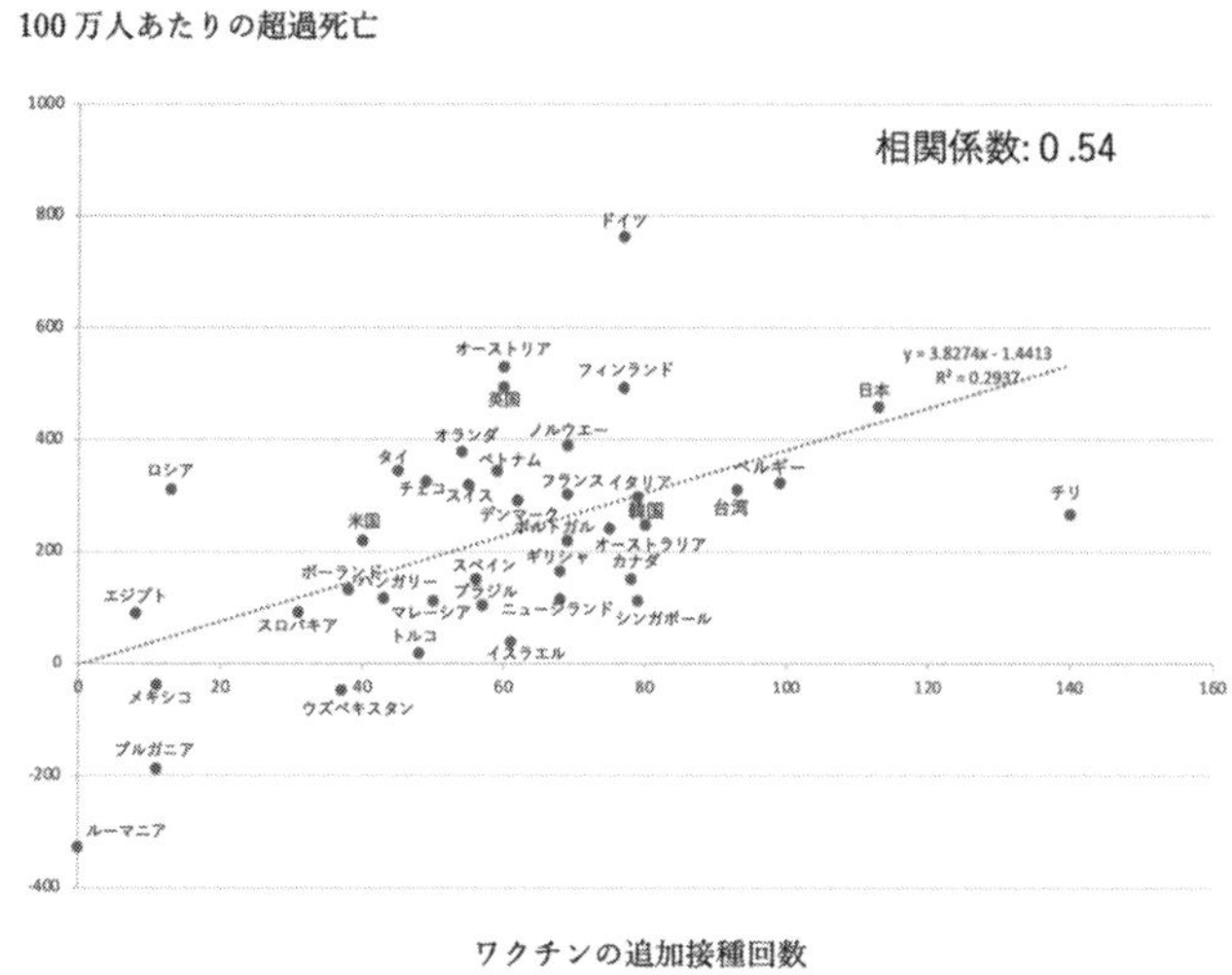

図3-6-7　ワクチンの追加接種回数と超過死亡（Ⅱ）
筆者作成

性ばかりでなく、量反応関係の項目も満たすことになる。

図3−6−7のブルガリアの超過死亡がマイナスであることを、ワクチンの追加接種回数が少ないことによるのでなく、ブルガリアは接種が始まる前に多数のコロナ感染による死亡があったことからハイリスクの集団がすでに死亡しており、そのことが超過死亡に影響したのではないかと主張する意見も見られる。図3−6−1〜図3−6−5に示したように、ワクチン接種が始まる前に、ブルガリアと同様に多数の死亡者が見られた国においても追加接種直後に死亡数のピークが見られており、このような批判は的を射たものではない。

筆者は、重回帰分析を用いて超過死亡に影響する要因を検討したことがあるが、説明変数には、ワクチンの追加接種回数や検討期間のコロナ死亡数とコロナ感染者数に加えて、コロナの流行が始まってから検討期間直前までのコロナ死亡数を加えた。結果は、4つの説明変数のうち追加接種回数のみが統計学的に有意で、超過死亡と関連することが示された。ハイリスクの集団がワクチンの接種前に死亡して、超過死亡に影響する可能性を考えて変数を加えたが、検討期間以前の死亡数は、超過死亡へ影響を与えなかった。

Rancourt らは、ワクチン接種が超過死亡に与える影響を定量的に分析する指標として、ワクチン致死率（vaccine-dose fatality rate）を提唱している。今回の結果に基づいて算出されたコロナワクチン致死率は、0・126±0・004％であった。全世界では、2023年8月末までに135億回のコロナワクチンが接種されていることから、ワクチンによる死者は1700万人と計算される。日本では4億7000万回のワクチンが接種されているので、同様に計算をすれば51万人に達する。

感染研の発表するワクチン接種を開始した2021年2月から2023年8月末までの超過死亡は最大20万人で、51万人とは大きな隔たりがある。感染研の発表では、2021年は5万人、2022年は12万人の超過死亡があり、2023年8月末までは3万人と大きく減少したが、2023年の超過死亡数が減少したのは予測死亡数の嵩上げによると考えられる。欧州連合統計局（Eurostat）の計算法に準じて、2015年から2019年の平均死亡数をもとに超過死亡を計算すると、2021年2月から2023年8月末までの超過死亡は50万7000人で、51万人に極めて近い値を示した。

Rancourt らは、今回の検討結果は、ワクチン接種と超過死亡の因果関係を示す十分な科学的根拠となりうると主張している。ワクチンの産生するスパイクタンパクの毒性を示す実験結果も多数報告されており、今回の検討結果を加えると、Ioannidis の提唱する3項目は十分満たしていると考えられる。

科学的根拠がないとして超過死亡とワクチン接種との因果関係を否定するわが国の専門家は、Rancourt らの主張に対してどのように反論するのだろうか。

（２０２４年1月11日、アゴラに掲載）

7　気になる現役世代における超過死亡の増加

大橋純子、谷村新司、八代亜紀と現役歌手の訃報が続く。個人的にも昨年（２０２３年）は、受け取った喪中はがきの枚数が例年になく多かった。ところが、国立感染症研究所（国立感染研）は、２０２２年までの激増から一転して、２０２３年に入ると超過死亡は見られなくなったと発表しており、大手メディアも、感染研の発表をそのまま報道している。

海外ではどうだろうか。最近、ランセットに英国における２０２３年6月末までの超過死亡の状況が報告された。英国においては、超過死亡は過去5年間の死亡数の平均に対する増加率でもって示される。ただし、２０２０年の死亡数は、コロナ感染によって激増したので除いて計算されている。

２０２２年の超過死亡率は７・２%、超過死亡数は４万４２５５人であった。２０２３年に観察された超過死亡率は８・６%で、前半6ヶ月間の超過死亡数は２万８５００人と、２０２２年と比較して減ってはいない。英国では、2023年にはコロナの流行も収束し、コロナ感染死も減少したにもかかわらず超過死亡の増加は続いている。

とりわけ気になるのは、高齢者ではなく現役世代の超過死亡が増えていることである。図3−7−1は、コロナの流行が始まった2020年以降の各年代における超過死亡の推移を示す。英国では、2020年と2021年の前半にコロナ死の増加による超過死亡のピークが見られた。このピークは、25歳以上の成人では見られたが、25歳以下では観察されず、かえって過小死亡であった。2022年7月以降は、高齢者と比較して、小児を含めた65歳以下の年齢層での超過死亡が目立つ。実際、50〜64歳の超過死亡率が15％と最も高く、49歳以下の11％、65歳以上の9％を上回っていた。年齢調整を行っても、若年成人（25〜49歳）、中年成人（50〜64歳）が、最も高い超過死亡率を示した。

最近1年間の50〜64歳の年齢層における死因別の超過死亡についても記載されている。増加が著しいのは心血管系疾患で、増加率は33％であった。なかでも、虚血性心疾患（44％）、脳血管障害（40％）、心不全（39％）の増加が著しい。

英国においてはパンデミックの時期には、コロナ感染による高齢者の超過死亡が主であった。ところが、超過死亡はパンデミックが終息した後も減少せず、最近1年は、心血管系疾患による若年・中年成人の超過死亡が目立つ。

国立感染研の発表する超過死亡は、過去5年間の死亡数をもとにFarringtonアルゴリズムを用いて算出された予測死亡数との比較で示される。超過死亡が増加した2021年、2022年の値も含

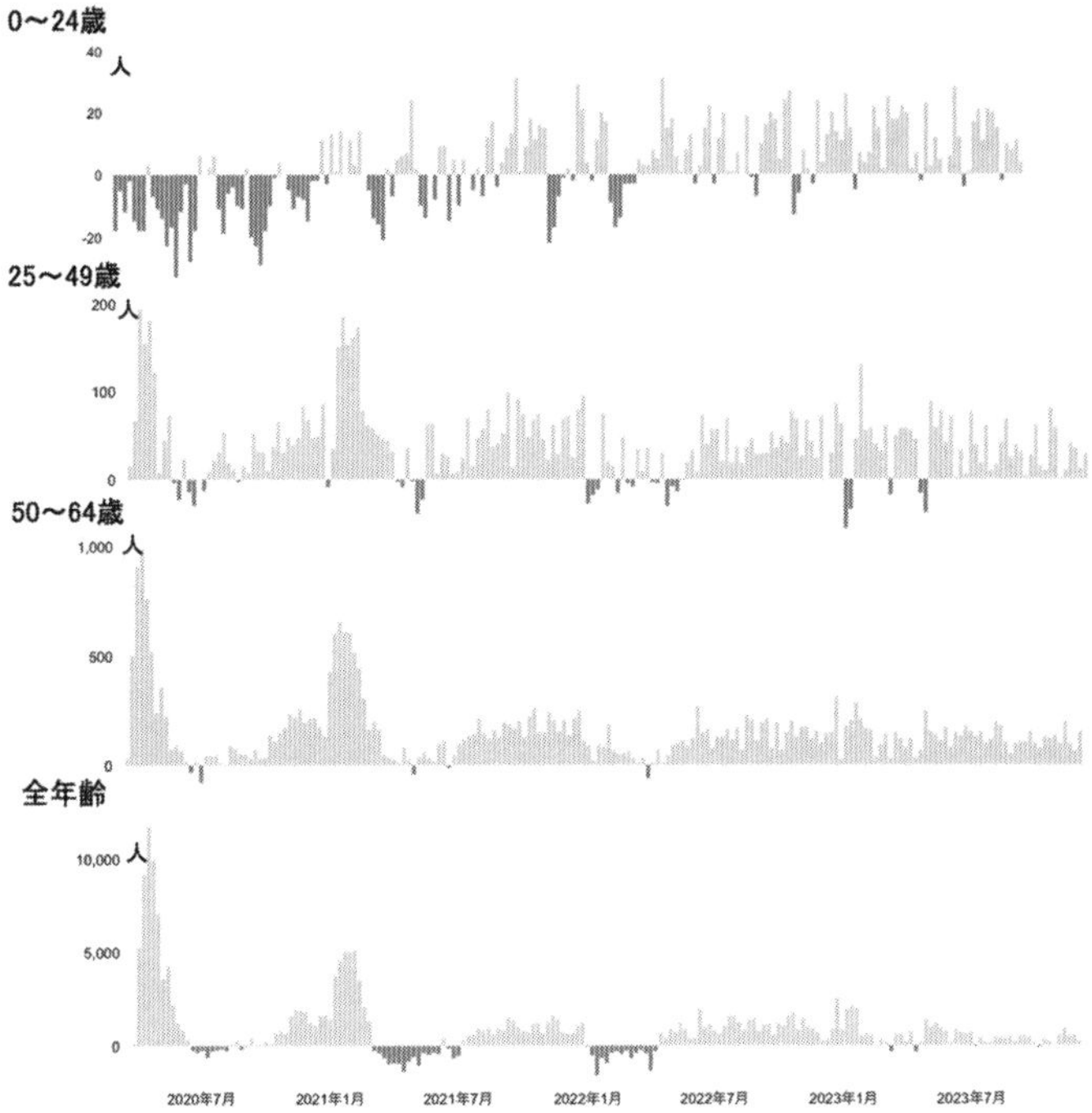

図3-7-1① 英国における年代別超過死亡の推移（Ⅰ）

Office for Health Improvement and Disparities.

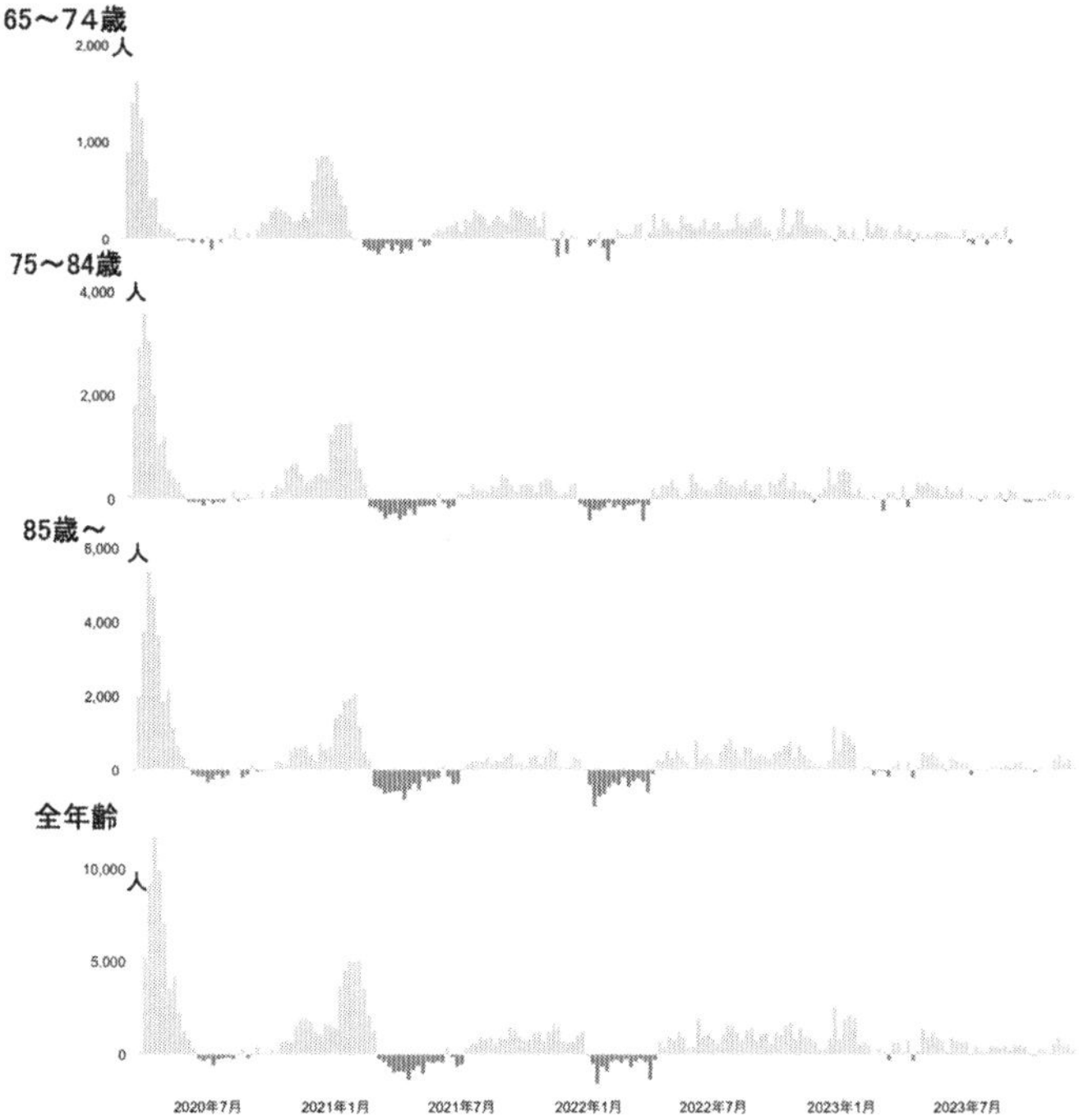

図3-7-1②　英国における年代別超過死亡の推移（II）

Office for Health Improvement and Disparities.

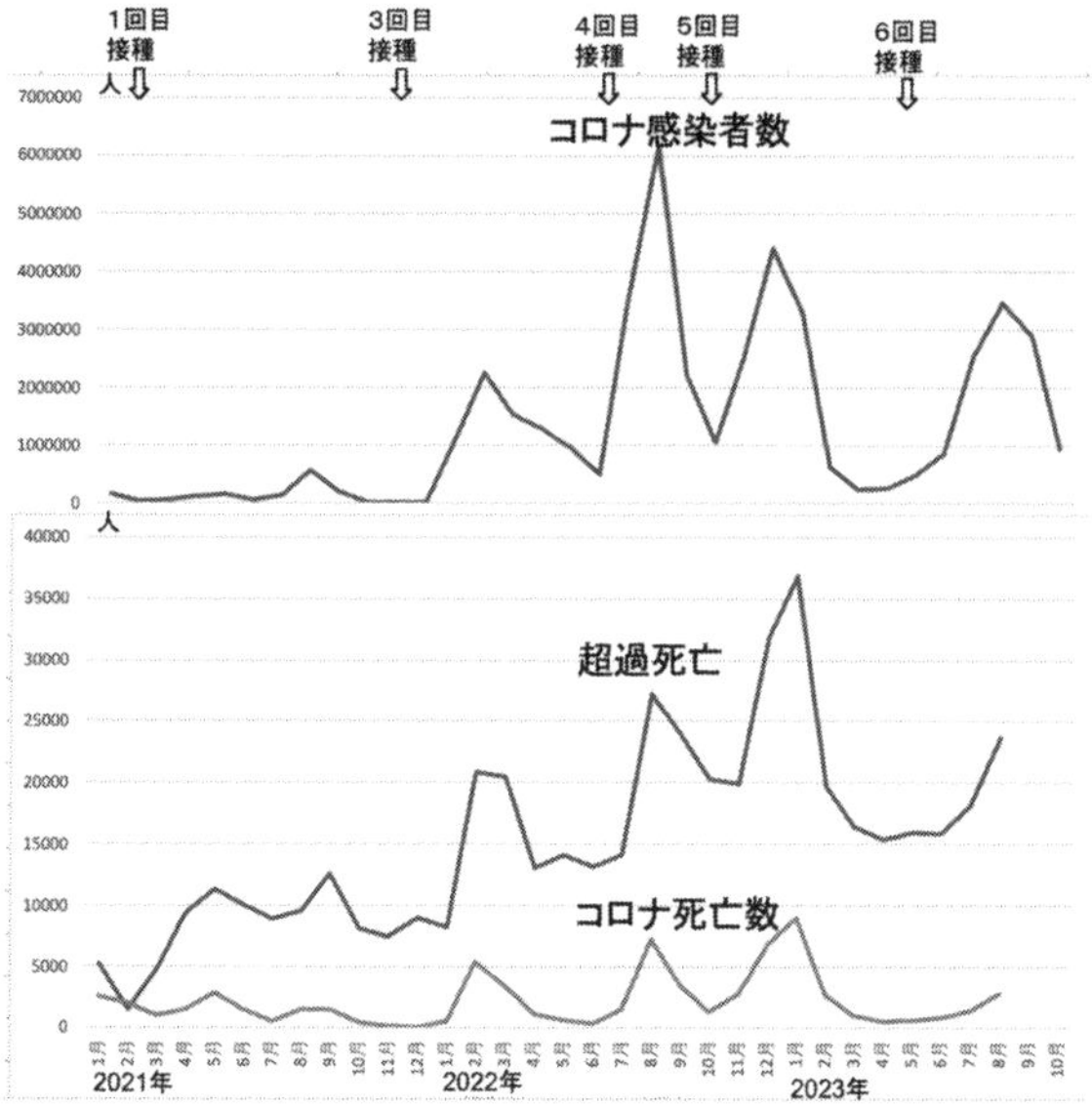

図3-7-2　日本におけるコロナワクチン接種と超過死亡の推移

筆者作成

めたために、2023年の予測死亡数が高くなり、その結果、2023年の超過死亡がみられなくなったと考えられ、実態を反映したものではない。そこで、英国の方法と同様に、過去5年間の平均死亡数に対する増減で日本の超過死亡率を算定した。コロナの流行による影響を避けるために、欧州連合統計局の方法に準じて、2015年から2019年の平均死亡数を用いた。

図3-7-2には、2021年以降のコロナ感染者数、コロナによる死亡数、超過死亡を示す。毎回、ワクチン接種から10～12週後に超過死亡のピークが観察されており、感染研の発表とは異なり、2023年になっても超過死亡は観察されている。2022年の超過死亡率は16・

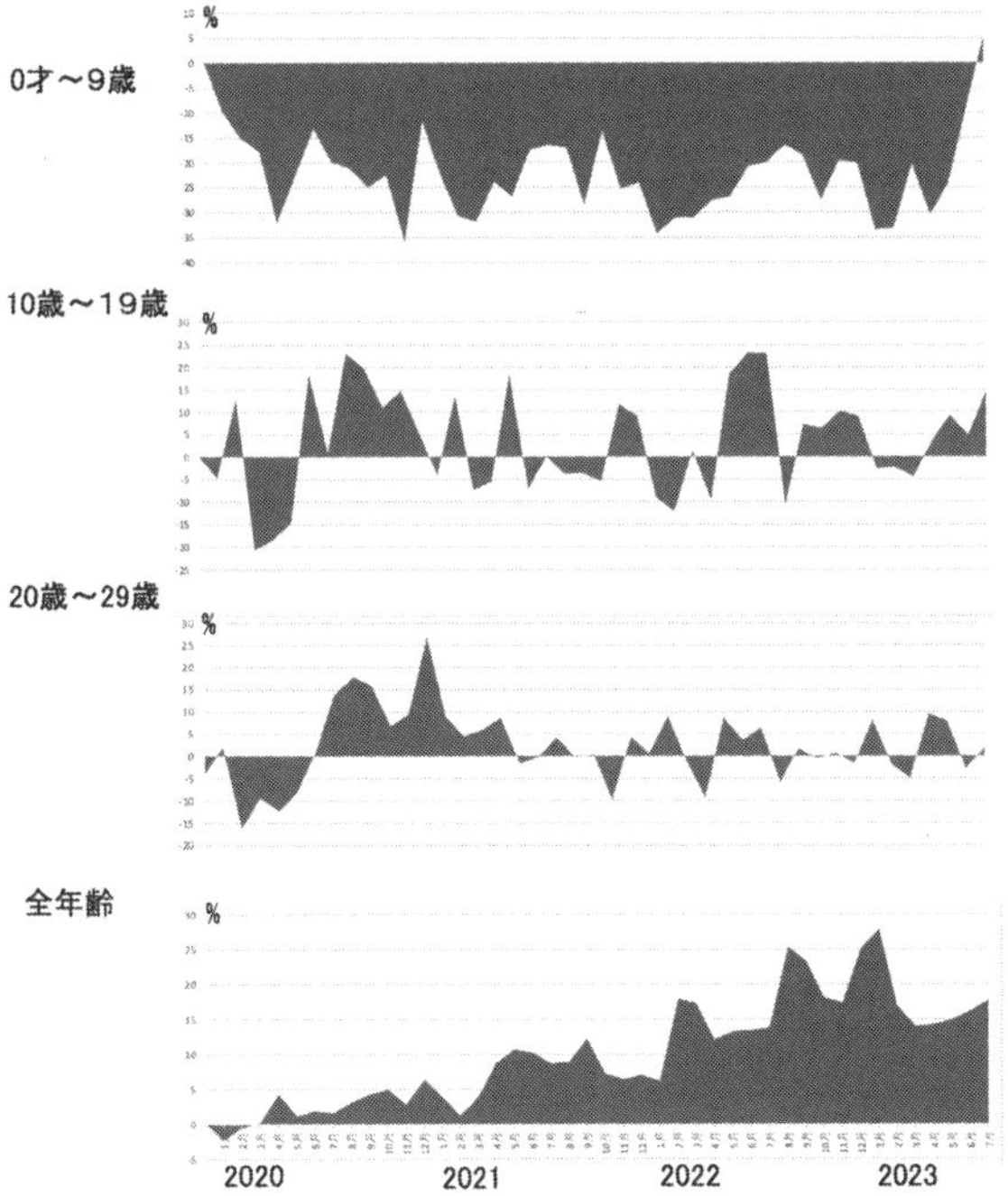

図3-7-3① 日本における年代別超過死亡の推移（I）
人口動態統計から筆者作成

９％、超過死亡数は22万６９６７人であった。２０２３年に観察された超過死亡率は17・７％、前半６ヶ月間の超過死亡数は12万２１０人で、２０２２年と比べて減ってはいない。２０２２年、２０２３年とも、日本の超過死亡率は英国を上回り、より深刻である。

図３―７―３には、各年齢群における２０２０年以降の超過死亡を示す。英国では、２０２０年のコロナ流行初期に超過死亡のピークが見られたが、日本ではこのピークは見られない。各年齢群において超過死亡のパターンに特徴が見られる。０～９歳、30～49歳、60～69歳の年齢群では、全期間を通

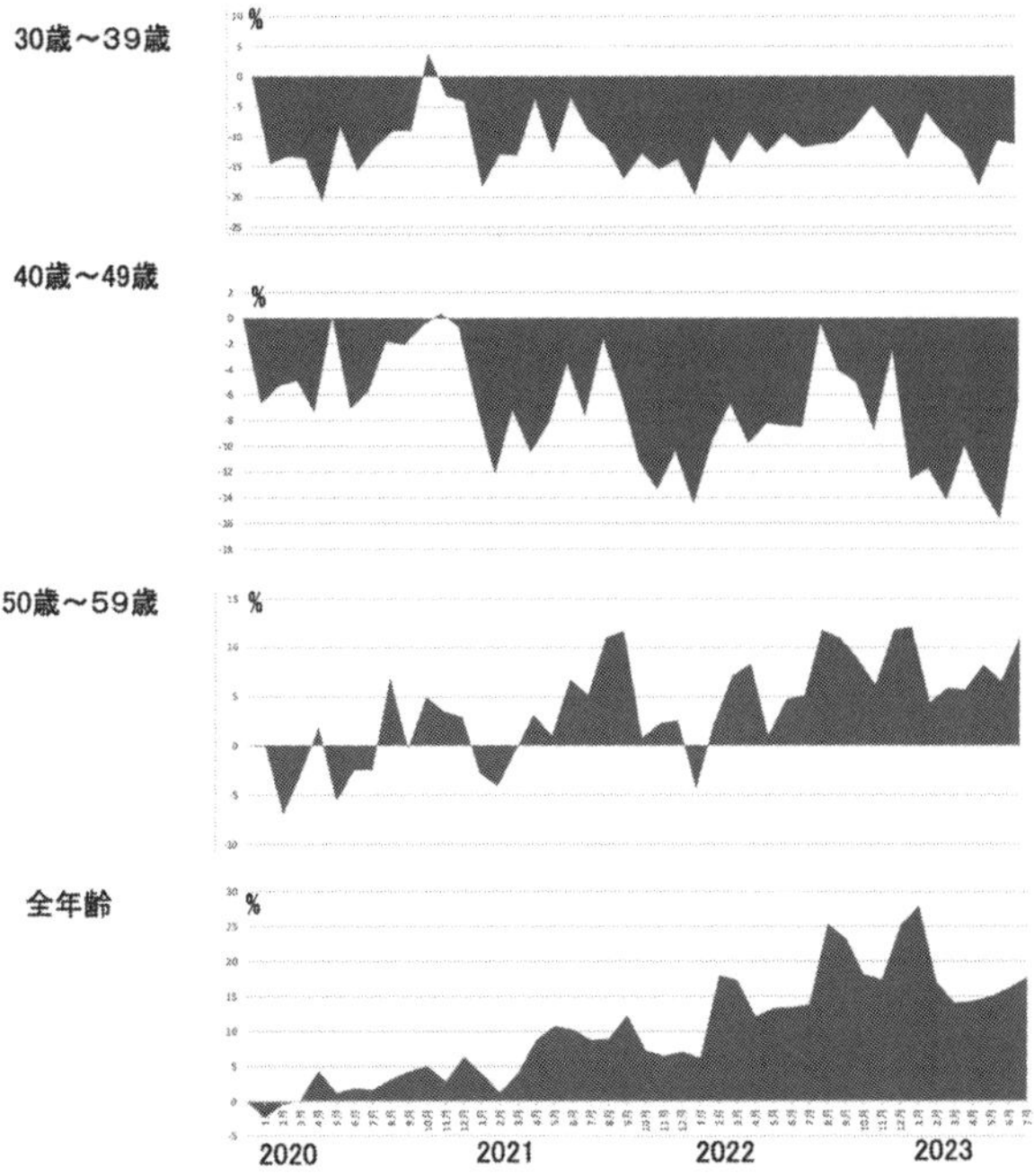

図3-7-3② 日本における年代別超過死亡の推移（Ⅱ）

人口動態統計から筆者作成

じて超過死亡は見られず、一貫して過小死亡であった。一方、70歳以上では全期間を通じて超過死亡が見られた。特異なパターンを示したのが50～59歳の年齢群である。前後の40～49歳と60～69歳の年齢群では一貫して過小死亡が見られたのに、50～59歳の年齢群では、英国と同様に2022年以降に超過死亡が見られるようになり2023年になっても持続している。

図3－7－4には50～59歳におけるる死因別の超過死亡を示す。がんによる超過死亡は見られず、2022年以降にみられた超過死亡の原因は、心血管系疾患、とりわけ心臓病であった。心臓病のなかで

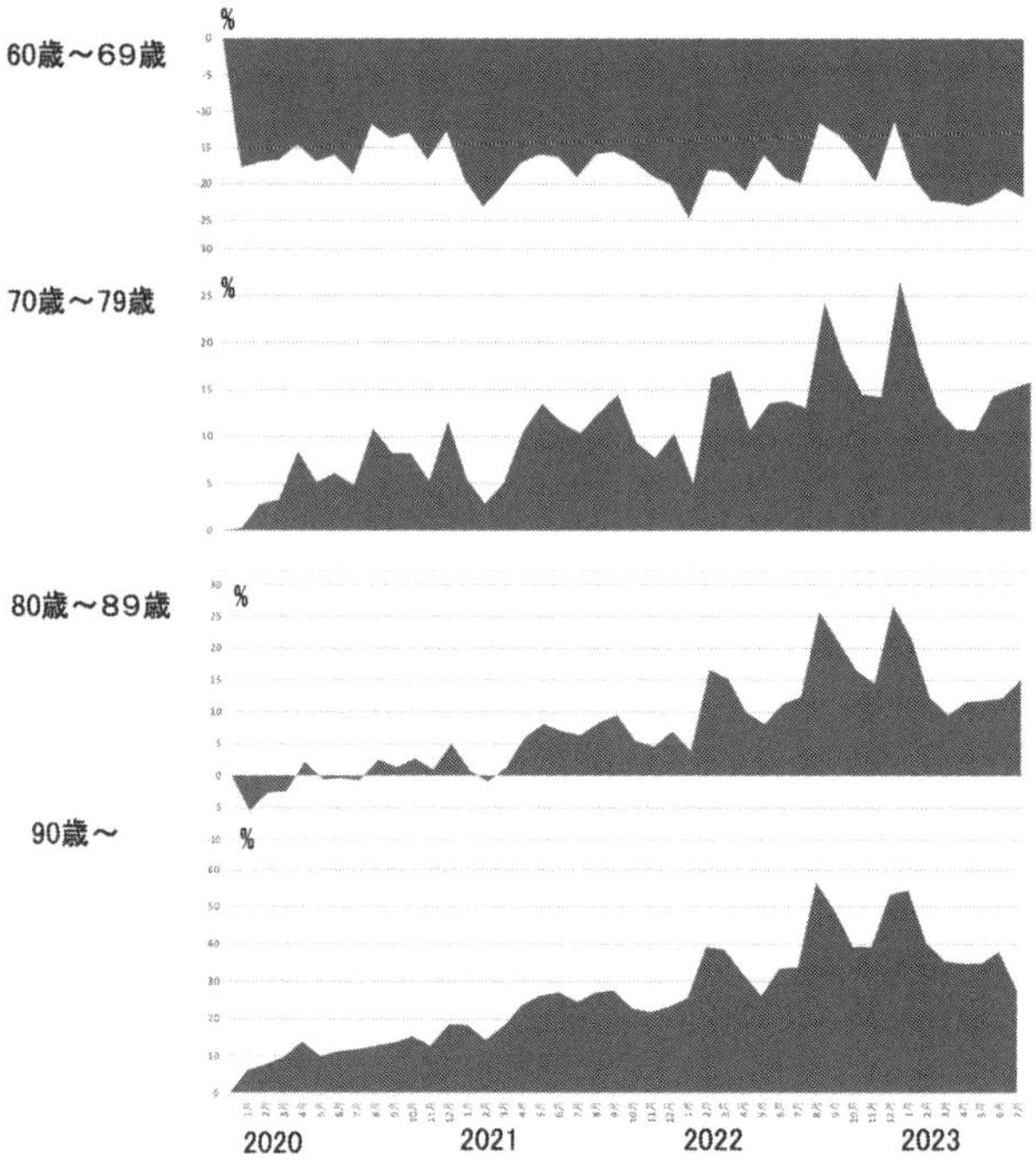

図3-7-3③ 日本における年代別超過死亡の推移（Ⅲ）

人口動態統計から筆者作成

も心筋梗塞は少なく、不整脈や心不全による超過死亡が目立った。

筆者は以前、20～39歳の若年成人におけるワクチン接種後死亡例の死因を検討したことがあるが、その多くは心臓病であった。心臓病のなかでも、心筋炎・心膜炎と致死性不整脈は男女比やワクチン接種からの発症時期が一致しており、さらに月別発生数の分布も類似していた。心筋炎・心膜炎が致死的不整脈の原因となることから、死因として致死的不整脈と報告された症例も、心筋炎・心膜炎に罹患していた可能性が考えられた。今回、50～59歳の年齢群で見られた不整脈や心不全の増加も、その

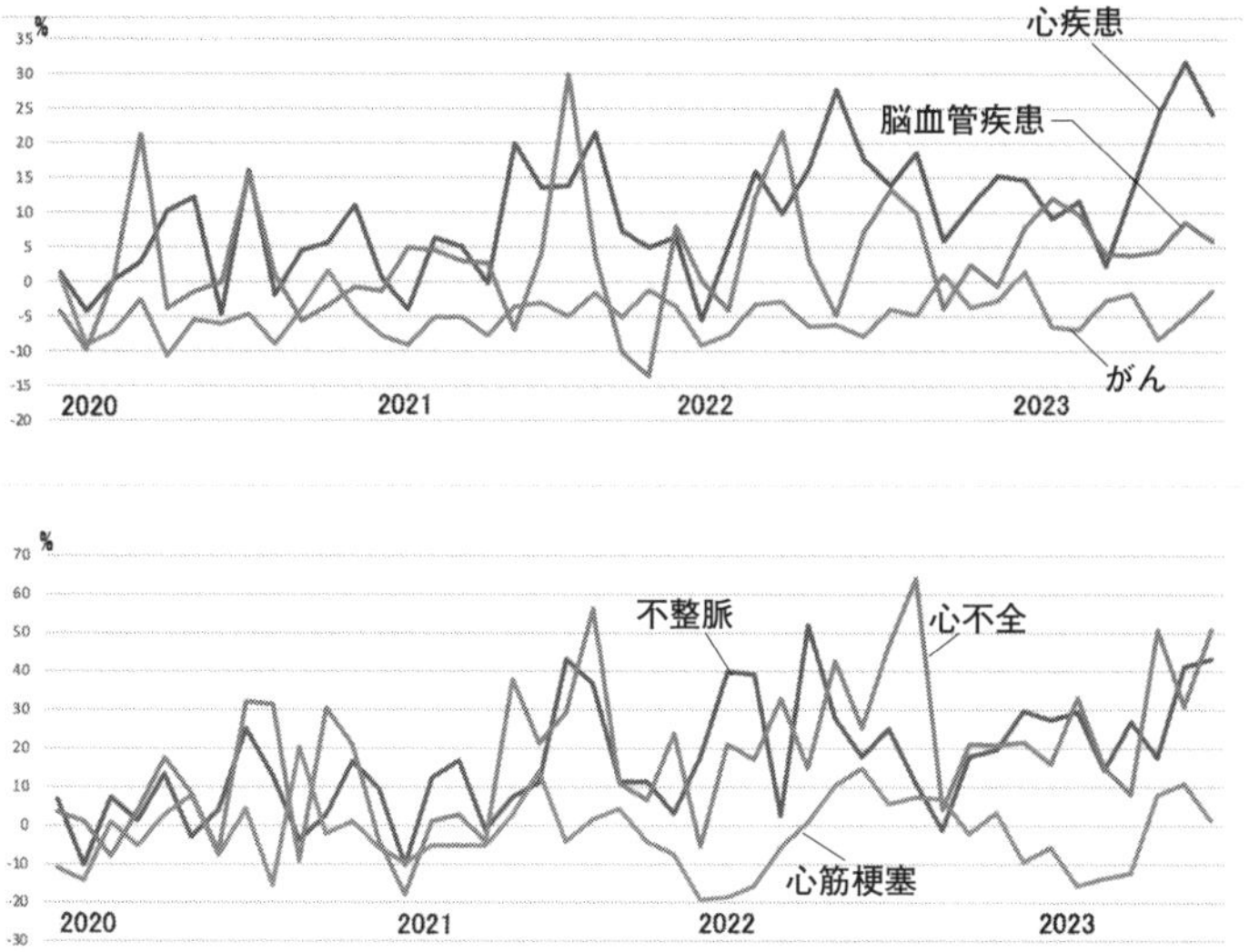

図3-7-4　日本における50～59歳の死因別超過死亡

原因にワクチン接種後の心筋炎・心膜炎の増加があるのかもしれない。

英国では、超過死亡の増加は２０２３年になっても持続しており、コロナの流行初期とは異なり、心血管系の疾患で死亡する現役世代の増加が指摘されている。日本でも、50～59歳の現役世代で心血管系疾患による超過死亡が観察された。最近、現役で活躍する芸能人の訃報が続くことに国民は不安を抱いている。これまで、日本政府は超過死亡の原因について、コロナの流行およびコロナ流行にともなう関連死と説明するのみである。コロナの流行が収束しつつある状況下でも超過死亡の増加が続いていることから、これまでの説明では国民は納得しないであろう。

（２０２４年１月26日、アゴラに掲載）

8　日本の超過死亡を海外と比較すると？

わが国の超過死亡の推移については国立感染症研究所（感染研）が報告しているが、2022年まで観察された超過死亡が、2023年には一転してみられなくなった（図3-8-1）。ところが、人口動態の速報値によると、2023年の年間死亡数は159万5033人で、2022年の158万2033人と比較して減ってはいない。わが国では、過去5年間の死亡数をもとにした予測死亡数との対比で、超過死亡数が計算されている。著者は、死亡数が増加した2021年や2022年を含めたことで、予測死亡数が嵩上げされた可能性について言及したことがある。

欧州連合統計局では、2020年から2023年の超過死亡数を、コロナが流行する以前の2016年から2019年の月別死亡数の平均値との差で算出している。各国間の超過死亡数を比較するにあたっては、感染研の発表よりこの方が便利なので、筆者は、欧州連合統計局の方法に倣って、日本の超過死亡を算出している。

OECD統計局も2020年から2023年における加盟国の超過死亡を公表しているが、欧州連合統計局と同様に、2015年から2019年の週別死亡数の平均値との差を超過死亡数としている。図3-8-2は、フランス、ドイツ、英国、米国に日本を加えた超過死亡数とコロナ感染死亡数を示す。米国の超過死亡数については、2023年9月第2週までの数値しか記載されていないので、他の国

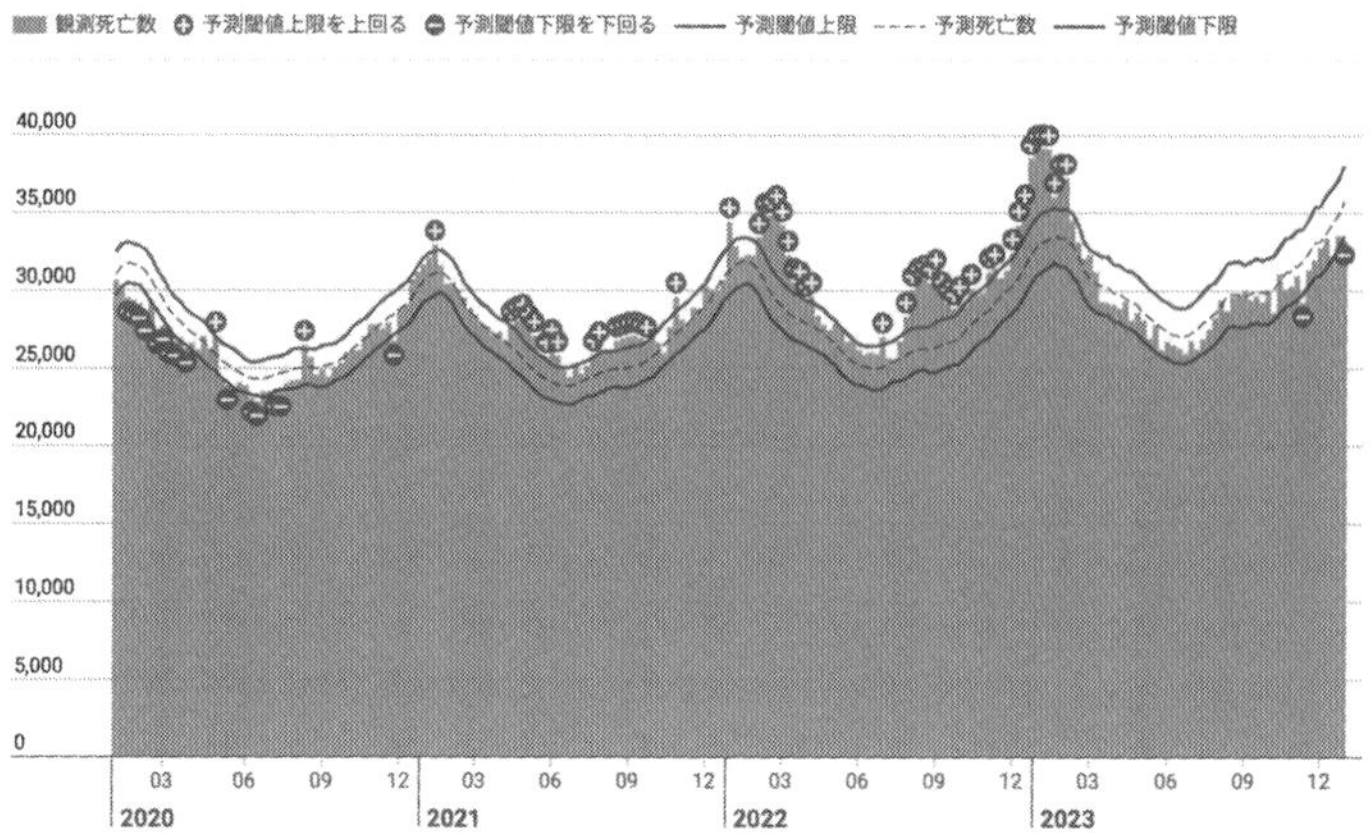

図3-8-1　コロナ流行下の日本における超過死亡の推移

国立感染症研究所

も２０２３年については、９月第２週までの数値である。日本の超過死亡はＯＥＣＤ統計局の発表する一覧表には含まれていないので、著者が計算した値を用いた。日本の超過死亡数は、すでに人口動態速報値によって、２０２３年までの年間超過死亡数を計算することができる。２０２０年は、３万７４４１人、２０２１年は９万７９０２人、２０２２年は22万６９６７人、２０２３年は24万８５９６人で４年間の累計は60万４２０６人に達する。感染研からの発表と異なり、２０２３年は２０２２年に比較して、さらに増えている。

２０２０年の欧米諸国における超過死亡数は、日本の超過死亡数を凌ぎ、米国の超過死亡数は実に日本の20倍に達する。また、２０２０年、２０２１年のヨーロッパ諸国におけるコロナ死亡数は、超過死亡数を凌いでおり、この時期の超過死亡はほとんどがコロナ関連死によるものである。米国でも、２０２０年、２０２１年におけるコロナ死亡数は超過死亡数の64％、

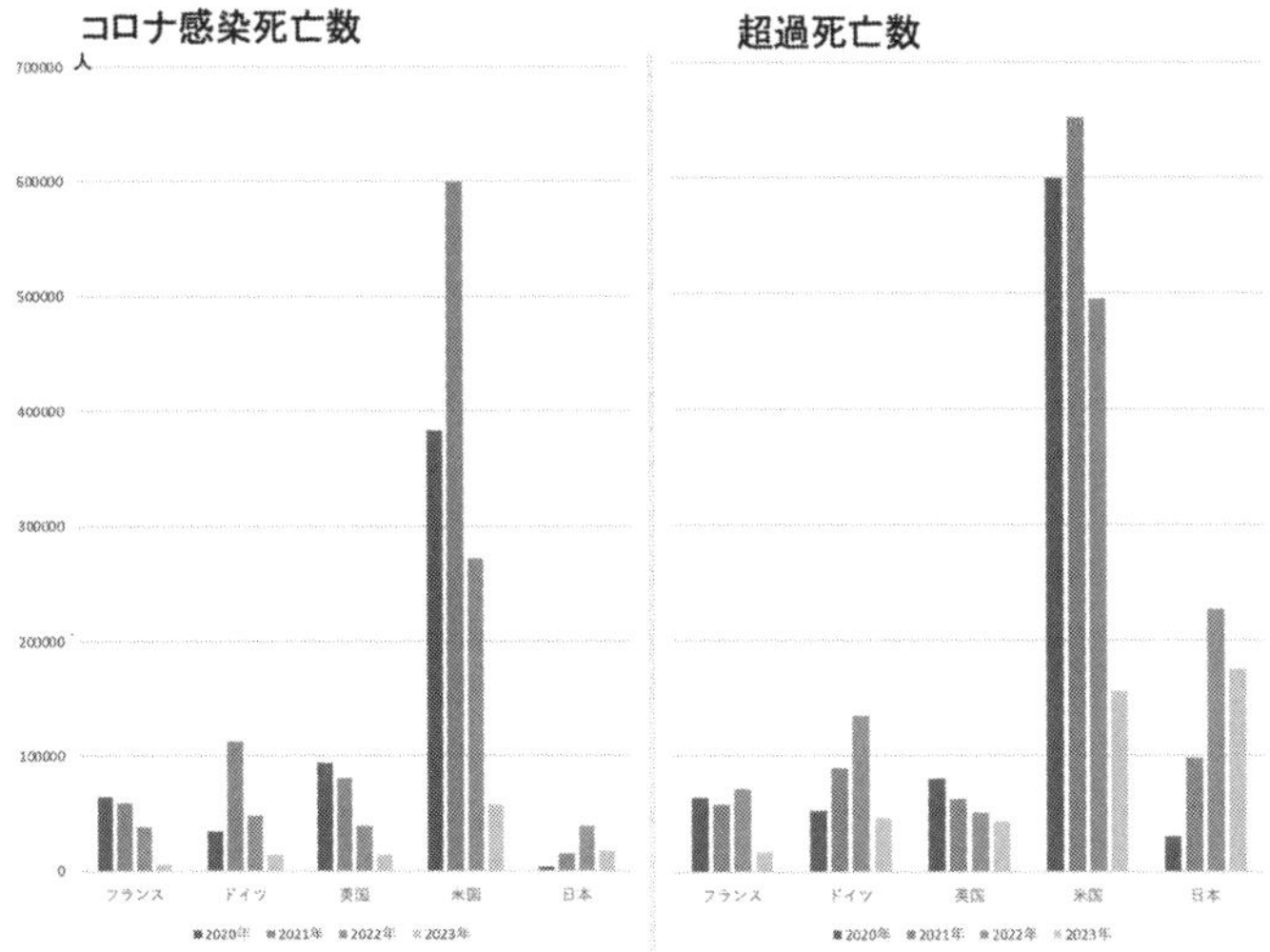

図3-8-2　OECD加盟国における超過死亡数とコロナ感染死者数

OECD 統計局、Worldometer

74%を占め、ヨーロッパと同様に超過死亡の多くはコロナ関連死によると思われる。

　日本の超過死亡数は、２０２０年は5カ国のなかで最も少なかったが、２０２１年以降になると激増し、２０２３年には米国の超過死亡数を上回っている。図3-8-3は、２０２３年における人口１００万人あたりの超過死亡数を示すが、日本の超過死亡数は、米国の3倍、フランスの5倍に達する。

　欧米諸国では、２０２０年、２０２１年の超過死亡の多くはコロナ関連死によるものであるが、コロナの流行も収束に向かい、コロナ関連死も減少した２０２３年においても、超過死亡がみられるのはなぜであろうか。図3-8-4は、２０２３年の超過死亡のうち、コロナ感染死亡数の占める割合を示す。欧米諸国は超過死亡のなかで、コロナ関連死の占める割合は30〜40%

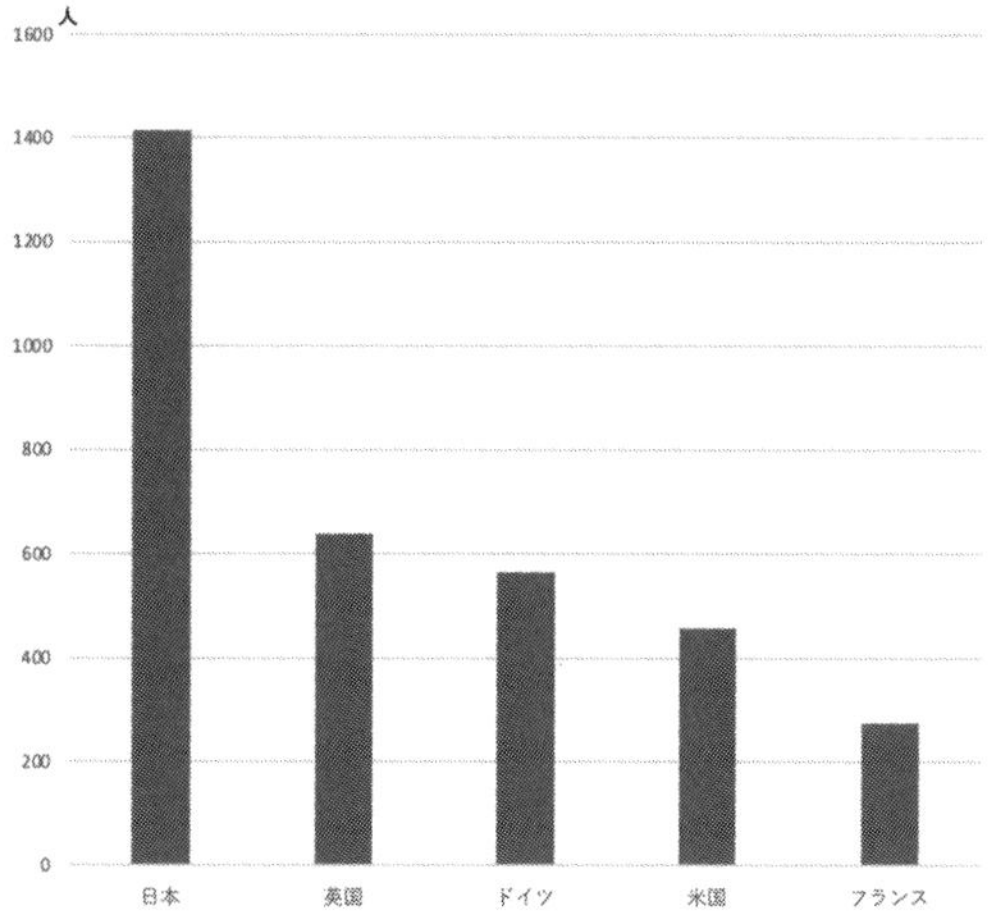

図3-8-3　2023年における人口100万人あたりの超過死亡数

OECD 統計局

であるが、日本はわずか10％である。２０２３年になると他の国の超過死亡は減少しているのに、わが国のみ超過死亡数が増加していることを考えると、コロナの流行では説明できない原因が、わが国の超過死亡を増加させていると考えられる。

英国では、２０２２年７月以降、高齢者ではなく、小児を含めた現役世代の超過死亡の増加が問題となっている。図３−８−５は、米国における０〜44歳、45〜64歳、65歳以上の各年齢層における超過死亡数の推移を示す。２０２２年までは超過死亡の多くは高齢者の死亡で占められていたが、２０２３年になると、英国と同じく、超過死亡の32％は44歳以下の小児と若年成人によるものであった。

感染研の発表からは、超過死亡は、わが国ではあたかも過去の問題になったかのような印象を受ける。感染研の発表を受けて、大手メディアは一

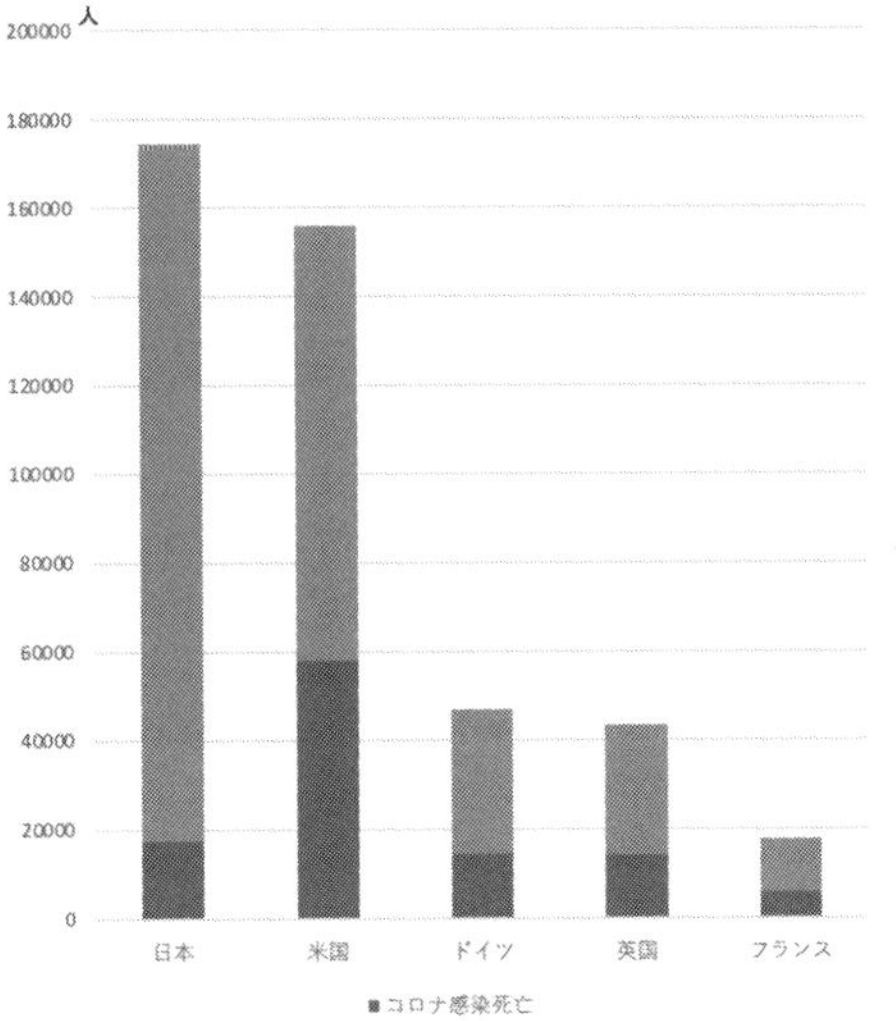

図3-8-4　2023年の超過死亡数のうちコロナ感染死者数が占める割合

OECD 統計局

斉に、２０２３年に入ってから超過死亡が見られなくなったと報道している。なかでもＮＨＫの報道では、超過死亡を分析した東京大学・橋爪真弘教授が以下のコメントを加えている。「超過死亡がみられなくなったのは、２０２３年には超過死亡として現れるほど多くの人が、例年と比較して亡くなっていないことを意味する。ワクチンの影響については、接種後に亡くなる人が増えていないか詳しく検討され、副反応を検討する厚労省の専門部会で接種に影響を与える重大な懸念は認められないと判断している。」

一方、東北大学の本堂毅教授は、感染研が超過死亡の算定に、死亡数が激増した２０２１年、２０２２年の死亡数を入れて予測値を算出し、嵩上げされた予測値でもって２０２３年には超過死亡がみられなくなったと発表

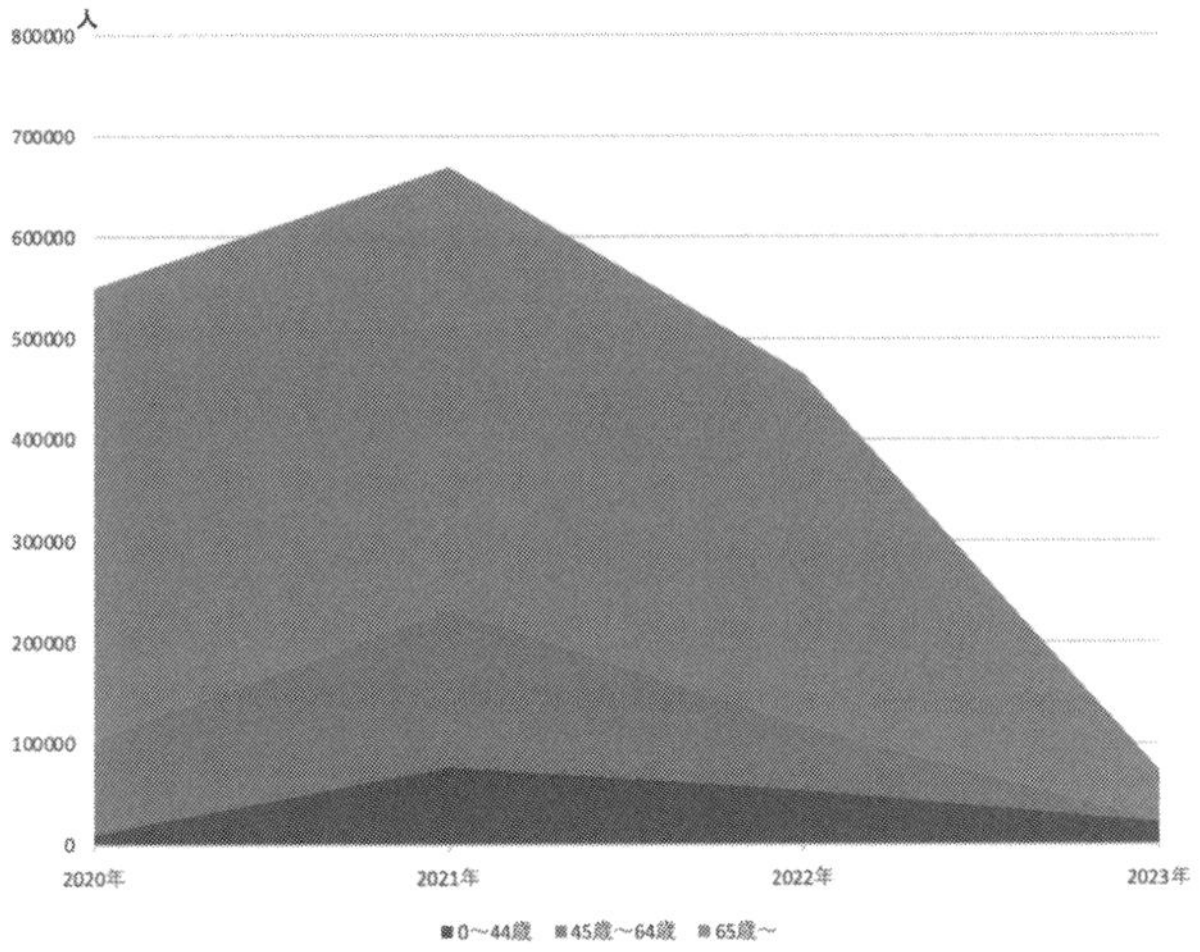

図3-8-5　米国の各年齢層における超過死亡数の推移

OECD 統計局

していることを問題視して、感染研に公開質問状を送っている。

　感染研の脇田所長は、２０２０年以降のデータを死亡数の予測に用いたことを認めたうえで、以下のように回答している。「２０２０年以降のコロナ流行期のデータを含むことで、コロナの影響を含むことになり、得られた予測死亡数が実態をより反映すると考えている。感染研が超過死亡を発表する目的は、パンデミック発生以前との死亡者数の変化を単に比較することではない。今後、コロナ感染が恒常的になることを前提に、本来ならば発生したと考えられる死亡数と実際の観測値との差を超過死亡と定義することにある。」

　超過死亡とは、ＷＨＯでは次のように定義されている。"Excess mortality is defined as the difference between the total number of deaths estimated for a specific place and given time period and the number that would have been expected in the absence of a crisis (e.g.: COVID-19 pandemic).”

全世界が、コロナの流行による超過死亡を問題視し、コロナ流行前の死亡数をもとにした予測値を用いた超過死亡数を発表しているなかで、感染研が、コロナの流行期の死亡数を含む予測値を用いた超過死亡を発表することは、海外との比較を困難にしている。

今回の検討で、欧州連合統計局やＯＥＣＤ統計局で用いられている方法でわが国の超過死亡数を算出すると、他の国では２０２３年の超過死亡数が減少しているなかで、わが国のみが増加しており、それも、人口あたりの超過死亡数は欧米諸国の3倍から5倍に達することが明らかになった。しかも、超過死亡数のなかで、コロナ関連死亡は10％にすぎない。超過死亡の原因を、コロナの感染や医療逼迫によるコロナ関連死と発表してきた感染研にとっては、認めたくないのかもしれない。この4年間、不都合な事実を隠蔽してきた厚労省にとっても超過死亡の増加は、国民に知られたくない不都合な事実なのだろう。

（２０２４年3月19日、アゴラに掲載）

９　２０２３年に若年成人でみられた超過死亡：自殺の増加が原因か？

コロナ流行下における超過死亡の主たる原因は、高齢者死亡の増加によると考えられてきた。しかし、英国においては、2023年になると、若年成人における超過死亡率が高齢者を上回るようになり、その原因は心血管系疾患の増加であった。わが国における若年者の超過死亡についても、同じような傾向が見られるだろうか。

超過死亡率（%）は、観察された死亡率と予測死亡率との差を予測死亡率で割って算出した。予測死亡率と95%予測死亡区間は、パンデミック前の2010年から2019年までの死亡数からロジスティク回帰分析を使って求めた。なお、東北大震災の影響を考慮して、2011年から2013年は除外した。

図3―9―1には、0歳代、10歳代、20歳代、30歳代における2010年から2023年までの全死亡率の推移を示す。2023年は、11月、12月の死亡数が得られていないので、1月から10月までの数値を1年間に換算して検討した。2011年には、すべての年代において東北大震災による超過死亡がみられたが、その後2019年までの死亡率は、全年代において予測区間内であった。一方、2020年からは、0歳代を除く各年代において超過死亡がみられ、2023年が最も高い死亡率であった。

図3―9―2には、2020年から2023年における年齢別超過死亡率を示す。10歳代から30歳代の超過死亡率は、2020年から2023年にかけて漸増し、2023年が最も高かった。死亡数の絶対値が多いので超過死亡数は高齢者の方が多いが、超過死亡率は英国と同様、高齢者よりも若年成人の方が高かった。とりわけ2023年は、その傾向が顕著であった。

国立感染研が発表するわが国の超過死亡は、Farringtonアルゴリズムで予測した死亡数を用いて超過死亡数を算定しているが、2022年までは見られた超過死亡が、2023年には一転してみられなくなった。2023年の超過死亡が両者で大きく異なるのは、筆者らは予測死亡数を算出するのに、パンデミック期の2020年から2022年の死亡数を除外しているのに、感染研はパンデミック期を含めた死亡数に基づいて算出していることによる。

10歳代から30歳代における死因別の死亡率を示す（図3−9−3）。この年代の死因で最も高いのは、他の死因を大きく引き離して自殺であった。各年代ともに自殺による死亡率は、パンデミック前の2019年と比較して、コロナの流行が始まった2020年から増加がみられ、その後も漸増して、2023年が最も高い。

図3−9−4には、10歳代、20歳代、30歳代の自殺による死亡率の推移を示す。20歳代、30歳代はともにコロナの流行が始まった2020年から超過死亡が始まり、漸増傾向であった。実死亡数から予測死亡数を引いた20歳代の超過死亡数は、2020年は456人、2021年は629人、2022年は561人、2023年は663人であった。30歳代においても、2020年は315人、2021年は398人、2022年は505人、2023年は734人であった。2023年は10月までの値を年間換算しているので、11月、12月の死亡数が公表されれば、2023年の超過死亡はさらに増加する可能性がある。

これまで、コロナ流行下での自殺者数の増加について、日本からいくつかの研究が報告されている。

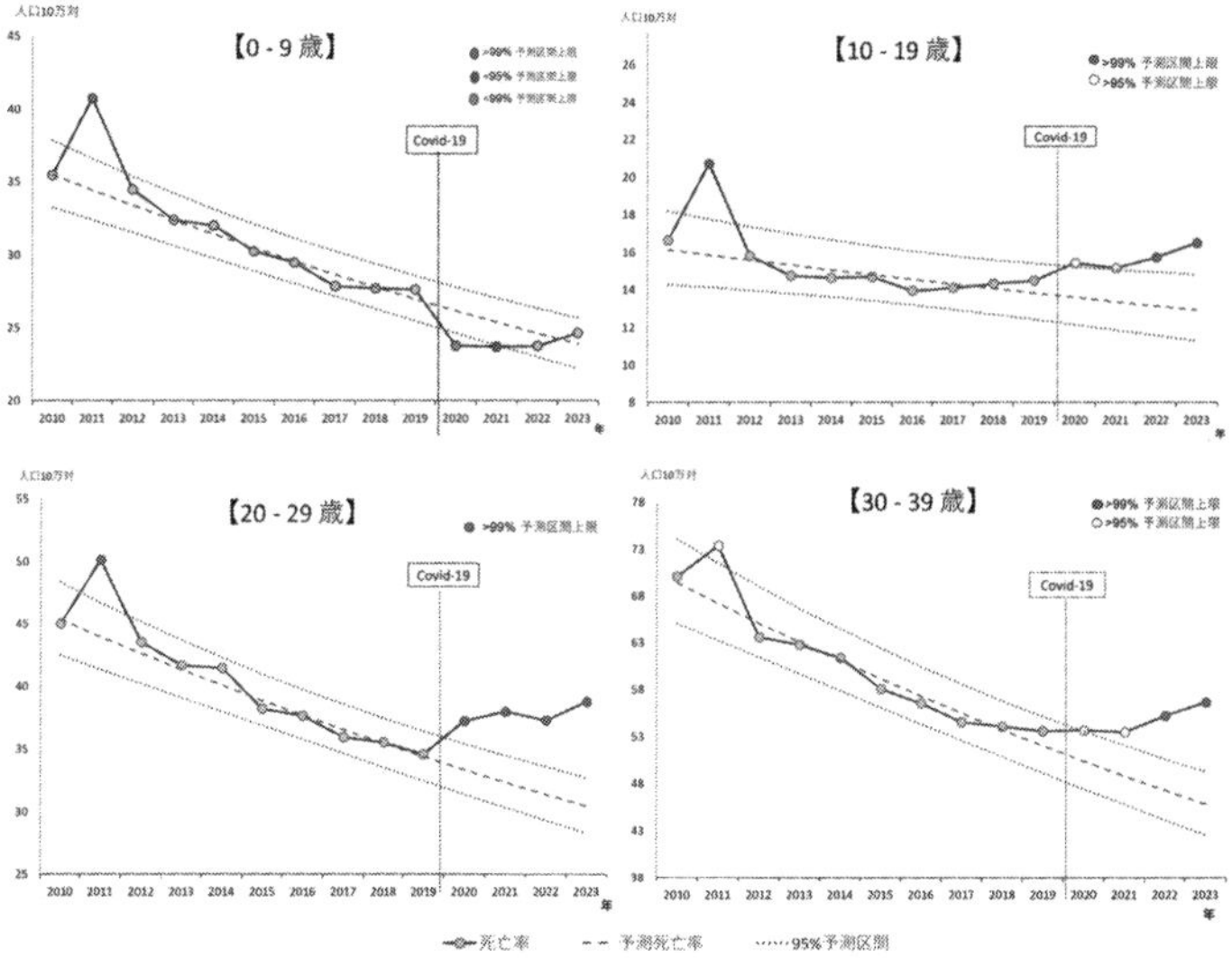

図3-9-1　全死因による死亡率の推移

宜保美紀氏作成

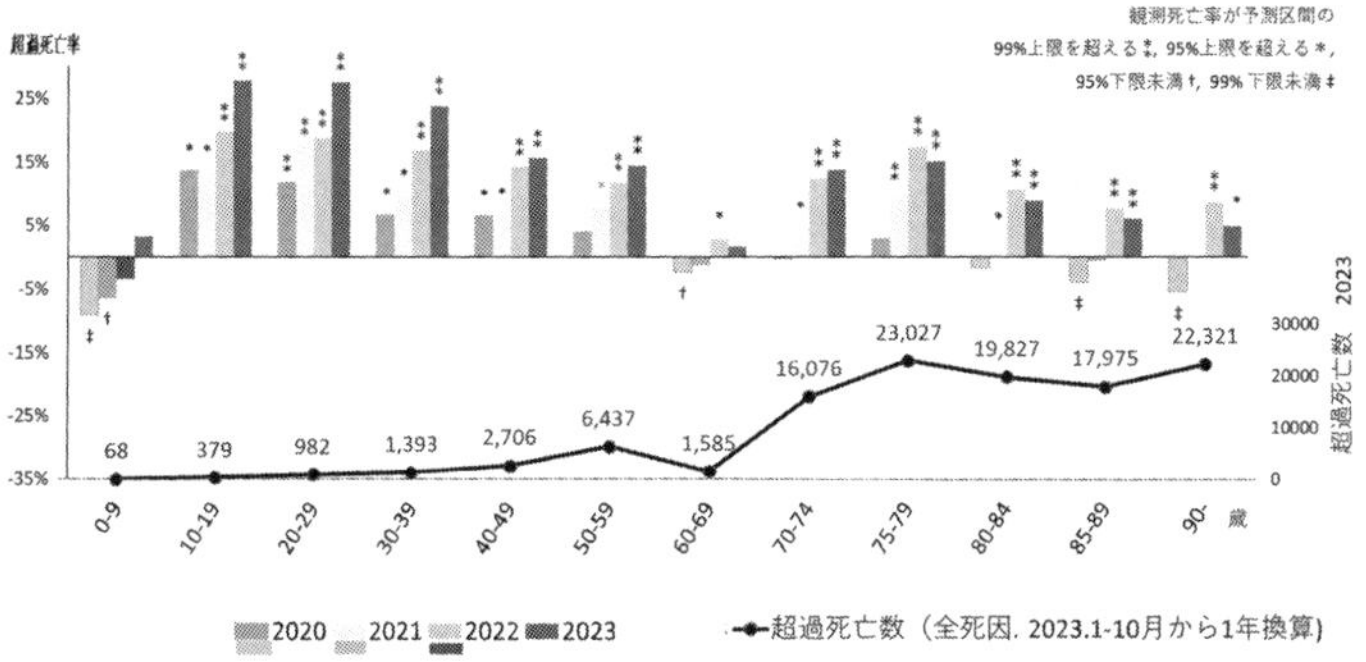

図3-9-2　2020年から2023年の年代別超過死亡率と超過死亡数

宜保美紀氏作成

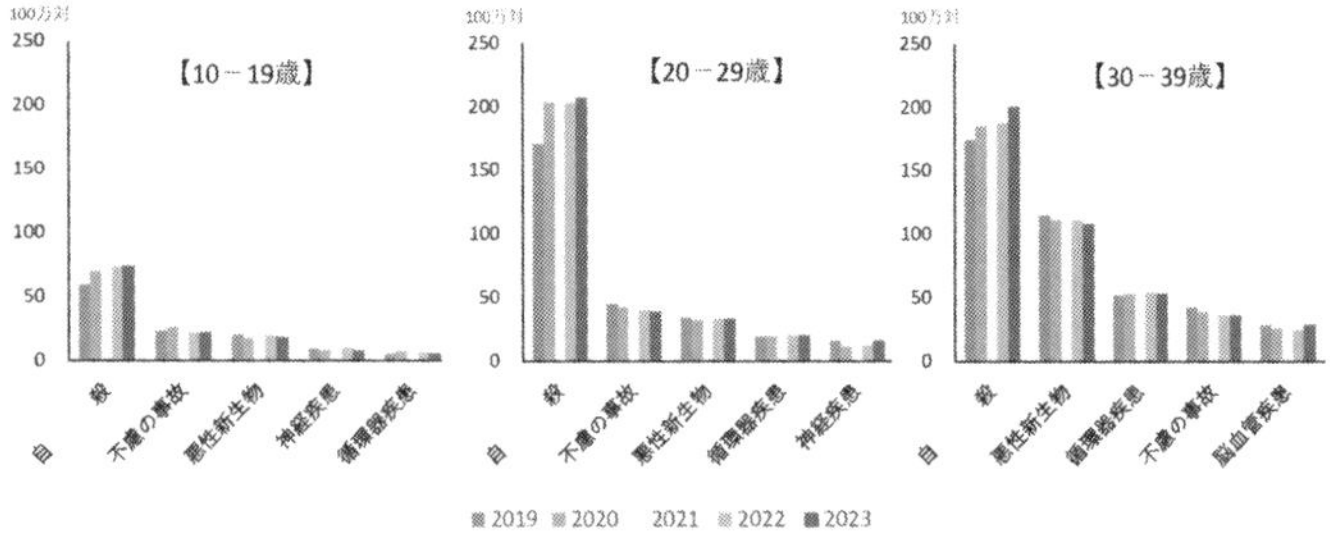

図3-9-3　2019年から2023年における各年代の主な原因別死亡率

宜保美紀氏作成

２０２０年4月から２０２１年12月までの検討では、高齢者を含めた全年齢層で、コロナ流行前と比較して統計学的に有意な自殺者数の増加はみられなかった。ところが、年齢や性別を分けて検討すると、男性では20歳代と40歳代、女性では20歳代、30歳代、50歳代、60歳代、70歳代において、コロナ流行下では有意な自殺者数の増加がみられた。この期間の全年齢層を合計した自殺による超過死亡数は、男性が１２０８人、女性が１８２５人であった。

コロナ流行前と流行期における自殺の理由の変化についても検討されている。２０２０年1月から２０２１年5月までの期間に警察庁が集計した自殺統計原票には、２万１０２７人の自殺の理由が記載されている。その結果、男性では仕事のストレスや孤独感、女性では家庭・健康・勤務問題を動機にした自殺が増加していた。

今回の検討では、２０２２年以降、とりわけ２０２３年に若年成人において自殺者数が著しく増加していることが明らかになった。２０２３年には行動制限も解除され、社会生活もコロナ流行前に戻りつつあるので、自殺者が増加した理由について、コロナ流行下とは違った視点からの検討が必要と思われる。

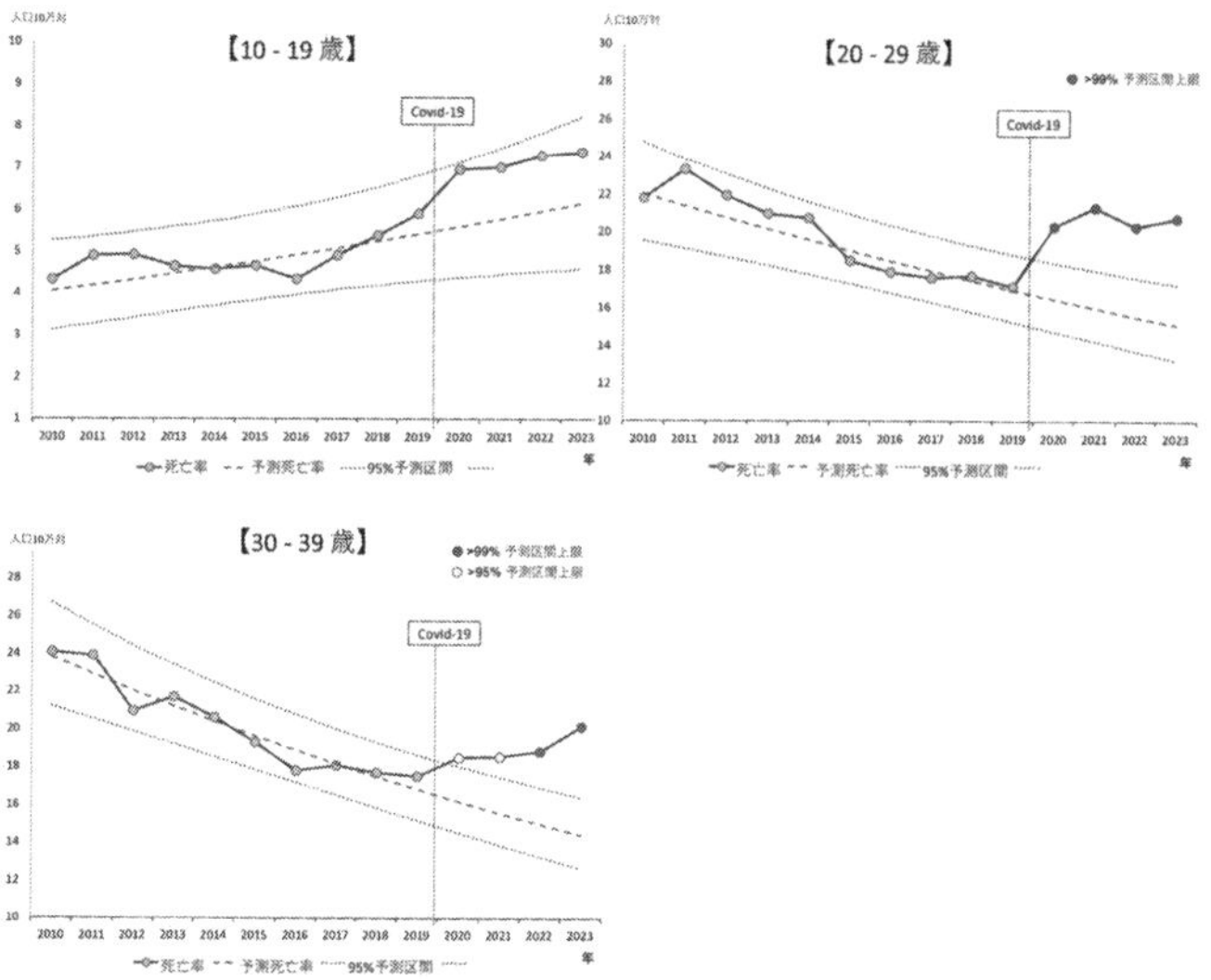

図3-9-4　自殺による各年代の死亡率の推移

宜保美紀氏作成

自殺者数の増加の原因を解明するには、心理学的あるいは失業率との関連など社会学的な検討に加え、コロナ感染やコロナワクチン接種の影響などを生物学的に検討することも必要である。自殺とうつ病との関係は確立されており、自殺者の半数以上はうつ病に罹患していると言われている。コロナワクチン後遺症患者会のアンケート調査では、うつ病と診断される病名が最も多く、320人のうち35人がうつ病であった。また、潜伏感染しているヒトヘルペスウイルス6が唾液中で再活性化し、脳の一部である嗅球に感染すると細胞死を誘導し、うつ病を発症するという報告もみられる。筆者の検討では、ワクチン後遺症に罹患した4人の中・高校生のうち、3人の唾液からHHV6のDNAが大量に検出されていた。また、コロナ感染後の後遺症も、自殺との関連が指摘されている。

わが国においても、欧米諸国と同様にコロナの流行が収束しているにもかかわらず、かえって若年者の超過死亡が増加しており、その主な原因は自殺の増加であることが明らかになった。自殺の増加の原因を検討するには、社会学、生物学の双方から研究を進めることが必要である。

（2024年4月3日、アゴラに掲載）

終わりに

私が卒業した当時の国立大学の授業料は、月額1000円だった。国や民間団体による奨学金の恩恵も受けている。大学を7年前に退官した自分にとって、これまでの経験を生かして医療情報をわかりやすく伝えることが、国民への恩返しと考えている。退官すると同時に、小児がん基金を立ち上げ、小児がんに関する最新情報の発信を始めたのも、その一つである。

そんな折に、コロナによるパンデミックが始まり、感染症の専門家が推奨するmRNAワクチンがコロナ対策の切り札として登場した。筆者は免疫不全状態における難治性ウイルス感染症の診断や治療、さらに遺伝子治療開発の経験から、mRNAワクチンの接種については、慎重な考えを持つに至った。当時のワクチンに対する考えが、「私がコロナワクチンの接種に慎重な理由」として、ワクチンの接種開始を目前に控えた2021年2月に、月刊保団連という医師や歯科医師を対象にした医療系雑誌に掲載されている。以来、ワクチンに関する様々な情報を、主にアゴラという言論プラットフォームに投稿してきたが、昨年、これまでに掲載された記事をまとめて、『検証・コロナワクチン』として上梓することができた。本書は、それ以降に筆者が執筆した記事をまとめた第2弾である。

筆者のアゴラへの投稿に対して、アカデミアに席を置く研究者なら査読つきの研究論文を発表するべきだという批判があるのは承知している。私の450編の生涯発表英文論文、1万9000回を超える総引用回数、h－インデックス75という業績は、研究者コミュニティの一員であったことの十分な証明になるであろう。

しかし、今回のパンデミックによって、それまでは何の疑問を持つこともなかったアカデミアの世界に、別の世界が存在することを知ることになった。研究者にとっては、論文が一流の医学雑誌に受理されることが最大の目標である。論文がアクセプトされれば、個人の達成感が得られるばかりでなく、昇進への道が開かれる。論文の受理は、複数の専門家による査読を経て、最終的に編集者によって判断される。その判断は厳密な科学的評価に基づくものであり、他の要素が入ることはない。

製薬会社にとっては、自社の製品に有利な結果が一流の医学雑誌に掲載されることは、最大の宣伝であり、販売額の増加に結びつく。一方、自社の製品に不利な結果は、製品の売上に大きく影響する。不利な結果の発表は極力阻止したいところである。それが如実だったのが、今回のコロナワクチンである。コロナワクチンの臨床試験の結果は、『ニューイングランド・ジャーナル・オブ・メディシン』や『ランセット』といった一流誌に次から次へと掲載された。一方、不利な結果は、まず一流誌に掲載されることはなかった。たとえ掲載されたとしても、掲載までに通常では考えられない長期間を要している。さらに、剖検組織にみられたスパイクタンパクの発現やワクチンへのDNA混入問題を扱った論文は、一旦掲載されたものが、いかなる理由によるのか、その後撤回されている。

個人的な経験を話そう。筆者は、日本の各県の4回目ワクチン接種率とコロナの新規感染者数を統計学的に検討し、追加接種するとかえって感染が増える可能性を指摘したことがある。この論考は、

２０２２年10月24日のアゴラに掲載されたが、知り合いの研究者から英文誌に投稿することを勧められた。そこで、"The second booster dose of COVID19 vaccine aggravated the outbreak of Omicron variants in Japan"という短報を『ランセット』に投稿した。これまでの経験では、短報を受理するかどうかの判断は2週間以内に知らされる。何回か問い合わせたが、編集者が検討中とのことで、掲載不可の判定が送られてきたのは投稿してから5ヶ月後であった。

医学誌においては、二重の投稿は許されない。旬を過ぎた原稿は、他の雑誌に投稿されることもなく捨て去られた。『ランセット』の有力なスポンサーがコロナワクチンを販売する製薬会社であることを知ったのはその後である。

コロナワクチンに不利な内容の論文を掲載する雑誌も限られている。筆者も共著者となるワクチン接種後にがんによる死亡率が増加したことを報じる研究が査読済みの雑誌に掲載されたのは、同内容の報告がアゴラに掲載されてから実に10ヶ月後である。

医学雑誌とともに、パンデミックを契機に大きく変わったのはマスメディアである。これまで、テレビや大手新聞はことごとくワクチンに不利な情報は報道していない。本書に含む内容の多くは、筆者がユーチューブで講演しているが、筆者が出演したユーチューブは全て、削除の対象となっている。コロナワクチンに不利な情報はメディアで取り上げられない、あるいはＳＮＳへの投稿が削除されるのは全世界共通であるが、国際的なメディアネットワークであるTrusted News Initiative（ＴＮＩ）の動きによるところが大きい。

ＴＮＩはイギリスのＢＢＣが中心となってワシントン・ポストやロイター通信などの主要通信社やユーチューブ、フェイスブック、ツイッター（現Ｘ）などのＳＮＳプラットフォーム事業者が連携して有害な偽情報や誤情報を特定し排除することを目的に設立された組織で、日本からはＮＨＫが参加している。ワクチン情報のコントロールに力を入れており、ファクトチェッカーに、政府や製薬企業の見解に反するような情報を発する研究者やジャーナリストへ攻撃的な記事を書かせている。医学的には正しくても、政府や製薬企業に不利な情報を発信した医師や研究者を社会的に葬ることも行ってきた。また、ワクチン被害者の声を封じることも、大きな使命である。

ＴＮＩの存在を知っていると、ＮＨＫをはじめとする大手メディアやＳＮＳプラットフォーム事業者がとった行動を理解しやすい。問題は、政府や製薬企業が流す情報が正しかったか、という点である。本書に含まれている内容が、その検証に役立てば幸いである。

最後に、この本を出版する機会を与えてくれた花伝社と、執筆にあたりご協力いただいた粟屋徹、宜保美紀の両氏にお礼申し上げる。

小島勢二（こじま・せいじ）
名古屋大学名誉教授、名古屋小児がん基金理事長。1976 年に名古屋大学医学部卒業、静岡県立こども病院、名古屋第 1 赤十字病院で小児がんや難治性血液疾患の診療に従事。1999 年に名古屋大学小児科教授に就任、次世代シークエンサーによる網羅的遺伝子診断や遺伝子治療の開発を行う。日本血液学会、日本小児科学会、日本小児血液・がん学会、日本造血細胞移植学会の理事を歴任。2016 年に名古屋大学を退官後は名古屋小児がん基金を設立。発表英文論文の総数：450 編、総引用回数：19,000、h 指数：75。
著書に『検証・コロナワクチン――実際の効果、副反応、そして超過死亡』（花伝社、2023）。

検証・コロナワクチンpart2――ワクチン接種がこの国にもたらしたもの

2024年 6 月25日　初版第 1 刷発行

著者 ――― 小島勢二
発行者 ―― 平田　勝
発行 ――― 花伝社
発売 ――― 共栄書房
〒101-0065　東京都千代田区西神田2-5-11出版輸送ビル2F
電話　03-3263-3813
FAX　03-3239-8272
E-mail　info@kadensha.net
URL　https://www.kadensha.net
振替 ――― 00140-6-59661
装幀 ――― 佐々木正見
印刷・製本―中央精版印刷株式会社

ISBN978-4-7634-2122-7 C0047